普通高等学校医学人文教育教材

医学人文素质教育导论

（第2版）

主　审　王淑珍

主　编　张新华　唐志晗

副主编　游　咏

编　者（以姓氏笔画为序）

马　军（南华大学）　　　　　　吴他凡（广州医科大学）

王　婧（南华大学）　　　　　　何　亮（华南师范大学）

王　瑛（中国医科大学）　　　　张天成（南华大学）

王淑珍（中山大学）　　　　　　张丽丽（哈尔滨医科大学）

文格波（南华大学）　　　　　　张新华（南华大学）

邓宏军（南华大学）　　　　　　陈　瑜（华中科技大学）

匡泽民（首都医科大学）　　　　唐志晗（南华大学）

朱滨海（南京医科大学）　　　　梁玉清（齐齐哈尔医学院）

向贤宏（中山大学）　　　　　　鲁　娟（海军军医大学）

刘红利（南华大学）　　　　　　曾　蕾（福建医科大学）

刘慧迪（哈尔滨医科大学）　　　游　咏（南华大学）

杨　璐（南华大学）　　　　　　谢小燕（南方医科大学）

人民卫生出版社

·北　京·

图书在版编目（CIP）数据

医学人文素质教育导论 / 张新华，唐志晗主编. —
2 版. — 北京：人民卫生出版社，2021.3
ISBN 978-7-117-31340-7

Ⅰ. ①医⋯　Ⅱ. ①张⋯ ②唐⋯　Ⅲ. ①医学教育-人
文素质教育-医学院校-教材　Ⅳ. ①R-05

中国版本图书馆 CIP 数据核字（2021）第 037940 号

人卫智网　www.ipmph.com	医学教育、学术、考试、健康，购书智慧智能综合服务平台	
人卫官网　www.pmph.com	人卫官方资讯发布平台	

医学人文素质教育导论

Yixue Renwen Suzhi Jiaoyu Daolun

第 2 版

主　　编：张新华　唐志晗
出版发行：人民卫生出版社（中继线 010-59780011）
地　　址：北京市朝阳区潘家园南里 19 号
邮　　编：100021
E - mail：pmph @ pmph.com
购书热线：010-59787592　010-59787584　010-65264830
印　　刷：北京市艺辉印刷有限公司
经　　销：新华书店
开　　本：787×1092　1/16　　印张：13
字　　数：308 千字
版　　次：2010 年 5 月第 1 版　　2021 年 3 月第 2 版
印　　次：2021 年 3 月第 1 次印刷
标准书号：ISBN 978-7-117-31340-7
定　　价：38.00 元

打击盗版举报电话：**010-59787491**　E-mail：**WQ @ pmph.com**
质量问题联系电话：**010-59787234**　E-mail：**zhiliang @ pmph.com**

前　言

　　随着现代医学模式的推行和医学教育改革的深化，人们对加强医学人文教育的重要性与紧迫性的认识已经提高到一个新的高度。人文素质对于医学人才培养特别是"敬佑生命、救死扶伤、甘于奉献、大爱无疆"精神的培育具有十分重要的作用。如何开展医学人文教育，培养人文素质与专业素质协调发展的高素质医学专门人才，成为医学教育界探讨的重点和实践的难点，也是社会关注医学教育的焦点。

　　《医学人文素质教育导论》（第1版）自2010年出版以来，在使用过程中获得了广大师生的好评。但随着国家新医改的不断深化，住院医师规范化培训制度和执业医师资格分阶段考试的推行，社会对医师素质提出了更高的期望。同时，医教协同深化临床医学专业人才培养改革的推进和《本科医学教育标准——临床医学专业》的修订，也为医学人文教育带来新的要求。为适应新形势下医学教育改革的需要，我们按照综合性、针对性、实用性的原则，对《医学人文素质教育导论》（第1版）进行了修订。修订的主要改变包括以下3个方面：①在编写体例上，根据医学生心理特征和认知养成规律，将全书章节重新梳理归纳为"正确认识人文素质内涵""全面把握人文素质要求""自觉夯实人文素质底蕴"三个篇章，进一步强化了章节体系的逻辑性、科学性。②在编写内容上，结合行业新发展、新理论、新观念的出现以及医学人文课程教学实际需要和教学改革进展，将原有的20章精炼为17章，并对全书内容进行了优化调整，以保证内容阐述循序渐进，深浅适度，有利于学生相关能力的培养。③在可读性上，全书每一章节增加了医学人文相关的拓展阅读提示，以提高教材的可读性，激发学生的学习兴趣，增强学生提升自身医学人文素质的主动性和能动性。本书是高等院校医学人文教育的通用教材，也可作为人文素质教育工作者和相关人员的学习参考书。

　　本次修订工作邀请了全国13所高等医学院校的专家学者参与，既有资深的医学教育工作者和临床实践工作者，又有人文学科的研究人员，他们都付出了辛勤劳动。本教材编写过程中参考引用了许多专家学者的最新研究成果，在此一并表示衷心感谢。限于编者的学识水平，书中的不足与不妥在所难免，诚望得到专家、读者的批评指正，以利修订完善。

张新华　唐志晗

2020年8月

目　录

目 录

上篇　正确认识人文素质内涵

第一章 人文素质概述

人文素质作为综合素质中的基础性素质，正日益受到社会、政府和教育界的重视。人文素质这个概念一般从"人文"和"素质"两个方面来表述，"人文素质"是由多种要素综合而成的相对稳定的内在品质，是一个动态的系统，它的内涵和外延随着社会的变迁而变化，在人格塑造和人格完善中具有重要作用。

第一节 人文及人文素质

一、人文与素质

（一）人文

"人文"一词来源于《易·贲卦》的彖词："刚柔交错，天文也，文明以止，人文也。观乎天文，以察时变，观乎人文，以化成天下。""文明以止，人文也。"其字面意思是，文明而有所约止，这是人类社会的伦理道德。彖词作者认为的"文明以止"，则是止于文明境界，是文明的极致。扩展意思是，"文明"指光明、公平、亮丽、正确地处理各种人际关系与社会关系，借指由社会发展而形成的能实现社会亨通与和谐的道德、伦理、风俗、典章、制度等等；"以止"，指将"文明"作为栖趾之枝、立足之石，作为处理各种关系的标准、规范。古人认为的"人文"是文明发展到一定程度的脚印，是可以教化天下、促进社会进步的东西，是包括礼仪、法律、道德、修养、教育等文化层面的"上层建筑"，属于"礼"的范畴。在西方，"人文"意为高雅技艺的教育与训练，亦即教养的意思。

广义的"人文"与表示自然界变化的"天文"相对，指人类社会的各种文化现象，包括人文科学、人文景观等。《辞海》对"人文"的含义解释为："人类社会的各种文化现象。"狭义的"人文"是指强调以人为主体，尊重人的价值，关心人的利益的思想观念、道德规范等，也专指人文学科。

"人文"，首先是一种思想，一种观念，同时，也是一种制度，一种法律。人文思想是人文制度的理论基础，而人文制度又是人文思想的实现，是人文思想的制度化、法律化。

（二）素质

"素质"本指事物类似本质的东西，事物本来就有的未经加工的特点。作为学理概念，"素质"最初指人生来具有的生理条件。在《心理学大辞典》中"素质"被解释为：禀赋、天资、天赋，人体与生俱来的解剖生理特点，包括脑和神经系统的结构和功能特征，感觉器官、运动器官、身体的结构和功能特征等，主要由遗传决定，亦受胎儿母体内外环境的影响。目前，医学和心理学上使用的"素质"概念大多是狭义的素质。

广义的素质则突出素质的后天性，教育在其中起到很大的作用，还表现为群体素质。《教育学大辞典》对"素质"的解释为：公民或某种专门人才的基本品质，如国民素质、民族素质、干部素质、教师素质、作家素质等，都是个人在后天环境、教育影响下形成的。

综上所述，广义的素质是指在人的先天生理素质基础上，经过后天教育和社会环境的影响，由知识内化而形成的相对稳定的心理品质。

素质具有内在性、稳定性、可塑性、整体性和社会历史性等特征。人的素质结构分为两个层面，即基本素质和综合素质。基本素质按照发展水平又分为生理性素质、心理性素质和社会性素质；综合素质就是业务素质，它是包含身心素质、科学文化素质、思想品德素质等在内的综合性素质。

二、人 文 素 质

人文素质是指人们在人文方面所具有的综合品质或达到的发展程度。人文素质由多种要素综合而成。组成的要素，从心理学角度看，包括能力、观念、情感、意志等；从人文学角度看，包括人文知识、人文精神、人文行为等方面。它反映一个人的人格、气质、人生观、价值观等等，体现了人对生命意义的追寻和终极价值的关怀，其核心是人文精神。人文素质属于后天素质。

人文素质可通过人文知识的学习，包括书本知识的传承和日常经验的习得，通过内心的认定、取值、积淀、拓升，从而将人文精神定型为个人的心理认同与行为规范。它是一种追求人的全面发展和社会的全面进步的精神态度，是一种倡扬高品位价值境界和深层次品行底蕴的人格修养，是一种尊重自我、尊重他人、关爱社会、爱护环境的心理品质。

人文素质包括人文知识、人为思想、人文方法及人文精神4个方面的内容：

（一）人文知识

人文知识是人类关于人文和社会科学领域的基本知识，如历史知识、文学知识、政治知识、法律知识、艺术知识、哲学知识、宗教知识、道德知识、语言知识等。

（二）人文思想

人文思想是支撑人文知识的基本理论及其内在逻辑。同科学思想相比，人文思想有很强的民族色彩、个性色彩和鲜明的意识形态特征。人文思想的核心是基本的文化理念。

（三）人文方法

人文方法是人文思想中所蕴含的认识方法和实践方法。人文方法表明了人文思想是如何产生和形成的。学会用人文的方法思考和解决问题，是人文素质的一个重要方面。与科学方法强调精确性和普遍适用性不同，人文方法重在定性，强调体验，且与特定的文化相联系。

（四）人文精神

人文精神是人文思想、人文方法产生的世界观、价值观基础，是最基本、最重要的人文思想、人文方法。人文精神是人类文化或文明的真谛所在，民族精神、时代精神从根本上说都是人文精神的具体表现。

人文精神是一种普遍的人类自我关怀，表现为对人的尊严、价值、命运的维护、追求和关切，对人类遗留下来的各种精神文化现象的高度珍视，对一种全面发展的理想人格的肯定和塑造；而人文学科是集中表现人文精神的知识教育体系，它关注的是人类价值和精神表现。

人文精神不仅是精神文明的主要内容，而且影响到物质文明建设。它是构成一个民族、一个地区文化个性的核心内容，是衡量一个民族、一个地区的文明程度的重要尺度。一个国家的国民人文修养的水准，在很大程度上取决于国民教育中人文教育的地位和水平。

人文精神的基本内涵确定为三个层次：一是人性，对人的幸福和尊严的追求，是广义的人道主义精神；二是理性，对真理的追求，是广义的科学精神；三是超越性，对生活意义的追求。简单地说，就是关心人，尤其是关心人的精神生活；尊重人的价值，尤其是尊重人作为精神存在的价值。人文精神的基本涵义就是：尊重人的价值，尊重精神的价值。

三、科学素质与科学精神

（一）科学素质

科学素质是公民素质的重要组成部分，公民具备基本科学素质一般是指了解必要的科学技术知识，掌握基本的科学方法，树立科学思想，崇尚科学精神，并具有一定的应用科学处理实际问题、参与公共事务的能力。

科学素质是指当代人在社会生活中参与科学活动的基本条件。包括掌握科学知识的多少、理解科学思想的深浅、运用科学方法的生熟、解决科学问题能力的大小等，综合表现为学习科学的欲望、尊重科学的态度、探索科学的行为和创新科学的成效。

（二）科学精神

科学精神是人们在长期的科学实践活动中形成的共同信念、价值标准和行为规范的总称。科学精神就是指由科学性质所决定并贯穿于科学活动之中的基本的精神状态和思维方式，是体现在科学知识中的思想或理念。它一方面约束科学家的行为，是科学家在科学领域内取得成功的保证；另一方面，又逐渐地渗入大众的意识深层。

科学精神具有以下特征：

1. 执着的探索精神　根据已有知识、经验的启示或预见，科学家在自己的活动中总是既有方向和信心，又有锲而不舍的意志。

2. 创新改革精神　这是科学的生命，科学活动的灵魂。

3. 虚心接受科学遗产的精神　科学活动有如阶梯式递进的攀登，科学成就在本质上是积累的结果，科学是继承性最强的文化形态之一。

4. 理性精神　科学活动须从经验认识层次上升到理论认识层次，或者说，有个科学抽象的过程。为此，必须坚持理性原则。

5. 求实精神　科学须正确反映客观现实，实事求是，克服主观臆断。

6. 求真精神　在严格确定的科学事实面前，科学家须勇于维护真理，反对独断、虚伪和谬误。

7. 实证精神　科学的实践活动是检验科学理论真理性的唯一标准。

8. 严格精确的分析精神　科学不停留在定性描述层面上，确定性或精确性是科学的显著特征之一。

9. 协作精神　由于现代科学研究项目规模的扩大，需依靠多学科和社会多方面的协作与支持，才能有效地完成任务。

10. 民主精神　科学从不迷信权威，并敢于向权威挑战。

11. 开放精神　科学无国界，科学是开放的体系，它不承认终极真理。

12. 功利精神　科学是生产力，科学的社会功能得到了充分的体现，应当为人类社会谋福利。

13. 可重复和可检验　科学是正确反映客观现实，实事求是，研究规律并用于改造客观的知识。研究客观规律（在一定条件下，就必然出现的事情）就应具备可重复、可检验原则。因此掌握规律就可以预测和改造客观事物。例如：经济学就应该研究物质交换的本质规律，而不是经济现象。

14. 实践精神　离开实践，科学毫无意义和真实性。

第二节　医学人文素质教育的意义与原则

医学人文素质教育的目标是培养、塑造医学生的人文精神。医学人文精神主要表现为对病人生命价值、医疗权利、健康利益、人格尊严和人身需求予以关注、关怀和关爱的思想情感和价值观念，其核心是医学人道主义精神。

一、医学人文素质教育的意义

（一）加强人文素质教育是培养全面发展医学人才的需要

所谓人的全面发展，是指人的品格和各种才能和谐地进步与完善，也是指人的解放。人的全面发展包括人的思想品质、身体素质、道德修养、文化知识、科技能力、审美能力、艺术修养等方面协调发展。

良好的人文素质能够促进人的全面发展。知识经济时代是人的发展进一步走向全面发展的时代。人的全面发展，离不开人的人文素质的提高。人的人文素质的提高，是人的全面发展的内容，是社会进步与发展的内容，是人的专业能力、业务素质发展的必要条件。在某种意义上，人的专业能力、业务素质只是人的全面发展的条件，而人的人文素质，即思想境界、精神情操、认识能力、文化教养，才是人的全面发展的标志。高雅的人文修养可使学生觉悟到关怀他人、关怀社会、关怀人类、关怀自然的意义和价值，逐步具备健全美好的人格，不断由必然王国向全面发展的自由王国攀登。

知识经济时代是科学与人文协调发展的时代。知识经济的核心要素是知识。在科学上，它表现为学科在高度分化的基础上形成了高度综合化。大量的交叉学科、横断学科和边缘学科的出现，是这种综合化的表征。在教育上，它要求人文教育与科学教育并重，两种教育必然要走向融合。科学教人求真，人文教人求善。人文与科技，如车之两轮，鸟之双翼，缺一不可。如果没有人文教育的引导，单纯地追求科学技术，就不可能具有持续发展的创造力，人将沦为技术的奴隶。科学教育与人文教育相互融合才能塑造全面发展的人才。可以说，一个学校的人文素质教育水平很大程度标志着一个学校的整体办学水平与发展后劲，因为无论是发展还是创新都需要良好的人文环境的依托。不能将医学生培养成为纯粹的"医疗机器"，而应将其培养成为尊重人类、尊重生命、具有高尚职业道德的人类健康守护者。

（二）加强人文素质教育是实现现代医学自身发展的需要

1. 医学人文素质教育由医学服务对象所决定　每个医学行为始终涉及医生和病人两类当事人。医学不是纯粹的自然科学，而是两大科学门类相结合的科学。因为医学的对象，一方面是作为自然界物质的人；另一方面，这个人又是在一定的社会中生活的。他的健康和疾病受到社会环境影响，有些疾病甚至完全是由于社会的原因引起的。医学的直接服务对象是具有自然和社会双重属性的人群和个人，由此决定了医学不仅有科学价值，而且具有社会、经济、文化道德等人文价值。所以医学比其他任何科学都强调人文关怀，要求医学工作者具有完善的人性修养，当然也就要求医学生在校学习阶段就要加强人文素质教育。

2. 医学技术要求医学人文精神规范发展方向　现代医学技术的发展呈现高度综合和高度分化。这种综合既体现为医学与自然科学、科学与技术的综合，又体现为与人文社会科学的综合。首先，基础医学由于生物学研究深入到分子水平乃至量子水平，解剖学、生理学、病理学、药理学、遗传学、神经科学及内分泌学等基础医学学科普遍从器官、细胞水平进入到分子水平，以此来阐明人体的结构与功能，解释疾病和疗效的成因与机制。其次，临床高新诊疗技术层出不穷。如诊断方面，CT、MRI、PEDSA 等先进的影像诊断和基因测试技术用于临床实践；在治疗方面，随着基因重组来治疗因基因缺陷与变异引起的疑难疾病，而且还可以用于改进人体的生理功能，修复器官和组织。在临床上，药物及生物技术制品、内镜及各种介入治疗手段、显微外科、器官移植、人工生殖等技术将会得到普遍的使用。

高科技是一把双刃剑。医学技术的发展对人类健康的促进和寿命的延长无疑有着极大的推动作用，但是随之也带来了一系列新的伦理、法律、经济和社会问题。基因诊断技术、克隆复制技术、大脑移植技术、辅助生育技术、安乐死等高新技术已经产生了"双刃剑"效果。

医学的根本价值在于弘扬以人为本的医学人文精神，用人道主义的医学价值观规范医学发展的正确方向，摆脱医学技术主义的诱惑，肩负起生命终极关怀的使命。医学教育要教会医学生学会用人文的角度去审视医学的发展，从而做出正确的价值判断和行为抉择。

（三）加强人文素质教育是奠定良好医学职业形象基础的需要

随着我国社会主义市场经济的发展和社会的不断进步，医疗卫生行业逐步成为社会文明的重要窗口和道德建设的主要阵地。因此，对医务工作者提出了更高的行为道德要求，同时也要求医学生在校期间就要培养高尚的医德、严谨的医风和完善的人格。人文素质教育有助于促进医学生思想道德素质、专业素质和身体心理素质的全面协调发展；有助于帮助学生从道德、科学、政治等不同角度去思考医学问题，培养科学认识社会和时代特征的心理品格；有助于帮助学生树立正确的世界观、人生观和价值观，培养良好的医德修养，提高包括言谈举止、健康心理、行为规范在内的自身修养，不仅学有专长，而且具有敬业精神，不仅学会做事，而且学会做人。通过扎实的人文素质教育，使医学生为未来从事医学职业、树立良好形象奠定必要基础。

二、医学人文素质教育的原则

在医学人文素质教育过程中，必须坚持运用系统论思想指导教育活动，坚持用科学发展观统领医学人文素质教育工作。医学人文素质教育必须遵循以下原则。

（一）整体性与个体性相统一的原则

按照系统论要求，有关人文素质教育的课程体系建设、课程设置、教材建设、人才培养、师资队伍建设、教学内容与方法的改革与创新，都不能仅从某个方面进行建设和改革，而必须从整体出发，全面考虑，有机整合，形成统一整体。

（二）目标性和阶段性相统一的原则

医学人文素质教育应该是终身教育。只有通过不断的教育与实践，才能不断地提高和完善自我，人文素质、人文精神和人文修养才能从量的积累达到质的飞跃。大学时期是人文素质、人文精神和人文修养形成的最佳时期。医学人文素质教育分为五个阶段：

1. 萌芽期　一般在大学一、二年级，医学生对医学人文素质教育有了初步的感受，处于萌芽阶段。

2. 感性认识期　一般在大学三年级，医学生通过医学人文课程的学习，对人文知识、人文精神和人文素养有了一定的感性认识，进入感性认识阶段。

3. 理性认识期　一般在大学四年级，医学生通过临床见习和社会实践，初步具有一定的人文素养和人文形态，达到理性认识阶段。

4. 临床实践期　一般在大学五年级，医学生通过参加临床实践，产生深刻体验，人文素养加深、人文形态规范，处于社会化前期阶段。

5. 社会化期　医学生参加工作后，人文知识不断丰富，人文素养日臻完善，人文形态逐步优化，循环往复，不断提升，进入到社会化阶段。

在不同时期教育内容不同，教育方式也不同。每个阶段教育都要服务、服从于教育目标。

（三）层次性和多维性相统一的原则

医学生由于年级不同，每个人的性格、气质、能力、兴趣、爱好等心理个性特征各异，在进行医学人文素质教育时，要根据不同的教育对象因材施教；按照不同层次进行教育，不能千篇一律。教育的内容和方式要多样化、个性化，特别是教育内容应是立体多维的知识结构，有医学史、医学伦理学、医学社会学、医学心理学、医学法学、生命伦理学等。特别要注重多学科相互交叉渗透，产生医学与人文社会科学的交叉学科。

（四）继承性与创新性相统一的原则

在教育与自我教育、理论教育与社会实践、课堂教学与课外多种形式教育、有形教育与无形教育等方面，继承优良传统，同时积极探索医学人文素质教育的新途径、新方法，努力体现时代性，把握规律性，富于创造性，增强实效性。

第三节　医学人文素质教育的目标与内容

一、医学人文素质教育的目标

人文素质教育的目的，主要是引导学生如何做人，包括如何处理人与自然、人与社会、人与人之间的关系以及自身的理性、情感、意志等方面的问题，使学生在人类文化熏陶下，正确认识自我，把握社会脉搏，关注人类的现实和未来，从而促进人类优秀文化向学生个体心理品质的内化，达到综合素质的提高。据此，医学人文素质教育目标确定为：树立正确的医学价值观，理解医学与社会的关系，增强道德情感，规范道德行为，依靠人文知识和方法，拓展职业技能，培养协作精神、创新能力和社区管理能力。具体包括：

（一）理想信念目标

深入进行正确的世界观、人生观和价值观教育，坚持不懈地用马克思主义、毛泽东思想和中国特色社会主义理论武装大学生，开展基本国情和形势政策教育，使大学生正确认识社会发展规律，认识国家前途命运，认识自身的社会责任，引导学生树立正确的人生理想和奋斗目标。

（二）人文知识目标

培养医学生对医学的自然科学和哲学社会科学双重性质的认识，着眼于树立正确的医学价值观，帮助学生深刻理解医学的人文内涵，提高对医学社会价值、道德价值的判断能力以及医学行为抉择能力，从而把握医学科学技术发展的正确方向，确保医学技术永远造福于人类。

（三）职业道德目标

引导学生了解学医的目的是对人的关爱和关怀。医学不仅要努力克制病魔，更要服务于病人，始终满腔热情地关注、关怀和关爱病人，保障每个人生命价值、医疗权利和健康利益、人格尊严和人生需求，使医学生热爱生命、尊重病人、讲求公正、追求和谐、崇尚善美。

人文精神是医学的核心理念。医学人文素质教育的最直接目标是培养、塑造和弘扬医学人文精神。医学人文精神是人文精神在医学领域的体现，或者说是植根于医学实践的人文精神。除了表现为医学生要热爱祖国、品位高雅、科学审美、乐于合作和关注社会等普遍意义上的目标外，更主要表现在对病人的生命价值予以关注、关怀和关爱的思想情感和价值观念，其核心是医学人道主义精神。

二、医学人文素质教育的内容

（一）公共基础性人文素质教育

公共基础性人文素质教育立足于社会发展对人才基本素质的总体要求，解决如何做人和做什么样的人的问题，旨在培养医学生成为有高尚思想道德情操、高品位文化修养和健康心理素质的全面发展的专门人才。这一部分的教育内容主要在一、二年级进行。

本部分教育应包括马克思主义理论课和思想政治教育课（统称"两课"，下同）、历史、文学、心理学、自然辩证法等内容。通过公共基础性人文素质教育，促进医学生从整个社会、文化及历史的背景上去理解医学的意义和价值，从根本上保证学生积极适应社会发展和医学科学的发展要求。它对学生的终身发展具有潜在的、深刻的甚至是本质的意义。

（二）医学基础性人文素质教育

它立足于对医学双重性质的认识，从宏观方面强化对医学人文社会科学性质及医学与社会关系的认识，着眼于树立正确的医学价值观。这一部分的教育内容主要在二、三年级进行。本部分的教育应包括医学伦理学、医学社会学、医学法学、医学史、医学人文素质导论、卫生经济学等内容，深入剖析医学的人文价值、社会价值，帮助医学生深刻理解医学的社会人文内涵，认识医学与社会的互动关系，提高对医学社会价值、道德价值的判断能力以及医学行为选择决策能力。这对于把握21世纪医学科学技术高速发展的正确方向，保证医学技术始终造福于人类的人道主义性质具有深刻意义。

拓展阅读提示

郎景和. 《医学与人文》，选自《整合医学——理论与实践2》. 世界图书出版公司，2017年5月第1版，樊代明主编.

第二章 医学人文素质教育基本内涵

医学生的人文素质要求，是在作为公民、大学生普遍性要求基础之上的特定性要求，也就是，医学生首先要达到当今时代公民的人文素质要求，达到大学生的基本人文素质要求，在此基础上，达到作为未来医学工作者的人文素质要求。这些要求的内涵是立体的、交织的，有关公民、大学生、医学生的人文素质的种种要求整体地统一于"医学生"身上，呈现出人文素质内涵的统一性和完整性。

人文素质是人文知识、人文素养和人文形态三个要素构成的有机整体。这个整体是在教育和培养中通过由人文知识向人文素养的内化，继而由人文素养向人文形态的外化形成的。医学人文素质教育同样包括医学人文知识传授、医学人文素养培植和医学人文形态塑造三个有机联系的过程。石亚军教授主持完成的《中国公民人文素质现状调查与对策研究》对人文知识、人文素养和人文形态的内涵进行了科学的总结归纳，本章在呈现其重要观点的基础上，结合医学特点，阐述医学人文素质教育基本内涵。

第一节 人文知识传授

一、人文知识的内涵与特征

（一）人文知识的内涵

人文知识属于意识范畴，是人们在接触、了解、改造自然、社会、思维，创造生产、生活的过程中，通过直接经验和间接经验，形成和掌握的关于社会存在、社会意识、社会关系、人文现象、人文活动、人文文化、人的愿望、人的作为、人的成就的认知成果和观念形态的总和。

人文知识包括在历史和现实两种时空中与人的目标性有关的各种社会存在，即存在过或者存在着的社会人物以及产生的思想、活动、作用和影响，社会理论以及昭示的智慧、启迪、品位和效应，社会制度及其导致的方向、价值、问题和意义，社会事件以及造成的动态、形势、趋向和后果。

按照主观与客观的关系划分，人文知识分为认知知识、价值知识和审美知识。认知知识体现为用语言和文字对社会人物、社会理论、社会制度、社会事件的客观概括和表述；价值知识体现为用思考和判断对社会人物、社会理论、社会制度、社会事件的主观评价和取舍；审美知识体现为用理智和情感对社会人物、社会理论、社会制度、社会事件的主客观相结合的品味和鉴赏。

按照理论与实践的关系划分，人文知识分为学理知识、实证知识和应用知识。学理知识是在学术的视野中对社会人物、社会理论、社会制度、社会事件进行逻辑研究的成果；实证知识是在调查的看点中对社会人物、社会理论、社会制度、社会事件进行信度求证的成果；应用知识是在实践的眼光中对社会人物、社会理论、社会制度、社会事件进行效度推演的成果。

（二）人文知识的特征

人文知识具有浓厚的经验色彩。人文知识是通过感悟的、神秘的方法手段获得的。人文知识能够激起人们丰富多样的感受，可以使我们的心智在相异的方向上越走越远。人文知识是调节人的心态的，具有提升人格的功能。人文知识具有价值性、涉入性和默会性。

1. 价值性　在人文知识中，"事实"只是所要考虑的问题范围中的一部分。单纯的客观理解并不构成充足的人文知识，撇开价值的客观证据并不是人文知识所需要的充分证据。好比单纯地考证和识记某个朝代、某个事件、某个人物的发生时间，仅仅从时间的客观性来看，依然不能构成所谓的人文知识，只有这个时间与人相关的事件和历史联系起来才有价值。由此，人类才把时间变成了生日、节日、祭日和忌日这样具有人文意义的时间点，这才构成完整的人文知识。人文知识陈述的是经过价值解释、理解和选择了的事实，是一个被意义化、价值化了的——即被主观化了的客观事实，这种事实当然也就不再限于充分客观的事实。就像我们对于"死"这样一个客观事实，常常就要把它分成是卑鄙的"死"，还是伟大的"死"抑或意外的"死"，使用"死亡""牺牲""丧命""病故""一命呜呼""与世长辞"等表达方式。因此，人文知识不是一个关于纯粹"事实"的问题，而是一个被精神化了的"价值"的问题。再者，我们为什么要让事情变成这样而不是那样呢，这也不是一个纯粹客观的问题，人在这里拥有相当自由的"选择"权力和能力。由于人类不断面临"什么样的选择才是更好的选择"这样一个问题，因此人类就需要关于什么是"更好选择"的知识。这种关于更好的选择的知识就是不同于纯粹客观知识的人文知识。可见，科学知识并没有覆盖所有的知识空间，在科学之外，为人文知识留下了鲜活的"余地"。这个"余地"对人类来说既现实又真实，且意义重大，因为"人文问题"与"科学问题"共同构成了人类生活的整体图景。由此可见，在教育中，知识不仅要以科学为基石，而且应当以价值为中心并归于价值，以人文问题的方式来激活自身并在价值中找到恰当的归属。教育的含义在于教育以价值"成长"为目的而非以知识"增长"为目的，所有的知识点都必须通过价值的"链接"去重新复活其意义。

2. 涉入性　在人文研究中，"主体"常常不仅仅是研究的主体而且也是研究的客体。在研究过程中，研究客体对研究主体及其主题是知觉的，尤其一旦研究结论公布于众，研究结论就从事情发展的"解释性结论"转变为事情发展的"原因性变量"，即人文理论与研究对象之间的关系变成这样：关于某种情况的知识同时就是这种情况的一个新变量，给出某种知识的同时就改变了这种知识所描述的事情，致使关于某种事情的知识很容易变性成为关于某种事情的政治。可见，人文知识永远难于脱离其"意识形态"本性。由于人文研究的对象不仅是研究主体的"对象"，而且是研究主体的"对手"和"作品"，因而，对于人文学者来说，对其研究结论必须保持一份价值后果的警惕，他必须要有高度的责任感和相当的能力对其理论和学说的社会后果进行必要的预测和评估。否则，他的研究过程和研究结果就可能不负责任地对社会或他人构成有意无意或潜在或明显的负面或消极的影响。所以我们对在实践中有重要影响的人文问题有一个反复研究、反复分析的过程，不能用对待物、处理物的工程学方式对待人文问题。

3. 默会性 默会知识就是未加编码或难以编码、高度个人化的程序性知识，它依赖于个体的体验、直觉和洞察力，深深植根于行为本身，难于剥离于主体而存在。这类知识具有存在的无形性、对主体的依附性、内倾性以及独特的个性等特征。人文知识是一类具有比科学知识更深刻的默会根源的知识。人文知识的表达不囿于科学论文的表达方式，而允许多元、开放的表达，如对话式的表达，故事式的表达，神话和寓言式的表达，苏格拉底和孔子等伟大的教育思想家更强调用行动来表达。人文知识很容易随着个体的消亡、社会历史境域的"俱往"而丢失。因此，一方面，在理解人文知识的时候，要"知其白，守其黑"，不能完全满足或拘泥于文本知识本身，而应该扩展到人的身上和社会历史境域之中，要透过字面达其真实底蕴。只有把读人、读史与读书结合起来在"互证""互渗"过程中才能完整领会真正的人文知识——在这个意义上，人文教育的一个重要原则就应该是"诠释、诠释、再诠释"。另一方面，在人文知识的传承和教育过程中，要充分认识到作为人文知识载体的大师本身的价值，他们是一种比文本更加重要且根本的课程，作为一种难得的人文资源，其不可复制性构成了人文教育中的永远稀缺的本土性宝藏。人文知识的切身性特点使人文知识和人文智慧不可能"印刷"，也不可能用语言充分表达。对于大师来说，他写的和说的相对于他的思想永远都是有局限的。因此，看待大师的人文价值或教育价值就不能仅仅从他发表的文章来断定，他思想的价值往往要通过与之直接交往、交流、对话才能真正完成，所以，读大师的文代替不了读大师的人，人更是人文思想的真正的、直接的体现者。

二、人文知识的传授功能

人文知识的传授是人文信息遗传的过程，通过课堂教学、专题报告、辅导答疑等平台，以及教材、音像、报刊、网络等媒介，将学生过去不了解或者没有系统了解过的人文学科的原理、范畴、观点、命题、规律、法则、案例移植到学生的认识界面，它是人文素质教育的开端。人文知识的传授拉开了人文素质教育的帷幕，启动了人文素质养成的初始程序。学生第一次系统地接受了与专业教育有所不同的话语体系，开始意识到社会关系层面种种吸引人的奥秘，开始了解到关于如何做人的深刻道理，开始感受到在专业教育中不曾有过的人文心理反应。作为开端，人文知识的传授是人文素质教育的起跑线，直指着特定环境、特定内容、特定使命的人文素质教育的前行方向。

人文知识传授的基本功能，是对人文素质的启蒙功能。通过传授人文知识，学生了解过去没有了解或了解不多、不深的人文现象和人文文化，从而对人文素质发生了认识、兴趣、感情，在这个基础上建立起人文意识和人文知识体系。

人文知识传授的外在功能体现为拾遗补阙，帮助人们弥补人文素质是什么问题的人文知识；潜在功能体现为夯实底蕴，帮助人们深化人文素质有什么用和我该怎样做等问题的人文反思。

三、医学生基本的人文知识体系

医学生人文知识体系的建立应当与其职业特点相适应，有助于提高综合素质，促进和保障未来从事的职业持续发展。基本的人文知识体系包括指导层、应用层和支撑层的相关学科知识。

（一）指导层人文知识

就医学生而言，在人文与社会科学门类的 18 个一级学科中，马克思主义、哲学、文学、艺术学、历史学、经济学、法学、社会学等 8 个一级学科密切相关。处于指导层的相关学科知识主要包括马克思主义基本原理和毛泽东思想与中国特色社会主义理论体系概论等相应的三级学科知识。这一层面的人文知识是关于世界观、价值观和人生观的学科知识，具有方向性和规定性功能，是医学生应当掌握基本原理并用以指导实践的学科知识。

（二）应用层人文知识

处于应用层的相关学科知识主要包括医学伦理学、职业道德、思想道德修养与法律基础、卫生经济学、卫生法学、临床沟通技能、临床思维、医学写作等三级学科或交叉学科知识。这一层面的人文知识事关规定、方法、技巧、规范等内容，具有实用价值和表现价值，是医学生必须系统掌握并能娴熟运用的学科知识。

（三）支撑层人文知识

在 18 个一级学科中的若干三级学科知识处于医学生人文知识体系中的支撑层面。理论上讲，这个"若干"是越宽越好，越深越好。限于时间和精力，需要根据实际情况来确定、调整支撑层面中的三级学科或交叉学科的涉猎范围，如：文学、艺术中带有鉴赏性、启迪性的三级学科，历史学中的中国近现代史纲要、医学史等三级学科，经济学中的当代世界经济与政治，社会学中的医学社会学，管理学中的行为科学和卫生事业管理等。这一层面的人文知识涉及兴趣、爱好、情感和态度等内容，具有拓展性和调节性作用，是医学生需要涉猎的学科知识。

在广泛涉猎、不断丰富的原则要求下，结合医疗实践需要，突出重点，学习、了解"基本"的人文知识，是医学生具备人文知识的总体要求和基本方略。

第二节　人文素养培植

一、人文素养的内涵与特征

（一）内涵

人文素养是一个内涵非常丰富的概念。"素养"由"能力要素"和"精神要素"组合而成。人文素养一般是指人文科学的知识水平、研究能力，以及人文科学体现出来的以人为对象、以人为中心的精神，即人的内在品质。从广义上说，人文素养指的就是做人应具备的基本品质和基本态度，包括正确处理自己与他人、与社会、与自然的关系，是一种为人处世的基本的"价值观"和"人生哲学"，追求人生和社会的美好境界，主张思想自由和个性解放。

人文素养属于品质范畴，是人们超越了人文对象具体表现形式，将人文对象的精髓凝练和浓缩在自身本质层面的心理具象，直接体现心理品质的状况和变化。高雅的人文素养表现为有高度的人文精神境界、有深度的人文心理体验、有大度的人文情感包容和有宽厚的人文关怀操行。具有高度的人文精神境界，就能使人具有创造正确的人生价值，构建和谐的人际关系，实现应有的社会贡献的精神支柱；具有深度的人文心理体验，就能使人具有把握得与失、义与利、喜与悲、进与退的辩证关系，以保持合理处世态度的心理基石；具有大度的人文情感包容，就能使人具有理解历史、理解现实、尊重他人、尊重社会、珍惜挫折、珍惜艰辛的情感胸襟；具有宽厚的人文关怀操行，就能使人具有伸张正义、维护公平、乐于助人、从善如流的能力取向。

（二）特征

人文素养具有超验性、内敛性、能动性和恒常性特征。超验性即人文素养只有通过对事理的感悟和实践的锤炼才能养成，而人文知识则是通过对事实的接触和信息的接受便可以形成；内敛性即人文素养是由心智活动通过筛选所沉淀的结果，而人文知识则是由感官通过听读所聚合的结果；能动性即人文素养对人的思想和行为的变化起着决定性作用，而人文知识对人的相应变化则起着影响性作用；恒常性即人文素养对人的人生态度、人生作为、人生价值的决定性作用是持续的、长久的，而人文知识对人的相应影响性作用则是间断的、局限的。

二、人文素养的培植功能

人文素养的培植是人文信息变异的过程，通过知识讲授与问题解惑相结合、课堂教学与课外实践相结合、校内学习与校外实习相结合、引导学生主动提出问题与能动解决问题相结合等方法，将人文知识的基本要素变异为学生在内心认同基础上的精神和心理组成，它是人文素质教育的关键。人文素养的培植体现着人文素质教育走向了深入，进入了人文素质形成的核心程序，使学生对人文素质不再停留在视觉冲击和知识欣赏的层面，而在深层次产生了心理反应和价值选择。人文素养的培植所产生的成果，不是人文素质的边缘和外层、支撑和辅助部分，而是人文素质的内涵和底蕴、基质和灵魂。

人文素养培植的基本功能，是对人文素质的把握，通过人文素养的培植，学生可以确立选择人文素质的内心尺度，在这个基础上使自身拥有了人文素质的基本内核，建立起人文素质蕴含的价值体系。人文素养培植的显在功能体现为养成功能，通过养成性培植，使学生从无到有形成人文素养；潜在功能体现为定位功能，通过定位性培植，使学生从有到优夯实人文素养。人文素质教育，必须经历人文素养的培植。

三、人文素养的现实要求

（一）基本的人文素养要求

一是对于古典文化有相当的积累，理解传统，并具有历史意识；承认并尊重文化的多样性，对于差异、不同、另类，甚至异端，能够抱以宽容的态度。

二是对于人的命运，人存在的意义、价值和尊严，人的自由与解放，人的发展与幸福有着深切的关注；对于人的心灵、需要、渴望与梦想、直觉与灵性给予深切的关注；

内心感受明敏、丰富、细腻与独特，并能以个性化的方式表达出来。

三是珍视人的完整性，反对对人的生命和心灵的肢解与割裂；承认并自觉维护人的精神神秘性和不可言说性，拒斥对人的物化与兽化，摒弃将人简单化、机械化；尊重个人的价值，追求自我实现，重视人的超越性向度；崇尚自由意志和独立人格，并对个体与人类之间的关联有相当的体认，从而形成人类意识。

四是重视德性修养，具有叩问心灵的自我反思意识和能力；具有超功利的价值取向，乐于用审美的眼光看待事物；具有理想主义的倾向，追求完美；具有终极关切和宗教情怀，能对于"我是谁，我们从哪里来，又要到哪里去"一类问题作严肃追问；能够自觉地维护和践行诸如公平与正义等社会核心价值。

（二）医学人文素养要求

1. 高远的精神境界　能够遵纪守法，树立科学的世界观、人生观、价值观和社会主义核心价值观，热爱祖国，忠于人民，愿为祖国医疗卫生事业的发展和人类身心健康奋斗终生；将预防疾病、驱除病痛作为自己的终身责任；将维护民众的健康利益作为自己的职业责任；自觉维护医德。

2. 宽阔的情感胸襟　能够尊重患者的隐私和人格，尊重患者个人信仰，理解他人的人文背景及文化价值；能够尊重同事和其他医务人员，具有集体主义精神和团队合作观念，主动寻求他人的帮助；具有科学态度、创新和分析批判精神；能够认识到持续自我完善的重要性，不断追求卓越。

3. 充分的人文关怀　具有依法行医观念；注重与病人及其家属进行交流；充分考虑病人及其家属的利益；能够珍视生命，关爱病人，具有人道主义精神；能够将提供临终关怀作为自己的道德责任。

第三节　人文形态塑造

一、人文形态的内涵与表现

（一）内涵

人文形态属于行为范畴，是人文素养的外在表现，是人们在做人、做事、处世中通过言谈举止表现出来的行为方式和风格。人文形态既不同于人文知识这种对象性存在，又不同于人文素养这种本质性存在，它是一种实体性存在，对人文知识和人文素养发挥着表达和显示作用。人文形态作为外形，是人文素质的形象，了解一个人的人文素质，往往是通过人文形态进行观察、分析、判断和定论的，通常用"好看""好听""好受""好用"等词语来描写接触者的感受与判断。

（二）表现

优雅的人文形态表现为蓬勃的精神状态、优良的处世作风、端正的生活态度、得体的话语表达、严谨的行为范式。

蓬勃的精神状态体现着深厚的内涵和高雅的气质，表现为有理想、有信念，进取而不甘心落伍和慢进，自信而不畏惧挫折和困难，坚韧而不纵容怠惰和放逸。

优良的处世作风体现着坚定的意志和朴实的心态，表现为勇于负责和善于协调。勇于负责即对自己的义务、责任、承诺负责，对自己与他人的关系的社会效应负责，对社会公共价值和利益负责；善于协调即协调自己的心理反应，协调自己与他人的利益分歧，协调群体的合作秩序。

端正的生活态度体现着健康的生存情趣和乐观的奋斗愿望，表现为追求充实的生活内容，择取有益的娱乐方式，向往端庄的生活格调。

得体的话语表达体现着深邃的文化和多彩的才华，表现为交谈的内容、选词、语气、强度、节奏和效果都恰到好处，既能如实表达交流的原意，又能以互动、碰撞的方式，达到超越原意的良好效果。

严谨的行为范式体现着严格的自律和豁达的施予，表现为履行职责，遵纪守法，处理事务通情达理，与人共事不卑不亢，对待自己不骄不躁。

二、人文形态的转化功能

人文形态的塑造是人文信息再造的过程，通过教育、制度、锻炼相结合的方式和手段，将人文知识的基本要素和人文素质的基本要求再造，成为学生在学习、生活及其今后的职业生涯中，合乎社会主流价值观念、主体法纪规范的具体行为质量和方式，它是人文素质教育的高潮。人文形态的塑造进入了人文素质形成的最终程序，使学生在整个受教育过程中产生的视觉效果和心理效果，集中用行为效果体现出来。没有人文形态的塑造，就没有人文素质教育的真正成效，一个人可以把人文知识表述得让人痴迷和陶醉，可以在内心具有让自己满足的价值认定，但是，缺乏别人和公众赞许的人文形态，所掌握的人文知识和所具备的人文素养就失去了实际意义。

人文形态塑造的基本功能，是对人文素质的应用功能，通过塑造人文形态，学生的人文素质具有了从内到外的组织结构和外部形式，建立起自身人文素质从内在尺度到外在标识相一致的存在机制和表达机制。人文形态塑造的显在功能体现为造型功能，使学生由此具有符合内在素质要求的语言形态和行为形态；潜在功能体现为印证功能，在终点上将整个人文素质教育过程的成效置于公众的视野中，进行公开展示和开展公开评价。

三、医学人文形态的基本要求

（一）人文技能

人文技能的字面意义是指实现、体现人文精神的相关技术和能力，是人文素质的重要表现形态，属于行为范畴。医学基本人文技能要求涉及两个方面：

1. 了解医疗实践中的技术运用、技术创新应遵循人文精神的要求　譬如：能够根据具体情况选择使用合适的临床技术，选择最适合、最经济的诊断、治疗手段。能够运用循证医学的原理，针对临床问题进行查证、用证。能够对病人和公众进行有关健康生活方式、疾病预防等方面知识的宣传教育。能够结合临床实际，利用图书资料和现代信息技术研究医学问题，创新临床技术，解决疑难杂症。能够将热心、爱心、细心、真心贯穿医疗实践，赋予仪器设备和化验报告以"体温"和"生机"，实现人-机、人-物的人文对话。

2. 了解科学、规范的医疗行为能够诠释和体现人文精神的机制　包括：掌握科学的丰富的临床沟通技能，能够与病人及其家属进行有效的交流。临床思维正确、敏捷，表达准确、恰当。能够全面、系统、正确地采集病史，系统、规范地进行体格及精神检查，规范地书写病历。能够对内科、外科、妇产科、儿科等各类常见病、多发病以及一般急症进行正确的诊断和处理。在医疗实践中，自觉用"科学"和"规范"来支持和保障人文精神的实现。

医学生了解将来需要的人文技能要求，明确发展方向，激发学习的积极性和主动性，自觉掌握好基本技能，为发展成为人民满意的医学专门人才奠定基础。

（二）综合素质表现

1. 政治素质方面　理想信念坚定，政治态度、政治心理、政治情感、政治价值观正确，自觉承担各种社会责任；相应的"两课"知识和其他相关的社会科学知识扎实。

2. 道德素质方面　认同和遵守现行社会道德规范，特别是自觉遵守医疗行业所需要的职业道德规范，具有为人类健康事业执着奉献的精神；相应的伦理学知识扎实。

3. 法律素质方面　具备法律意识观念，自觉用法律约束自身的行为，将法律作为协调医患关系的主要准则，运用法学知识，尊重、维护自身和患者的合法权益；相应的卫生法学知识扎实。

4. 社交素质方面　具备一定的社交知识，特别是医患沟通能力，同行沟通与协作能力；相应的行为科学以及其他相关的社会科学知识丰富。

5. 心理素质方面　认知能力健全，情感反应适度，意志品质坚强，个性结构和谐，人际关系良好，相应的医学心理学知识丰富。

6. 文化素质方面　具备正确的文化信仰，崇高的文化理想，大度的文化宽容，深度的文化理解，较强的文化交流沟通能力、文化鉴赏能力和文化感悟能力，具备较高的语言文法素养，较强的写作技巧；相应的文学、历史、艺术类知识丰富。

拓展阅读提示

钟南山.《人文精神是医学的核心价值》，选自《健康报》，2015-4-3.

第三章　医学模式及其人文发展历程

医学模式是一定历史时期医学发展的基本观点、概念框架、思维方式、发展规范的总和。它的核心是医学观，包括人体观、生命观、健康观、疾病观、诊断观、治疗观、预防观和医学教育观。医学模式还包含根据医学观建立的医疗卫生和医学教育的体制。

医学模式反映了人们在某个特定历史时期人们对健康和疾病现象的认识。医学模式随着生产力发展水平和科学技术的变迁而变化，先后产生一系列与其发展水平相适应的医学模式，从古代哲学医学模式、近代医学模式到现代医学模式，无不体现了人文因素的偏移与回归历程。

第一节　古代医学模式及笼统整体观

古代医学模式是指在古代的医学和自然哲学基础上形成的医学观和卫生体制。它是一种笼统整体的医学模式，也叫自然哲学医学模式。

一、古代医学模式特点

古代的卫生体制十分简单，除了宫廷有御医外，民间只有自发的个体行医者，没有政府设置的任何卫生机构。古代的医学观有以下特点：

1. **初级的综合性**　古代科学依据实践经验，采用直观、思辨和猜测方法，研究世界的联系和本质，形成了一个综合性的自然哲学知识体系。古代医学是在它的理念和方法影响下，总结医学经验形成和发展起来的。古希腊希波克拉底的"四体液"说是由古希腊自然哲学的土、水、风、火四元素组成万物和人体的观念衍化而来；中医的阴阳五行理论也是源于中国古代朴素的唯物辩证哲学，在其基础上建立起脏腑经络学说和辨证论治方法。它们都综合了当时人类探索自然、生命、人体及其健康、疾病问题的科学和哲学认识的成果，具有初级的综合性。

2. **整体性**　在古代，人们是从整体和普遍联系上把握自然现象。古代医学也是从整体上来认识人体健康与疾病的。它不仅把人身体视为各部分相互联系、相互制约的整体，而且把人体与自然、社会视为一体，视疾病为自然、社会与情绪等致病因素作用于机体后的整体反映。古希腊医学认为自然界保持着严整的秩序，人体内"四体液"和谐调节便保持健康，反之则生病。在人体与环境和人格心理相关的基础上建立起病因论和诊、治、防原则。中医则认为自然界是"大周天"，人体为"小周天"；"人与天地相参，与日月相应"；提倡"起居有常""因时之序"，才能保持健康；"外感六淫、内伤七情"则生病；视人体脏腑组织、四肢百骸通过经络构成一体，治病无论用针施药都要着眼整体，治病必求其本，调整阴阳，扶正祛邪，辨证施治，并重视"以情胜情"的心理疗法等，具有明显的整体性。

3. 笼统模糊性　古代科学处于初创时期，还不能精确把握自然界，用自然哲学来理解生命和人体这样复杂的高级运动形式，就使古代医学难免有笼统模糊的缺陷。不论是古希腊的"四元素""四体液"和古罗马的"灵气"，还是中医的"阴阳""五行""五脏六腑""虚实寒热"都不能准确地表明人体的解剖结构和生理、病理的具体过程。诊断和治疗都不是建立在人体理化和生命运动的具体机制基础之上。尽管有的猜测很有创见，许多推理也合乎逻辑，大量经验性知识行之有效，但总的说来，它们在细节上很不精确，故古代医学观是笼统模糊的。

二、古代医学模式的局限性

古代医学观以非超自然的原因和人体本身的变化来看待人的疾病及其防治问题，为医学与巫神划清界限、沿着科学道路前进奠定了基础，并有力地促进了医学的发展。但它也有很大的局限性，它的笼统模糊性不利于医学的深入发展，且易被宗教神学歪曲，成为医学发展的障碍，古希腊罗马医学在中世纪被神学利用的遭遇充分证明了这一点。因此，古代医学模式必然为新的医学模式所取代。

第二节　近代医学模式及人文因素偏移

近代医学模式指在近代生物医学基础上形成的生物医学观和相应的医疗卫生体制结构，也叫生物医学模式。

一、近代医学模式的基本内容

随着欧洲资本主义生产方式的产生和文艺复兴运动的开展，自然科学冲破中世纪宗教神学的思想禁锢和古代直观、思辨与猜测方法的局限，于16世纪中叶开始兴起了实验科学。1543年哥白尼的《天体运行论》和维萨里的《人体的构造》的发表，标志着近代自然科学的诞生，引起了医学的一场革命。塞尔维特和哈维血液循环理论的创立，使生理学在实验基础上变为科学。到18世纪，病理学开始发展。随着显微镜在医学中的应用和细胞学说的建立，威尔赫创立了细胞病理学。19世纪巴斯德和科赫发现了微生物和大量致病细菌，使医学进入了"细菌学时代"。与此同时，临床医学广泛运用近代物理学、化学和技术革命的成果于疾病的诊断和治疗，也取得了长足的进步。从16世纪中叶以来的四百年多时间里，人类借助近代科学技术，在器官、组织、细胞等不同层次上对人体结构与功能，对疾病的症状与机制，对治疗的药物与手段，对预防的方法与途径，进行了卓有成效的研究，积累了大量临床和实验资料，在基础、临床和预防医学方面都结出了丰硕的成果，极大地提高了医学水平和人类同疾病斗争的能力。

二、近代医学模式的主要特点

1. 使用分析为主的方法　使用分析为主的方法，分科研究，横向分科越来越细，纵向分化不断深入，分支学科日益增多，这既使近代医学对人体细节直至细胞层次上的认识日益精确，又使对人体内在有机联系和系统整体上的生命机制有所忽视。

2. 使用还原方法　使用还原方法探索生命过程的物理化学变化的根据，这既为自然科学技术成果广泛运用于医学创造了条件，又形成了一种还原论的倾向，使近代医学对生命运动的本质和规律认识不足。

3. 运用机械唯物论的观点和方法　运用机械唯物论的观点和方法，在观察实验的基础上，从事实出发来认识生命现象，使近代医学彻底摆脱了"神创论""目的论"等宗教神学和唯心主义的桎梏，但它又深受机械力学和生物学的强大影响，把人看成是会走路的机器（16世纪至19世纪前期）和会说话的高等动物（19世纪中期至20世纪前期），以致形成局限于生物学观点的生物医学和生物医学观。

在生物医学观的指导下，在资本主义经济发展的基础上，各国都陆续出现了集中收治病人的医院，许多国家的政府建立了卫生事业的管理机构和对传染病的防疫机构，以及培育医务人员的医学院校，形成了近代医学模式。这种医学模式在近代史上对西方医学的发展起了巨大的推动作用，使其取得了辉煌的成就，为医学进入现代模式奠定了强大的基础。

三、近代医学模式的人文因素偏移

1. 生物医学模式忽视了人的社会属性　在临床医学中，生物医学模式注意了人的生物属性，忽视了人的社会属性；注意了人的生理功能，忽视了人的心理因素；注意了生物和自然的致病因素，忽视了社会行为模式和生活方式的致病因素。医生把人当作一个生物体对待，对人的疾病转归和身心健康有密切关系的情感、思想和各种社会心理因素漠然置之，医学的人文主导作用渐行渐远。

2. 生物医学模式忽视了人的整体性　人是一个整体，人体的各部分器官和组织之间，都是紧密相连、互相影响的。然而，随着临床医学分科的细化，一个整体的病人被现代医学的诊疗模式和程序所分割和肢解，从而忽视了人的整体性。

为了研究人体器官的功能和病变的本质，不得不把人体进行分解，把病变部位从整体中分离出来并加以固定，进行解剖分析和局部的深入研究，造成了只见局部而忽视整体，片面、孤立研究问题的结果。

为了探索人体的生理规律和疾病状况，只能先研究其现状，这使人们难以同时观察其产生和演化，于是形成了静止观察事物的方法。这些缺乏辩证的思维方法，在基础医学中造就了从不同角度探索统一的生命过程的各门学科，忽视了彼此的联系而各自发展，出现了形态和功能、局部和整体、微观和宏观、机体和环境等关系之间研究的脱节现象，从而妨碍了对实际生理病理过程多因素综合变化的全面认识。

按照形态变化形成的疾病分类学和按照特异性病因与局部定位观念建立的诊断治疗学，比较擅长对局部损伤和感染性疾病的处理，而短于对整体功能的调节与心身疾病、功能性疾病和代谢性疾病的治疗，因此外因论、局部论、单因论、还原论、静止观的思维方式表现较为明显。

3. 生物医学模式造成技术至善主义　在 20 世纪，医学发生了巨大的变化。现代化医院里装备了现代化的诊疗设备，医生花大量的时间去钻研技术，熟悉仪器设备，却极少有时间去考虑与病人思想感情的沟通。

4. 生物医学模式带来了物质化倾向　出于对客观事实和依据的过多信任，在某种程度上也为了追求更多的经济效益，医生给病人做大检查、开大处方和各种过度医疗。据美国的一份调查报告，在为病人开出的成千上万种药物中，可有可无的占 30%，基本无效的占 60%，只有 10% 是确切有效的。医疗服务更多地关注经济效益，必然消弱对病人的人文关怀。

由于形而上学思维方式的局限，生物医学模式把人与自然、社会环境和心理因素分离开来，把人体各部分孤立起来，不能辩证地对待内因和外因、局部与整体、运动与平衡的关系，缺乏整体观念，这使近代医学在科学实验和临床活动中遇到许多困难，在日益增多的精神疾病、"社会病""文明病""公害病"以及肿瘤、心脑血管病和糖尿病等代谢性疾病的预防方面束手无策。生物医学模式完成了它的历史使命，现代医学应该用新的医学模式取而代之。

应当理性批判传统生物医学模式。一方面，要充分肯定现行医学中的合理成分，充分肯定现行医学的光辉成就和伟大的贡献。另一方面，还要看到它违背科学的一面：即它的唯技术主义，将个体人简单化、机械化，漠视作为人的情感心理，缺失人性，使医学偏离科学轨道。对此必须认真加以批判，通过批判来坚定确立人、患者在医疗中的中心地位，使人文精神在医学中的地位得以复归，进而使医学走上科学轨道。

第三节　现代医学模式及人文因素回归

现代医学模式是指在现代医学、科学和哲学基础上形成的医学观和医疗卫生结构体制，也称"生物心理社会医学模式""新医学模式""新宇宙医学模式""大生态医学模式""系统医学模式"等。

一、现代医学模式的基本内容

进入 20 世纪，尤其是二战后，人类社会一方面日益工业化和城市化，人们的生活条件和劳动方式发生了很大变化，但由于环境污染、生态破坏、人口剧增、竞争激烈、饮食结构和生活行为方式的偏差，人类的病因谱、疾病谱、死亡谱也发生重大改变。昔日严重威胁人类健康和生命的传染病、寄生虫病、营养缺乏症等已退居次位，而与心理性、社会性因素密切相关的心脑血管病、肿瘤、糖尿病等代谢性疾病及意外死亡成为人类的主要杀手。精神病和职业病的发病率也日益上升，而原来的生物医学无法对它进行有效防治，生物医学模式已走到尽头，人类的卫生保健强烈要求有新的医学和新的医学模式产生。

另一方面，这一世纪在新的科学技术革命推动下，自然科学、技术科学、系统科学、心理科学、行为科学、环境科学、人类生态学、社会科学和哲学迅猛发展，医学与之相结合，从中获得了崭新的研究手段、思维方法和理论观念，使医学在认识层次上突破了个体和细胞水平，既向微观深入，又向宏观扩展，并将二者结合起来；在研究方法上，开始改变以往重分析、重局部、重静态、重外因的偏向，把分析与综合、局部与整体、静态与动态、内因与外因、生理与心理、机体与环境结合起来，既创造了大量自动、精确、高效、轻便、无损伤的诊断检测技术与仪器，又把对人体的结构和生理、病理、药理、毒理、遗传、免疫、生化等领域的认识深入到分子、量子水平，揭示了许多深层次的机制和奥秘。同时又向宏观扩展，在分子水平上使医学内部各学科相结合，研究机体的变化过程和各部分之间的内在联系，揭示人体生命与疾病发生发展的规律性，创造了诸如受体学说、稳态学说、应激学说、时间医学、"神经-内分泌-体液"学说、"精神-神经-内分泌-免疫"学说等新的医学理论，发现了"精神、神经或精神、内分泌效应器官"轴，使机体的调控代谢机制开始得到阐明，机体本身的整体统一性和集成功能从多方面被揭示出来。这进一步扩大视野，突破生物个体局限，研究机体与环境、社会、生态之间的关系，开始揭示生命、健康、疾病与心理、社会因素的联系，既产生了大量分支学科，又产生了大量边缘学科、交叉学科和综合学科，在高度分化的基础上走向辩证综合，呈现整体化趋势。

　　这样，医学在其内外矛盾运动的基础上发生了质的变化，发展到现代医学阶段。人们的医学观随之也逐渐更新。1948年，世界卫生组织就指出，健康不仅是没有疾病的虚弱现象，而是身体上精神上和社会适应上完好状态的综合表现。从20世纪50年代到60年代，鉴于辩证唯物哲学、系统科学和中医学的深刻理论及医学本身的发展，医学界提出要转变观念，树立整体医学观和系统医学观，消除生物医学的机械论、局部论、外因论、静止论的消极影响。这对推动我国医学的发展和中西医结合起了十分积极的作用。

　　1977年美国医学家恩格尔提出要把生物医学模式转变为生物-心理-社会医学模式，他创造的这个崭新概念，适应了医学、科学和卫生保健事业发展的要求，很快受到广泛重视和认同，推动了医学模式的转变。

二、现代医学模式的人文因素回归

　　现代医学模式认为，人是一个有着复杂的社会联系和心理活动的社会生物，不只是一个单纯的自然生物；人的机体不仅本身是一个多层次的复杂系统整体，而且与其周围的自然、社会和生态环境构成一个开放的复合系统，是一个复杂的耗散结构，它不断与环境进行能量、物质与信息交换；人体的健康与疾病不仅与自然和生物因素相关，而且与社会和心理因素密切相关，因而对疾病的诊断和防治，都要把自然、生物、心理、社会、环境诸因素纳入认知和研究之中。

　　为了控制和消灭包括艾滋病在内的传染病，为了预防和控制公害病、精神病、城市病、文明病、职业病和减少意外死亡，提高全民的健康水平，就不能仅仅依靠医师和药物，不能仅仅依靠卫生部门和医务人员，而是需要政府组织，全民参与，全社会投入，开展爱国卫生运动，并建立能使其实现的社会机制和相应的医疗卫生结构体制，同时纳入国家的可持续发展战略和社会精神文明建设目标，才能奏效。

　　以现代医学模式替换已过时的生物医学模式有重要意义：①可促进医疗卫生工作者更新观念，转变思维方式，从而提高其工作水平。②能加快包括预防医学和社会医学在内的医学科学以及与之交叉的相关科学的发展。③可促进医疗卫生体制结构与医学教育事业的改革。④能推动我国的中西医结合和中医的现代化。

现代医学模式要求：不仅关注人的自然属性，而且更加关注人的心理和社会属性，所服务的对象不仅是病人的病，而且是患病的人；不仅是个体的人，而且是社会的人和人的群体；不但重视疾病的治疗，而且重视疾病的预防；不但注重研究如何延长人的寿命，还将更加重视人的身心健康、生命质量乃至全方位的关怀和照料。这就要求医学不仅在个体、系统、器官、组织、细胞、分子等微观层面上，而且还要从家庭、社会、生物界、地球乃至宇宙等宏观环境上，去揭示和把握生命、健康、疾病、衰老、死亡等基本现象的本质和相互联系。

现代医学模式表明：医学由"以疾病为中心"转变为"以病人为中心"，由以治疗疾病为中心转变为以预防和控制疾病为中心，以维持人的身体、心理和环境健康，由以防治感染性、传染性疾病为中心转变为以慢性非传染性疾病、社会心理性疾病为中心，从主要依靠医学技术和医疗部门为主，转变为依靠多学科合作和全社会乃至全世界共同参与的大医学、大预防为主，从主要着眼疾病和健康问题自身转变到着眼以人为本和人与社会、环境关系为主，从而实现人人享有公正、平等、有效的医疗服务。

现代医学模式注重对人类、生命内在质量的关怀，强调心理和社会因素对人类健康的影响，包含着人文关怀的思想，肯定了人文精神、人文关怀对健康的意义，揭示了医学的人文科学性质，为医学的发展开辟了广阔的天地。

第四节　医学模式变化发展的主要特征与影响因素

一、医学模式变化发展的主要特征

（一）医学模式的转变，反映了现代医学自身发展的客观趋势，也是社会发展的必然结果

医学模式的转变必将对医学科学与实践、对提高人们的社会生活质量乃至推动社会经济文化的发展，产生日益深远的影响。具体表现在医学模式的发展过程中，人们对医学的要求不仅仅是提供医疗服务，还要提供与高质量生活相适应的服务，如心理咨询和治疗、劳动保护、营养咨询和特殊护理等，以增进健康。与之相适应的一些新兴学科迅速发展，如医学心理学、社会人文科学、性和生育科学、环境生态学及其相关学科等。现代医学模式是生物医学模式的超越，但不是取代和否定现有的医学体系，它只是要丰富扩展以往的服务内容和方式。

（二）医学模式的更替，只是占主导地位的医学模式的转变，原有的一些医学模式仍然存在。

如巫医模式在科学相当发达的现代社会，仍有其重要影响。许多世界各地流传的民间保健和治疗活动充分证明：现代医学模式虽已提出近 40 年，但在当前和今后一定时期内，在一些国家和地区，巫医模式对现代医学仍具有极其重要影响。因此，生物医学模式向现代医学模式的转变不可能一蹴而就，它将经历一个艰难的转变历程。

（三）医学模式的历史演化，是其自我发展和自我完善的过程

医学模式的发展大都是在原有的基础上扬长避短，日益完善。如自然哲学医学模式取代巫医模式，汲取了其宝贵的医药知识，抛弃了其原始的宗教思想和唯心主义哲学观，强调治病不能依赖占卜和祈祷，而是临床实际观察。自然哲学医学模式开始用直观的自身的物质性因素来解释生命、健康和疾病，用无神论的力量把神灵主义的幽灵驱逐出了医学。现代医学模式是在生物医学模式的基础上进一步扩大、完善而产生的。生物-心理-社会医学模式并不否定生理、生化指标在诊断、治疗疾病中的意义，只是在更高的水平上，强调它们的作用和意义。如果说医学模式的更替是一种否定，那么这种否定无疑是辩证的否定，是含肯定于其中的否定。

（四）医学模式的发展趋势，是在迂回曲折中朝着科学、理性和综合方向发展

从巫医模式、自然哲学医学模式向生物医学模式发展，是向科学化方向发展。从近代生物医学模式向现代医学模式的发展则是向综合化方向发展。在医学模式演进历程中，从原始的巫医模式到古代自然哲学医学模式、近代生物医学模式的产生，再到现代生物-心理-社会医学模式的诞生与发展，医学模式走过了几千年既自相矛盾又不乏智慧之举，既停滞倒退又不乏飞跃，既有抱残守缺又有大胆革新的艰难曲折的斗争历程。在这漫长的斗争历程中，医学模式曾经受过神学唯心主义的奴役和统治，也曾受过机械唯物论形而上学的影响和制约，在迂回曲折中朝着科学理性的道路前进。

二、影响医学模式变化的主要因素

医学模式变化的直接因素是医学的发展和随之产生的医学观念的变化。从宏观方面讲，影响医学模式变化的因素是多方面的，除医学发展本身的因素外，社会和科学技术发展程度、宗教、文化等因素对医学模式也有影响。其中哲学和科学技术的影响最显著。

（一）科学技术是医学模式演变的直接推动力

科学技术推动了医学的发展，科学技术革命导致了医学模式的历史更替。在古代，由于生产力发展水平很低，科学技术水平十分落后，科学思维尚未确立，人们不可能用各种科学技术的手段诊断和治疗疾病，医学发展水平很低，概括总结医学发展状况的模式只能是巫医模式和自然哲学医学模式。

欧洲文艺复兴运动推动了生产力的发展和科学技术的进步。从 15 世纪下半叶开始，近代自然科学进入了新的发展时期。从哥白尼的"太阳中心说"到牛顿的力学理论体系，使人们对自然界的认识有了质的飞跃。从 16 世纪到 18 世纪的近三百年间，天文学、物理学、机械力学的发展都产生了飞跃。19 世纪三大自然发现对近代医学特别是基础医学的促进作用是十分明显的。在自然科学的推动下，医学采取了近代自然科学的研究方法和实验手段，运用了近代自然科学的理论成就，获得迅猛发展。由于新的科学思想和科学方法的产生，使得医学发展和发展形式发生了改变，并直接导致近代生物医学模式的产生和发展。

20 世纪的医学借助于科学技术的巨大进步获得空前发展，今天医院所有诊断和治疗的方法进步几乎都是 20 世纪科学技术的成果。现代电子技术、激光技术、超声技术、核技术等广泛应用于医学，为医学诊断提供了强大的技术保证。化学药物、抗生素、维生素和激素等药物的发现和临床应用，挽救了千百万人的生命，20 世纪后期，科学技术的

发展，更为人们分析致病的生物、心理和社会因素的综合作用提供了重要的理论和方法基础，为生物医学模式向现代医学模式的转变准备了必要条件。

（二）医学模式是哲学思想在医学领域的具体体现

沿着医学历史发展轨迹，探寻医学模式历史更迭，可以深刻地认识到任何一种医学模式的形成，都不可能超越和摆脱该时代的哲学对它的影响和指导，医学模式的历史演化归根到底是哲学思维的转化在医学领域的具体体现。

远古时代，原始医学与巫术结合在一起，形成唯心主义的巫医模式。在古代朴素唯物主义的影响下，形成了自然哲学医学模式。如阴阳五行学说是盛行于我国春秋战国时期的一种哲学思想，人们把阴阳五行学说纳入医学，奠定了中医医学的发展模式。古希腊朴素唯物主义的自然哲学理论为当时医学理论提供了基础。从某种意义上说，古希腊医学是由自然哲学进化而来的。如古希腊希波克拉底的"四体液"学说、自然疗法，都与当时希腊的毕达格拉斯、恩培多克勒、德谟克利特等人的哲学思想紧密相连，而希波克拉底也正是依靠当时的自然哲学从医学中赶走了神学，奠定了其在西方医学中的地位。而他的一句名言，"医生如果兼通哲学那就是神明"则流传至今。

近代生物医学模式的产生和发展，明显地受形而上学唯物论的影响。近代以来的西方医学，从人体本身研究医学，体现了唯物主义精神。在无神论的指导下，维萨里、哈维等人敢于向宗教神权挑战，宣告了近代医学的开端。但形而上学唯物主义也给医学模式以消极影响。如把人视为"机器"就最集中地反映了这种影响。随着近代医学的发展，西医分科越来越细，各科相对独立地分别研究和开展治疗，造成各科之间人为地割离；"头痛医头，脚痛医脚"，发生了许多不应有的误诊误治；药物基本上是单一的化学合成药品，而副作用明显等等。这些医疗现象体现着生物医学模式的机械性和形而上学性。科学家体外克隆器官，最终目的是更换已坏的人体器官，这实质是"机器"人体观在现代的翻版。可见近代哲学对医学模式的影响多么深远。

在现代，哲学思想也在一定程度上影响人们的医学观念。现代医学科学的发展既高度分化又高度综合，如果没有辩证法的指导，就不能如实反映生命运动的客观过程和客观规律。现代人体观、疾病观、健康观无不是在唯物辩证法的指导下建立起来的。现代医学模式就是在辩证唯物主义科学观的指导下对医学深入研究并使之与其结合的产物。正是在哲学思想的影响下，医学模式由唯心论日益走向唯物论，从形而上学愈益迈向辩证法，从自然观日渐跃入历史观，从经验认识不断拓展到科学理性认识，逐步朝着更加符合唯物辩证法的方向前进。

拓展阅读提示

李阳和.《中国医生的诗歌何以动人》，选自《健康报》，2017-1-20.

第四章 医学教育标准及其人文素质要求

为了提高医学人才培养的质量，适应医疗卫生的改革以及人民日益增长的需求，推动社会的发展和进步，世界医学教育联合会、世界卫生组织等国际医学教育组织在世纪之交相继颁发了医学教育标准，即：国际医学教育专门委员会出台的《全球医学教育最基本要求》，世界医学教育联合会颁布的《医学教育全球标准》和《本科医学教育质量改进全球标准（2012年修订版）》，前一个标准是指向医学院校毕业生应达到的最低基本要求，后一个是用以评估医学院校的标准。我国参照国际医学教育标准，结合具体实际，制定了《本科医学教育标准——临床医学（试行）》。

第一节 《全球医学教育最基本要求》

1999年6月，经纽约中华医学基金会（China Medical Board of New York，CMB）理事会批准资助，成立了国际医学教育专门委员会（Institute for International Medical Education，简称IIME）。该委员会的任务是为制定本科医学教育"全球最低基本要求"（简称"基本要求"）提供指导。制定"基本要求"的任务由IIME的核心委员会承担，该委员会由世界各地的医学教育专家组成。8位具有丰富国内和国际经验的教育和卫生政策资深专家组成IIME的指导委员会，指导IIME的总体工作，也指导核心委员会的工作。由14个国际医学教育组织的主席或高级代表组成IIME的咨询委员会，为IIME提供咨询意见。咨询委员会还为医学教育提供信息交流、咨询的论坛，希望其他机构的工作能对IIME的工作进程起补充作用。

一、基 本 内 容

《全球医学教育最基本要求》（Global Minimum Essential Requirements，GMER），是指世界各地医学院校培养的医生都必须具备的基本素质，明确规定了对医学生培养的具体要求，学生毕业时通过考核判断是否达到要求。这个标准的重点是衡量医学教育的"产品"是否符合要求。同时，为各国在医学教育标准方面的互认搭建了一个国际性平台。"基本要求"的内容如下：

（一）职业价值、态度、行为和伦理

敬业精神和伦理行为是医疗实践的核心。敬业精神不仅包括医学知识和技能，而且也包括对一组共同价值的承诺、自觉地建立和强化这些价值，以及维护这些价值的责任等。医科毕业生必须证明他们已达到以下各点：

1. 认识医学职业的基本要素，包括这一职业的基本道德规范、伦理原则和法律责任；

2. 正确的职业价值包括：追求卓越、利他主义、责任感、同情心、移情、负责、诚实、正直和严谨的科学态度；

3. 懂得每一名医生都必须促进、保护和强化上述医学职业的各个基本要素，从而能保证病人、专业和全社会的利益；

4. 认识到良好的医疗实践取决于在尊重病人的福利、文化多样性、信仰和自主权的前提下医生、病人和病人家庭之间的相互理解和关系；

5. 用合乎情理的说理以及决策等方法解决伦理、法律和职业方面的问题的能力，包括由于经济遏制、卫生保健的商业化和科学进步等原因引发的各种冲突；

6. 自我调整的能力，认识到不断进行自我完善的重要性和个人的知识和能力的局限性，包括个人医学知识的不足等；

7. 尊重同事和其他卫生专业人员，并具有和他们建立积极的合作关系的能力；

8. 认识到提供临终关怀，包括缓解症状的道德责任；

9. 认识有关病人文件、知识产权的权益、保密和剽窃的伦理和医学问题；

10. 能计划和处理自己的时间和活动，面对事物的不确定性，有适应各种变化的能力；

11. 认识对每个病人的医疗保健所负有的个人责任。

（二）医学科学基础知识

毕业生必须具备坚实的医学科学基础知识，并且能够应用这些知识解决医疗实际问题。毕业生必须懂得医疗决定和行动的各种原则，并且能够因时、因事而宜地作出必要的反应。为此，医学毕业生必须掌握以下的知识：

1. 人体作为一个复杂的、具有适应性的生物系统的正常结构和功能；

2. 疾病发生时机体结构和功能的异常改变；

3. 决定健康和疾病的各种重要因素和影响健康的危险因素，人类同自然和社会环境之间的相互影响；

4. 维持机体平衡的分子、细胞、生化和生理机制；

5. 人类的生命周期及生长、发育、衰老对个人、家庭和社会的影响；

6. 急、慢性疾病的病因学和发生发展过程；

7. 流行病学和卫生管理；

8. 药物作用的原理和使用药物的原则，不同治疗方法的效果；

9. 在急、慢性疾病防治、康复和临终关怀中，恰当地采取生化的、药物的、外科的、心理的、社会的和其他各种干预措施。

（三）沟通技能

医生应当通过有效的沟通创造一个便于与病人、病人亲属、同事、卫生保健队伍其他成员和公众之间进行相互学习的环境。为了提高医疗方案的准确性和病人的满意度，毕业生必须能够做到：

1. 注意倾听，收集和综合与各种问题有关的信息，并能理解其实质内容；

2. 会运用沟通技巧，对病人及他们的家属有深入的了解，并使他们能以平等的合作者的身份接受医疗方案；

3. 有效地与同事、教师、社区、其他部门以及公共媒体之间进行沟通和交流；

4. 通过有效的团队协作与涉及医疗保健的其他专业人员合作共事；

5. 具有教别人学习的能力和积极的态度；

6. 对有助于改善与病人及社区之间的关系的文化的和个人的因素的敏感性；

7. 有效地进行口头和书面的沟通；

8. 建立和妥善保管医疗档案；

9. 能综合并向听众介绍适合他们需要的信息，与他们讨论关于解决个人和社会重要问题的可达到的和可接受的行动计划。

（四）临床技能

毕业生在诊断和处理病例中必须讲求效果和效率。为此，毕业生必须能够做到：

1. 采集包括职业卫生等在内的相应病史资料；

2. 进行全面的体格和精神状态检查；

3. 运用基本的诊断和技术规程，对获得的观察结果进行分析和解释，确定问题的性质；

4. 运用循证医学的原则，在挽救生命的过程中采用恰当的诊断和治疗手段；

5. 进行临床思维，确立诊断和制定治疗方案；

6. 识别危及生命的紧急情况和处理常见的急症病例；

7. 以有效果的、有效率的和合乎伦理的方法，对病人作出包括健康促进和疾病预防在内的处理；

8. 对病人的健康问题进行评价和分析，并指导病人重视生理、心理、社会和文化的各种影响健康的因素；

9. 懂得对人力资源和各种诊断性干预、医疗设备和卫生保健设施的适宜使用；

10. 发展独立、自我引导学习的能力，以便在整个职业生涯中更好地获取新知识和技能。

（五）群体健康和卫生系统

医学毕业生应当知道他们在保护和促进人类健康中应起的作用，并能够采取相应的行动。他们应当了解卫生系统组织的原则及其经济和立法的基础。他们也应当对卫生保健系统的有效果和有效率的管理有基本的了解。毕业生应当能证明他们已达到以下各点：

1. 掌握对一个群体的健康和疾病起重要作用的生活方式、遗传、人口学、环境、社会、经济、心理和文化的各种因素的知识；

2. 懂得他们在预防疾病、伤害和意外事故中，以及在维持和促进个人、家庭和社区健康中应起的作用和应能采取的行动；

3. 了解国际卫生状况、具有社会意义的慢性病的发病和病死的全球趋势、迁移、贸易和环境等因素对健康的影响、各种国际卫生组织的作用等；

4. 认识到其他卫生人员和与卫生相关的人员在向个人、群体和社会提供卫生保健服务中的作用和责任；

5. 理解在健康促进干预中需要各方面共同负责，包括接受卫生服务的人群的合作和卫生保健各部门间的以及跨部门的合作；

6. 了解卫生系统的各种基本要素，如政策、组织、筹资、针对卫生保健费用上升的成本遏制、卫生保健服务的有效管理原则等；

7. 了解保证卫生保健服务的公平性、效果和质量的各种机制；

8. 在卫生决策中运用国家、地区和当地的调查资料以及人口学和流行病学的资料；

9. 在卫生工作中，当需要和适宜时乐于接受别人的领导。

(六) 信息管理

医疗实践和卫生系统的管理有赖于有效的源源不断的知识和信息。计算机和通讯技术的进步对教育和信息的分析和管理提供了有效的工具和手段。使用计算机系统有助于从文献中寻找信息，分析和联系病人的资料。因此，毕业生必须了解信息技术和知识的用途和局限性，并能够在解决医疗问题和决策中合理应用这些技术。毕业生应该能够做到以下各点：

1. 从不同的数据库和数据源中检索、收集、组织和分析有关卫生和生物医学信息；

2. 从临床医学数据库中检索特定病人的信息；

3. 运用信息和通讯技术帮助诊断、治疗和预防，以及对健康状况的调查和监控；

4. 懂得信息技术的运用及其局限性；

5. 保存医疗工作的记录，以便于进行分析和改进。

(七) 批判性思维和研究

对现有的知识、技术和信息进行批判性的评价，是解决问题所必须具备的能力，因为医生如果要保持行医的资格，他们就必须不断地获取新的科学知识和新的技能。进行良好的医疗实践，必须具有科学思维能力和使用科学的方法。因此，医学毕业生应该能够做到以下几点：

1. 在职业活动中表现出有分析批判的精神，有根据的怀疑、创造精神和对事物进行研究的态度；

2. 懂得根据从不同信息源获得的信息在确定疾病的病因、治疗和预防中进行科学思维的重要性和局限性；

3. 应用个人判断来分析和评论问题，主动寻求信息而不是等待别人提供信息；

4. 根据从不同来源获得的相关信息，运用科学思维去识别、阐明和解决病人的问题；

5. 理解在作出医疗决定中应考虑到问题的复杂性、不确定性和概率；

6. 提出假设，收集并评价各种资料，从而解决问题。

(八) 总之，在完成本科医学教育学习时，毕业生应能显示出：

1. 专业能力。这些专业能力将确保在所有环境中领会和关注病人的适应性，在卫生保健监控下提供最佳服务；

2. 把对疾病和损伤处理的与健康促进和疾病预防相结合的能力；

3. 团队中协作共事和在需要时进行领导的能力；

4. 对病人和公众进行有关健康、疾病、危险因素的教育、建议和咨询的能力；

5. 能认识自身不足、自我评估和同行评估的需要，能进行自导学习和在职业生涯中不断自我完善的能力；

6. 在维护职业价值和伦理的最高准则的同时，适应疾病谱变化、医疗实践条件和需求变化、医学信息技术发展、科技进步、卫生保健组织体系变化的能力。

二、GMER 包含的人文素质要求

GMER 包括了职业价值、态度、行为和伦理，医学科学基础知识，沟通技能，临床技能，群体健康和卫生系统，信息管理，批判性思维和研究等 7 个领域，共 59 条。"职业价值、态度、行为和伦理"这一领域的 11 条规定，都是人文素质要求。GMER 指出：医科毕业生必须证明自己已经达到了这 11 点要求。从广义的人文素质理解看，"沟通技能""临床技能"和"批判性思维和研究"三大领域中的若干规定也是人文素质要求。

第二节 《医学教育全球标准》

世界医学教育联合会（World Federation for Medical Education，简称 WFME）于 2003 年 3 月在哥本哈根召开的"医学教育全球标准：为了更好的保健服务"世界大会上正式颁布了《医学教育全球标准》（Global Standards in Medical Education，GSME）。该《医学教育全球标准》涵盖了医学教育连续统一体的三个阶段：本科医学教育、研究生（毕业后）医学教育和继续职业发展，构成了医学教育国际标准的三部曲。《医学教育全球标准》注重的是医学教育过程和条件的建设与运行，用以敦促各国医学院校保证培养过程的水平和质量，从而追求培养结果的水平和质量。

一、《本科医学教育国际标准》的内容构成

在这里主要介绍《医学教育全球标准》三部曲之一《本科医学教育国际标准》的内容构成。《本科医学教育国际标准》分为 9 大领域、36 个亚领域。领域是根据医学教育结构和过程中明确的组成部分来定义，包括：①宗旨及目标；②教育计划；③学生考核；④学生；⑤教学人员/教员；⑥教育资源；⑦教育计划评估；⑧管理和行政；⑨持续更新。

亚领域是每个领域中的具体方面，与操作指标相对应。每个亚领域都有其特定的标准，分为两个层次：

1. 基本标准　这是每所医学院必须达到的标准，在评估过程中必须展示出来。基本标准以"必须"来表示。

2. 高质量标准　表示该标准与国际公认的最佳医学院和本科医学教育一致。医学院应能证明他们已全部或部分地达到了该标准，或已经及正在采取积极行动来达到这些标准。因各校的发展阶段、资源及教育政策的不同，达标情况也各有不同，即使是最负盛名的学校也可达不到所有标准。高质量标准以"应该"来表示。

二、《本科医学教育国际标准》涉及的人文素质要求

《本科医学教育国际标准》针对医学教育过程和条件作出规定，其中涉及人文素质要求的内容主要体现在"教育计划"领域。如："行为和社会科学以及医学伦理学课程""临床医学和技能"等。摘录如下：

··········

2　教育计划

2.1　课程计划模式及教授方法

基本标准：医学院必须有明确的课程计划模式及使用的教授方法。

高标准：所订的课程计划及教授方法应该确保学生能对自己学习过程负责，并为他们终身自学打下基础。

注释：课程计划模式包括学科、课程体系、以问题及社区为中心的教学模式等等。教授方法包括教与学的方法。课程计划及教授方法以扎实的学习为准则，应培养学生以专业人员与未来的同事的身份参加发展医学科学的能力。

2.2　科学方法

基本标准：医学院必须在整个教学期间讲授科学方法及循证医学原理，其中包括分析及批判性思维。

高标准：课程计划中应该包含培养学生科学思维及研究方法的部分。

注释：科学思维及研究方法的培训可包括学生的选修课题研究项目。

2.3　基础生物医学课程

基本标准：医学院必须明确并在课程计划中安排适量的基础生物医学科学课程，这些课程有助于学生理解学习和应用临床医学的科学知识、概念和基本方法。

高标准：生物医学科学在课程计划中所占分量应当适合于科学、技术和临床科学的发展及社会对卫生保健的需求。

注释：基础生物医学，根据当地的需要和利益及传统，通常包括解剖学、生物化学、生理学、生物物理学、分子生物学、细胞生物学、遗传学、微生物学、免疫学、药理学及病理学等等。

2.4　行为和社会科学以及医学伦理学课程

基本标准：医学院必须明确并在课程计划中安排适量的行为科学、社会科学、医学伦理学和卫生法学，使学生具有好的交流能力，做出正确的临床决策和进行合乎伦理道德的实践。

高标准：行为科学、社会科学和医学伦理学在课程计划中所占的分量应当适合于医学科的发展、日益变化的人口和文化背景以及社会的卫生保健需求。

注释：行为和社会科学，根据当地的需要和利益及传统，包括有代表性的心理学、医学社会学、生物统计学、流行病学、卫生学和公共卫生以及社区医学等等。行为和社会科学以及医学伦理学应向学生传授有关的知识、概念、方法、技能和态度，以便理解健康问题的起因、分布和后果的社会、经济、人口、文化等决定因素。

2.5　临床医学和技能

基本标准：医学院必须确保学生能接触病人，获得足够的临床知识和技能，从而能在毕业时承担适当的临床职责。

高标准：每个学生都应该早期接触病人，参与病人的医护工作。根据教学计划的阶段，应当有序地安排不同的临床技能培训内容。

注释：临床医学，根据当地的需要和利益及传统，通常包括内科学（及其各分支）、外科学（及其各分支）、麻醉学、皮肤病学及性病学、诊断放射学、急诊医学、全科/家庭医学、老年病学、妇产科学、实验医学、神经科学、神经外科学、肿瘤学和放射治疗学、眼科学、骨科学、耳鼻喉科学、儿科学、病理解剖学、理疗及康复医学，以及精神病学等等。临床技能包括采集病史、体格检查、诊断处理、急诊处理及与病人交流的能力。适当的临床职责包括健康促进、疾病预防和病人医护。参与病人的医护工作，包括有关社区工作及与其他卫生人员协同工作。

2.6 课程计划结构、组成和期限

基本标准：医学院必须在课程计划大纲中陈述课程的内容、程度及安排顺序，还有其他课程计划的要素，包括核心课和选修课之间的平衡，健康促进、预防医学和康复医学的作用，以及与非公认的传统医学或替代疗法的关系。

高标准：课程计划应该将基础学科与临床学科整合。

注释：核心课程和选修课程指一种既包含有必修成分又有选修成分的课程模式，二者之间的比例不固定。学科整合包括课程组成部分的横向（并行课程）和纵向（先后课程）的整合。

2.7 教育计划管理

基本标准：课程计划委员会必须被赋予责任及权威规划并实施课程计划，以保证学校目标实现。

高标准：课程计划委员会应当具备足够资源，规划并实施教与学的方法、学生考核、课程评估，更新课程计划。课程计划委员会应该有教师、学生和其他利益方的代表。

注释：课程计划委员会的权力高于各学科或学科利益，在学校领导机构和政府规定的规章制度范围内对课程计划进行控制。其他利益方包括教育过程的其他参与者、其他卫生行业的代表或大学其他系科的代表。

2.8 医疗实践与卫生保健体系的联系

基本标准：教育计划必须与毕业后学生将要进入培训或工作阶段有行之有效的联系。

高标准：课程计划委员会应该从毕业生将从事工作的环境中搜集信息，应该根据社区及社会反馈调整教育计划。

注释：毕业后培训包括开业前的培训及专科培养。行之有效的联系要明确定义并描述在不同阶段的培训和实践中教育计划的组成及其相互关系，并应注意到当地的、国家的、地区的和全球的相关情况。

⋯⋯⋯⋯⋯

第三节 《本科医学教育质量改进全球标准（2012年修订版）》

一、《本科医学教育质量改进全球标准（2012年修订版）》的内容构成

1998年，世界医学教育联合会（WFME）启动了国际医学教育标准项目，2003年颁布了《本科医学教育全球标准》。《本科医学教育全球标准》赢得了国际社会的广泛认可，被处于不同发展阶段，具有不同教育、社会经济和文化条件的医学教育机构作为制定院校、国家及区域医学教育标准的模板，同时作为促进医学院校及其教育计划改革的杠杆，

亦对国家和地区确认医学院校的水平和实施认证产生了积极的影响。在"全球标准"的实际应用过程中，积累了许多宝贵的经验和卓有成效的建议。WFME 于 2011 年启动并于 2012 年完成了"全球标准"的首次修订，其修订版本于 2013 年颁布。《本科医学教育质量改进全球标准（2012 年修订版）》中文稿，由我国教育部临床医学专业认证工作委员会秘书处组织翻译。

《本科医学教育质量改进全球标准（2012 年修订版）》尊重 2003 年版"全球标准"的整体原则和框架，仍然分为两个层次（基本标准、质量改进标准）呈现。修订版中最重要的变化包括：标准被细分为亚标准并引入了一套数字索引系统；根据国际医学教育的发展，将一些质量改进标准改为基本标准；显著地扩展并细化了对标准的注释。

该《标准》由前言、引言和标准构成。《标准》共有 9 个领域和 36 个亚领域。领域指大的范畴，涵盖医学教育的结构、过程和结果等方面，包括：宗旨及结果、教育计划、学生考核、学生、教师、教育资源、教育评价、管理与行政、持续更新。亚领域是指某一领域的具体方面，与相关的状态指标对应。

标准（一个或多个）每个亚领域细分为两个层次的标准，每个层次的标准赋予一个具体的数字编号。基本标准：医学院校必须达到此标准并在评价期间予以证实。基本标准用"必须（must）"来表达。质量改进标准：此标准遵循国际公认的本科医学教育最佳实施方法。医学院校应当证实标准的全部或部分达成情况或展示其实现计划。其中，达成情况随着不同医学院校的发展阶段、资源和教育政策有所不同。即使最优秀的院校也可能达不到所有标准的要求。质量改进标准用"应当（should）"来表达。此文件总共包括 100 条基本标准和 91 条质量改进标准注释，共计 121 条，对标准予以明确、扩展和举例说明。应当特别强调，注释内容并非是对院校的强制规定，注释本身并不是新增加的标准或要求。注释中的举例各不相同，有的非常详尽，有的比较简单。此外，应当注意没有哪一个医学院校具备举例中所提及的所有实施方法或设施。

二、《本科医学教育质量改进全球标准》涉及的人文素质要求

该《标准》在"宗旨及结果""教育计划"等处对人文素质提出了明确要求。如：在"教育结果"中，基本标准规定：医学院校必须明确设定学生毕业时在 7 个方面应当展现的预期教育结果，包括知识、技能和态度在基本层面的表现；在各类医疗服务系统执业的适当基础；在医疗服务领域的未来角色定位；后续的毕业后培训；终身学习的决心和能力；社区的医疗需求，卫生系统和其他社会责任的要求；确保学生具备与同学、教师、其他卫生领域从业者、患者及其家属相处时应有的良好方式。质量改进标准规定：医学院校应当明确设定并协调本科教育的结果和毕业后培训结果之间的关系，包括明确学生参与医学研究的结果、关注全球卫生相关的结果。

在"教育计划"中，对"科学方法"提出基本标准是：医学院校必须在整个课程计划中教授科学方法的原理，包括分析性和批判性思维、医学研究方法、循证医学；提出质量改进标准是：医学院校应当把原创的或前沿的研究纳入课程计划中。对"行为和社会科学以及医学伦理学课程"提出基本标准是：医学院校必须在课程计划中明

确并涵盖行为科学、社会科学、医学伦理学、医学法学；提出质量改进标准是：医学院校应当调整并修改课程计划中行为、社会科学和医学伦理学所占比重，以适应科学、技术和临床医学发展、社会和医疗卫生体系当前和预期的需求、不断变化的人口和文化环境。

第四节 《本科医学教育标准——临床医学专业（试行）》

2002 年，教育部召开医学教育标准国际研讨会，研究国际医学教育标准，部署国际标准"本土化"的研究工作。2003 年初，教育部正式立项"中国医学教育质量保证体系研究"课题，委托中国高等教育学会医学教育专业委员会组建"中国医学教育质量保证体系研究课题组"。由该课题组来主持完成国家标准的制订工作。

标准以《中华人民共和国高等教育法》《中华人民共和国执业医师法》和教育部有关医学教育政策为依据，借鉴了 1994 年以来我国医学教育合格评估、优秀评估、教学工作水平评估和七年制医学教育教学与学位授予工作评估的指标体系，以世界医学教育联合会 2003 年版本的《本科医学教育全球标准》、世界卫生组织西太平洋地区《本科医学教育质量保障指南》和国际医学教育组织《全球医学教育最基本要求》为参照，并参考了有关国家的医学教育的标准与要求。

2008 年 9 月 16 日，教育部、卫生部以教高〔2008〕9 号文件颁布《本科医学教育标准——临床医学专业（试行）》。《标准》首次明确了五年制本科临床医学专业毕业生必须达到的基本要求，以及举办该专业教育的医学院校必须具备的基本办学标准。

根据 2012 年《教育部卫生部关于实施临床医学教育综合改革的若干意见》，我国将在 2020 年前"建立起具有中国特色与国际医学教育实质等效的医学专业认证制度"。为实现这一目标，进一步完善我国医学教育标准，教育部医学教育研究基地于 2014 年成立了"中国临床医学专业认证实施战略研究"课题组（以下简称课题组）。课题组根据国际医学教育发展趋势，并结合十年来积累的认证经验，对中国《本科医学教育标准——临床医学专业（试行）（2008 版）》进行全面修订。此次标准的修订，主要依据世界医学教育联合会（World Federation for Medical Education，WFME）2012 年修订的《本科医学教育质量改进全球标准》（《Basic Medical Education：WFME Global Standards for Quality Improvement（The 2012 Revision）》），保留了中国《本科医学教育标准——临床医学专业（试行）（2008 版）》中适用的内容，并参照了澳大利亚医学理事会（Australian Medical Council，AMC）《本科临床医学专业评估与认证标准（2012 版）》（《Standards for Assessment and Accreditation of Primary Medical Programs by the Australian Medical Council 2012》）、英国医学总会（General Medical Council，GMC）2009 版《明日医生》（《Tomorrow's Doctors》）、美国医学教育联络委员会（The Liaison Committee on Medical Education，LCME）2013 版《医学院校的职能与结构——临床医学专业认证标准》（《Functions and Structure of A Medical School》）等资料。课题组经过广泛的调研、专家咨询，历时两年，完成了《中国本科医学教育标准——临床医学专业（2016 版）》的修订工作。

与 2008 版标准相比，本版标准分为基本标准和发展标准。基本标准为医学院校必须达到的标准，用"必须"来表达。发展标准为国际所倡导的本科临床医学教育高标准，体现了医学教育发展的方向，用"应当"来表达，达成情况因各医学院校的不同发展阶段、资源状况和教育政策而有所不同。2016 版标准的主领域仍为 10 个，亚领域由原来的 44 个调整为 40 个。条目包括 113 条基本标准和 80 条发展标准。为增加可读性，新标准采用了数字索引方式，同时为便于理解和操作，注释内容增加至 92 条。

本标准适用于临床医学专业本科教育阶段，是教育部临床医学专业认证的依据。本科医学教育是医学教育连续体中的第一阶段，其根本任务是为卫生保健机构培养完成医学基本训练，具有初步临床能力、终身学习能力和良好职业素质的医学毕业生。本科医学教育为学生毕业后继续深造和在各类卫生保健机构执业奠定必要的基础。医学毕业生胜任临床工作的专业能力需要在毕业后医学教育、继续职业发展和持续医疗实践中逐渐形成与提高。

本标准反映医学教育的国际趋势、国内现状和社会期待，是制订教育计划和规范教学管理的依据，各医学院校应参照此标准确立自身的办学定位，制订专业教育目标和教育计划，建立教育评价体系和质量保障机制。

本标准承认不同地区和学校之间的差异，尊重学校办学自主权。在遵循医学教育基本规律的前提下，除必要的要求外，不对教学计划提出过多具体的、强制性的规定，为各校的发展及办学留下充分的空间。

一、《标准》的基本内容

该《标准》由两个部分组成，第一部分是临床医学专业本科毕业生应达到的基本要求，共 34 条，其中，科学和学术领域 6 条，临床能力领域 14 条，健康与社会领域 7 条，职业素养领域 7 条。第二部分是临床医学专业本科医学教育办学标准，包括 10 个方面，即：宗旨与结果；教育计划；学业成绩考核；学生；教师；教育资源；教育评价；科学研究；管理与行政；持续改进。

二、《标准》关于人文素质要求的表达

（一）"前言"中提出的人文素质要求

"前言"中强调，本标准以社会主义核心价值观（富强、民主、文明、和谐；自由、平等、公正、法治；爱国、敬业、诚信、友善）为基本准则，指导中国医学教育办学的全过程。

（二）"基本要求"中"职业素养领域"的人文素质内容

1. 能够根据《中国医师道德准则》为所有患者提供人道主义的医疗服务。

2. 能够了解医疗卫生领域职业精神的内涵，在工作中养成同理心、尊重患者和提供优质服务等行为，树立真诚、正直、团队合作和领导力等素养。

3. 能够掌握医学伦理学的主要原理，并将其应用于医疗服务中。能够与患者、家属和同行等有效地沟通伦理问题。

4. 知晓影响医生健康的因素，如疲劳、压力和交叉感染等，并注意在医疗服务中有意识地控制这些因素。同时知晓自身健康对患者可能构成的风险。

5. 能够了解并遵守医疗行业的基本法律法规和职业道德。

6. 能够意识到自己专业知识的局限性，尊重其他卫生从业人员，并注重相互合作和学习。

7. 树立自主学习、终身学习的观念，认识到持续自我完善的重要性，不断追求卓越。

（三）"基本要求"中其他领域的人文素质内容

《标准》在科学和学术领域、临床能力领域和健康与社会领域，多处涉及人文素质要求，如：

具备人文社会科学与行为科学等学科的基础知识和掌握科学方法，并能用于指导未来的学习和医学实践。

具有良好的交流沟通能力，能够与患者、家属、医生和其他卫生专业人员等进行有效的交流。

能够了解患者的问题、意见、关注点和偏好，使患者及家属充分理解病情。

努力同患者及家属共同制定诊疗计划，并就诊疗方案的风险和益处进行沟通，促进良好的医患关系。

能够掌握临终患者的治疗原则，沟通家属或监护人，避免不必要的检查或治疗。用对症、心理支持等方法来达到人道主义的目的，提高舒适度并使患者获得应有的尊严。

具有保护并促进个体和人群健康的责任意识。

了解影响人群健康、疾病和有效治疗的因素，包括健康不公平和不平等的相关问题、文化、精神和社会价值观的多样化，以及社会经济、心理状态和自然环境因素。

能够以不同的角色进行有效沟通，如开展健康教育等；了解医院医疗质量保障和医疗安全管理体系，明确自己的业务能力与权限，重视患者安全，及时识别对患者不利的危险因素。

能够了解我国医疗卫生系统的结构和功能，以及各组成部门的职能和相互关系，理解合理分配有限资源的原则，以满足个人、群体和国家的健康需求。

能够理解全球健康问题以及健康和疾病的决定因素。

三、《标准》提供的人文素质教育课程指导

《标准》在教育计划中，提出了人文社会科学与行为科学课程、自然科学课程、生物医学课程、公共卫生课程、临床医学课程以及科学方法教育等课程模块，在注释中提出了 50 多门课程名称。

对"人文社会科学与行为科学"课程提出基本标准是：医学院校必须在整个课程计划中覆盖人文社会科学与行为科学，特别强调思想道德修养、医学伦理、卫生法学；提出发展标准是：医学院校应当将人文社会科学与行为科学等融入医学专业教学中，重视职业素质的培养。调整并优化课程计划中人文社会科学、行为科学的内容和权重，以适应科学技术和临床医学发展、社会和医疗卫生体系当前和未来的需求、不断变化的人口和文化环境的需要。

在临床医学课程注释中，把沟通技能列入临床技能，把病人处置能力、团队协作与交流能力、领导力、跨学科专业合作能力列入职业能力。

拓展阅读提示

钟南山.《医学人文要在与临床结合上下工夫——在"医学人文与医学临床整合专题报告会"上的讲话》，选自《医学与哲学（A)》，2017，（4）：1-3.

中篇　全面把握人文素质要求

第五章　医学生哲学素质

哲学是关于世界观的学说，即有关自然界、社会和思维的根本观点的体系。人的素质是人的自然和社会、生理和心理等各方面潜在能力的总和。哲学素质是生理心理、思想道德、科学文化、社会政治、艺术审美和实践劳动等素质的基础和核心，在大学生的全面发展中，哲学素质的培养和提高具有重要的意义和价值。

第一节　哲学的基本认识

一、哲学是时代精神的精华

马克思说："任何真正的哲学都是自己时代精神的精华。""最精致、最珍贵和最看不见的精神都集中在哲学思想里。"所以任何时代的真正哲学都是对自己的时代、社会现实的反映和反思。而哲学从根本上讲则是系统化、理论化的世界观和方法论，哲学在对自然知识、社会知识和人类思维知识的概括和总结中得以产生和发展。因此，哲学从古至今一直成为人类精神文明的核心，并决定着各类精神文明的根本特征，其他的具体学科和思想则都是它的内在精神的延续和扩展。

二、哲学是真善美的统一

科学是对客观事物本质和规律的探寻，是对真理的追求；伦理道德则是在一定社会经济关系的基础上，处理个人与他人、社会的利益关系，并给人们制定一定时代的行为规范，它是对善的追求；艺术则是对艺术规律的探寻，并通过创造典型的感性形象的艺术作品，给人以美的精神享受，它是对美的追求。而哲学则是在这些学科的基础上力图把真、善、美统一起来，给人们创造一个统一、和谐、完整的精神世界，它促使人们形成自觉的理论化的世界观和方法论，并决定人们的价值观、人生观的形成。因此，哲学素质教育无疑是科学教育不可替代的，并且具有比科学教育更为重要的方面。

三、哲学承担着对人类未来的终极关怀

哲学关注人类社会的过去和现实，目的是为了总结过去的经验教训，批判现实社会不合理的各种社会现象。它通过对不合理的社会现象进行深入的分析、批判，揭示其产生的深刻社会根源，并站在人类历史发展的高度，提出铲除它们的根本途径。哲学不仅

是批判现实社会的理论武器，而且也不断地根据现实发展，展开对自身的批判，从而保持其紧跟时代不断自我修正、补充和发展。它最终的目的，则是从对历史和现实的发展过程的深入分析中，揭示人类社会历史发展的根本规律，承担起对人类社会的终极关怀。它不仅从物的尺度，而且从人的尺度来展望人类社会的未来。哲学这种高度的历史使命和崇高的责任感，是经验科学无法企及的。

四、哲学是人类思维的最高结晶

哲学是理性思维的结晶和体现。西方哲学的理性主义传统一直延续至今，主张在感性认识的基础上，通过理性认识抓住事物的本质，获得普遍的真理。所以它追求客观性、必然性、普遍性、确定性、绝对性，与科学精神相辅相成。古希腊的自然哲学家们从万事万物的经验世界中追寻世界终极的不变而永恒的本原，即从"多"中找"一"，并用"一"来解释万物世界。苏格拉底的概念辩驳方法，就是从特殊上升到一般，给概念下定义。柏拉图更是在理念论的基础上建立了他的理性主义哲学体系。亚里士多德创立了逻辑演绎法，使人类思维有了逻辑规则。近代理性主义，则更使理性主义思维方式达到了最高阶段，不仅哲学以理性思维方式为根本，而且把理性放在至高无上的地位上，甚至哲学理论的表达方式也是纯理性化的。经验主义者培根创立了归纳法，穆勒对它进一步完善，使它成为科学理性思维的基本方法。在这些理论思维方式的推动下，科学才出现了突飞猛进的发展。哲学对非理性思维的研究能够激活人们创造性思维。现代哲学展开了对人的潜意识、非理性的深入研究。唯意志主义强调"意志"的重要作用。存在主义者对人的尊严、价值、人格进行了深入的研究，强调人之为人，在于人是有情感的人，人的情感体验是人存在的一种方式。强调人的个性、人的唯一性和不可替代性，认为人应该充分实现自己的个性。弗洛伊德研究人的潜意识在人的精神活动中的重要作用，现代的科学哲学也认识到了人的科学创造中的灵感、顿悟、直觉的重要意义。波普尔提出科学理论就是"大胆的猜测"。费耶阿本德提出了"怎么都行"的认识论思想。这一切充分表明了在人的精神活动中，非理性非逻辑的直觉、灵感、猜测、意志、信仰、情感占有重要地位，成为原创性思想和科学创造的源泉。所以，哲学不仅是理性思维的结晶，而且也是非理性思维创造的结果，人的精神活动是理性和非理性的统一。科学研究也是如此，既要有逻辑的归纳演绎，又要有非理性的灵感创新。人的一切活动都是在人的理性和非理性共同作用中得以实现的。

五、哲学是科学的价值导向

具体科学是哲学的知识基础，哲学建立在广泛的科学知识基础之上，而许多自然科学理论和方法被哲学吸收甚至上升为哲学的组成部分。近代几何学、牛顿力学的成熟发展，使近代哲学表现出了机械论色彩的世界观；能量守衡和转化定律、细胞学说和达尔文的进化论成为现代哲学得以产生的自然科学基础；19世纪末20世纪初放射性物质的发展、相对论的提出，以及量子力学的发展，出现了与之相适应的具有主观主义、相对主义、经验主义特征的新哲学，所以哲学离不开科学知识这一基础。

哲学是科学的价值导向。哲学对科学的巨大作用，不仅在于为它提供新的思维方式，而且在于为它的发展方向提供价值导向。哲学与科学不同，它并不完全以经验知识和材料为基础，也不以确定的知识作为自己探索的目的。哲学就是"爱智慧"，站在对自然、社会和人类思维知识概括和总结的高度，对人类的一切实践活动和思想进行价值反思，所以它具有超验性、价值导向性。科学是一把双刃剑，是一种工具，是一种事实判断、真理性判断，而不是价值判断。它只涉及真假、真理与谬误的问题，而不涉及善恶、好坏的问题。如核裂变理论，它既可以制造核武器给人类带来灾难和毁灭，也可以进行核电开发，为人类造福，如何利用的关键在于人们进行什么样的价值判断。所以科学研究的出发点、目的和归宿——它能否造福于人类社会的关键在于人的价值观。只有具有优良的哲学人文素质的科学工作者，才能以高度的使命感和责任感，把科学运用到推动人类社会不断发展的伟大进步事业中去。

第二节　大学生哲学素质的内涵及培养内容

一、大学生哲学素质的内涵

哲学是理论化、系统化的世界观，是人们的某种思维方式。哲学素质是人所具有的哲学所规定的品格、知识和能力的综合体现，它包括人的哲学知识、哲学能力和哲学品格。

（一）哲学知识

哲学知识主要指既成的理论化、系统化的哲学基本原理、观点和方法，以及哲学发展史上各种哲学的理论渊源、流派传承、代表人物、重要观点和具有哲理内涵的人文典故等。大学的哲学知识，还应该是成熟的、科学的哲学理论体系，能够成为哲学的基本原理；应该是经过实践检验的能够代表时代发展的理论成果，堪称"时代的精华"；应该是具有全面和完整的理论内容，是正确的科学的世界观、人生观、价值观等等。只有通过哲学基本知识的学习，才能使我们具备能够培养出一定哲学素质的基础。

（二）哲学能力

哲学能力是培养哲学素质的主要目标。哲学能力是通过哲学知识的学习和掌握而培养和锻炼出来的一种个体的、稳定的思维特质和内在潜质。哲学能力本质上是一种综合性的思维能力，包括抽象和概括的能力、逻辑和反思的能力、批判和创新的能力等等。

哲学品格、哲学知识和哲学能力作为哲学素质的内容是密切联系的，它们相互渗透、相互依赖、相互融合，构成哲学素质的整体。哲学知识是哲学品格和哲学能力的前提基础；哲学能力是哲学知识和哲学品格的实际应用；哲学品格是哲学知识和哲学能力在人身上的外在体现。不同的哲学其品格是不一样的。希腊哲学有直观性、猜测性、朴素性的品格；费尔巴哈哲学有人道主义、人本主义的品格；马克思主义哲学有实践性的品格。

（三）哲学品格

哲学品格指人们以哲学知识为基础，以哲学能力为目的的体现在人们身上的哲学风格。它主要由理论思维、科学文化知识、逻辑分析论证方法、道德理想品质等因素构成。

1. 理论思维在哲学品格中起核心作用　理论思维是人类对事物的本质、规律的一种把握。人们能否在改造自然、社会和自我的过程中取得成功，关键看其理论思维是否正确。只有掌握了正确的理论思维并用来指导实践，分析解决实际生活中的问题，才能增强我们的自觉性和创新精神，才能预见事物的未来。

2. 科学文化知识是理论思维的基础 理论思维要求人们对事物进行认识，把握具体对象的本质规律，进而认识客观世界，是需要建立在现成的知识和经验基础上的，离开已有的知识和经验，理论思维便无法进行。当今时代，新知识层出不穷，知识更新速度越来越快，因此加强新知识的学习，对培养哲学素质非常重要。

3. 逻辑分析论证方法是哲学品格的重要内容 哲学是理论化、系统化的世界观，有着严密的科学逻辑体系。任何一种真正的哲学，都表现为运用概念进行推理和概念自身的发展演化，都实现于概念的形成、展开和推移的逻辑化过程中。

4. 道德理想品质是人们社会理想的价值取向 道德理想品质是人在实践活动基础上确立的发展目标。哲学上的道德理想品质是通过对人的终极关怀来表达的，即把人们对现实深切的关怀上升为一种社会理想，从而为人类服务。所以马克思说："科学绝不是一种自私自利的享乐。有幸能够致力于科学研究的人，首先应该拿自己的学识为人类服务。"毛泽东把马克思主义哲学同中国传统哲学结合起来，更加重视哲学的道德实践，他写下《为人民服务》《纪念白求恩》等文章，倡导做一个"高尚的人，一个纯粹的人，一个有道德的人，一个脱离低级趣味的人，一个有益于人民的人"。在毛泽东的全部著作中贯穿着一个基本思想：全心全意为人民服务。这既是马克思主义哲学的人生真谛，也是崇高的道德价值。

二、大学生哲学素质的培养内容

（一）提高对自然、社会和思维的整体把握和认识能力

大学有其特定的学科课程设置及专业培养目标，大学生学习、掌握的是某一学科方面的知识，有的甚至是相当专门化的知识。例如，理科中的数学类就有"数学专业"等5个专业；工科的机械类就有"机械制造工艺及设备专业"等6个专业；农学中的植物生产类就有"农学专业"等5个专业；医学中的临床医学和医学技术类就有"临床医学专业"等7个专业；文科中的哲学类就有"哲学专业"等4个专业。尽管现在提倡各个学科之间互相渗透，尤其提倡文科与理工农医科之间渗透，但是实际操作中尚有很多困难，这不利于培养大学生急需的那种较全面地、总体地认识世界、改造世界的重要能力。世界、社会本身是普遍联系和永恒发展的有机整体，是一个复杂的体系。哲学是普遍联系的科学，是关于发展的科学。对大学生进行哲学素质的教育，也就是培养他们用联系的、发展的和全面的观点去观察、认识世界，去对待所学的专业知识。由于专业知识涉及世界的某一方面甚至是很小的一个方面，如果不将它们置于世界的整体方面考察，往往难以深刻认识，掌握也不会牢固。哲学素质教育不仅对于大学生学习专业知识十分有益，更为重要的是，培养和训练这种既符合世界实际的，又辩证地观察世界的能力是根本之举。这种素质需要经过较长时间的培养和训练，又往往是无形的，并非立竿见影，需要通过经常性的培养训练，使之成为大学生素质中的重要组成部分。

（二）提高对世界认识的理性思辨能力

所谓理性思辨能力，是指在观察、认识世界的过程中，形成的从特殊到普遍，从个别到一般，从具体到抽象的思考理解能力。无论是学习自然科学还是人文科学，大学生

其实都是经历了从特殊到普遍，从个别到一般，从具体到抽象的认识过程。因为每一门专业知识都是人类长期认识世界、改造世界的实践结果，都是人类智慧的结晶，包含了前人一切认识的最高概括和最高成就。大学生学习、掌握某门知识只用短短 4 年或 5 年时间，而这门知识的形成却有数千年的历程，之所以使掌握成为可能，是因为这门知识已完成了从特殊到普遍，从个别到一般，从抽象到具体的过程，而大学生学习、掌握的过程实际上只是人类对此门知识的认识过程的一个缩影。

大学生理性思辨能力的训练培养是欠缺的，还处于不自觉的状态。教师往往只传授专业知识本身或人类认识学科的结果，对于知识得来的过程，或者说从发生学角度甚少涉及，有时这会造成学生的错觉，似乎这门学科知识本来就如此，不自觉地形成形而上学的思维方式，导致思辨能力较差。哲学素质的教育培养的目的之一，就是要培养大学生的理性思辨能力，克服恒定思维模式，使之成为一种观察、思考问题的方法，这不仅对于学习、掌握专门知识有用，而且将触类旁通，在今后的工作和生活中多方面受益。

（三）提高对真善美的鉴别和实践能力

毛泽东运用对立统一的辩证法分析指出："正确的东西总是在同错误的东西作斗争的过程中发展起来的。真的、善的、美的东西总是在同假的、恶的、丑的东西相比较而存在，相斗争而发展的。"世界上客观地存在着真善美，而且必然与假恶丑相比较而存在，相斗争而发展。真即是真理，反映了世界的本质和客观规律，只有按照真理办事才能取得成功；假即是错误，它以虚假、扭曲的形式反映世界，引导人们走向邪路。善，指思想、言行符合和有利于社会进步及他人的发展；恶，则相反。美，是真和善的统一，把对世界的正确认识转化为有利于社会和人类的行动；丑，集中体现了假与恶。因此，可以说真善美从总体上反映了世界的本质和基本特征。

真善美的教育则抓住了素质培养教育中的核心，或者说关键。大学生培养鉴别真善美的能力，树立对真理的信仰，以及追求真理，为真理献身的志向；同时，大学生培养坚持真理、修正错误的胸怀及信念。培养大学生的除恶趋善、祛邪扶正的能力，区分社会生活中的善恶，目的是使之逐渐成为有利于社会的人，有利于人民的人，一个人性、品行高尚的人。培养审美趣味和能力，可以净化心灵、陶冶情操，是人的自我完善、自我实现不可缺少的部分。审美能力的培养必须在求真善能力的基础之上才能进行，不能想象一个执迷错误、品德低下的人，还能崇尚真理，还会有高尚的情操和美好的心灵。素质培养是一个完整的系统工程，三者必须同时进行，偏废任何一个方面都不行。

（四）培养逻辑思维能力，增强推理能力，形成正确的思维方式

逻辑学作为工具性学科，既是科学的工具，也是哲学的工具。它研究概念、判断、推理及其相互联系的规律，特别是研究必然性推理，从而提供正确的思维。人类不仅要研究、认识世界，而且还研究人类思维的自身。随着科学技术的飞速发展，人类思维本身也得到空前的发展，判断、推理的方法也越来越多，日趋复杂，现代逻辑在其精确性、严密性和丰富性上远远超过传统逻辑，极大地扩展和增强了人类的判断、推理能力。逻辑学在现代科技和社会发展中的作用越来越重要，联合国教科文组织编制的学科分类中，列出了七大基础学科，逻辑学列第二位；《英国不列颠百科全书》列出五大学科，逻辑学列第一位。

人类思维具有自身独特的层次性，人类的经验、知识、情感、意志、心理都在相应的层次上发挥自己的作用，哲学的逻辑思维是其中最高层次的思维，正是因为一些人有了较高的逻辑思维能力，在人类历史发展的关键时期，才做出了重大贡献。任何一个发达国家都把逻辑学列为重要学科，深深感到现代科技的发展绝对离不开逻辑学的发展。我国已从实践中认识到，发展逻辑学学科尤其现代逻辑对于实现现代化的重要意义，逻辑素质培养对于提高全民族素质有重要的作用。但逻辑学在大学中还没有作为一门公共课，只在少数专业中开设，有的学校即使作为公共选修课开设，但仍以讲授传统逻辑为主。为了现代化发展的需要，跟上世界潮流，提高全民族的素质，必须加强对大学生的逻辑思维能力的培养教育。

（五）培养自觉反思批判的能力

反思批判的能力的培养是大学生哲学素质培养的核心内容和根本途径。哲学，说到底就是一种独特的反思批判的思维方式。黑格尔在《小逻辑》中指出："哲学乃是一种特殊的思维方式，在这种思维方式中，思维成为知识，成为把握对象的概念的认识。"因此，反思能力是大学生哲学素质培养的最高境界，培养大学生的反思批判能力是提高他们哲学素质的根本途径。

系统的哲学专业学习对于非哲学专业的大学生而言，是不现实的，但是，培养一种哲学素质却是非常现实的。大学生哲学素质的培养就是着重培养他们的反思批判意识和反思批判能力，引导他们自觉地以反思、批判的维度去看待各种问题。这具体表现在对人们所"熟知"或流行的各种观念的反思批判。黑格尔指出："哲学的特点，就在于研究一般人平时所自认为很熟悉的东西，一般人在日常生活中，不知不觉间曾经运用并应用来帮助他生活的东西，恰好就是他所不真知的，如果他没有哲学修养的话。"比如，对于一度流行的"金钱至上"的观念，我们既不应盲目地接受、应和，也不应简单地否定，而应从这种观念的社会背景出发，结合相关的理论进行反思性和批判性的思考。在这种反思性、批判性的追究和反思中，我们就会不断地深化对问题的理解。

第三节 培养大学生哲学素质的意义

哲学素质是大学生综合素质重要的、根本的环节，对于大学生在正确的方向上全面发展具有重要意义。

一、有利于提升大学生的综合素质

所谓人的素质主要是指个人品格和能力。人的素质可以经由后天教育或自我锻炼而改进。人的素质又是多方面的，有思想政治素质、人格素质、专业素质等等，但其中非常重要的一个方面就是哲学素质。哲学素质对大学生综合素质的提升起着统帅和指导作用。只有加强大学生哲学素质的培养，才能使他们形成符合时代要求的价值导向，并指导自己的行动。

首先，大学生哲学素质的培养有利于提高思想政治素质。哲学素质是思想政治素质提高的世界观基础，这是因为哲学能够使人确立高瞻的视点；哲学能够帮助人发现真相和认识真理；哲学能够使人形成博大的境界感。因而大学生哲学素质的培养为大学生远大的政治眼光、坚定的政治信念和良好的政治道德提供世界观基础。

其次，大学生哲学素质的培养有利于提高人格素质。哲学素质是人格素质提高的人生观基础，这是因为哲学能够使人不断地追问人生；哲学能够激发人的爱智的激情；哲学能够培养人执着专注的意志。康德认为，最高意义的哲学就是为人的理性指明崇高的人生目的，哲学思维的本质则在于论证最崇高的道德价值。因而大学生哲学素质的培养能够使大学生具有高尚的理论修养和道德品格。

第三，大学生哲学素质的培养有利于提高专业素质。哲学素质是专业素质提高的思维基础；哲学能够培养人的学术创造感；哲学能够使人达到学术自由境界。因而大学生哲学素质的培养为大学生具有良好的专业素质奠定了坚实的思维基础。

二、有利于大学生形成宽容的人生态度

哲学能使人更好地理解事物、理解人、理解生活。哲学是一种探索性的、开放性的、创造性的思维方式、行为方式和生活方式。它本身就在不断超越自己，不是一成不变的，它要求别人理解自己的变化发展和多样形态，反过来也容许他人的变动性和多样性。所以，哲学要求别人的宽容也使自己更加宽容。

当代大学生虽然善于独立思考，但毕竟涉世不深，对社会和人生没有形成系统的看法，思维方式往往是日常经验或形而上学的，所以思想难免偏激，思维难免定势。比如，有些大学生对于当前社会中出现的不良现象和社会问题无法理解而心生忧怨，对于某某领导干部的贪污腐败问题、北京招生考试的排外现象、某某市长因搞城建而劳民伤财的行为、轰动全国的马加爵事件、大学生同居现象等更是横加指责。他们善于用完美的眼光而不是用一种宽容的意识来看待他人，看待社会，他们不允许他人和社会存在不足。事实上，社会的发展是一个不断趋向完美的过程，而在它的发展过程中必然会出现不尽如人意的地方。

对大学生进行哲学素质的培养，能够体现哲学的辩证智慧，使大学生形成宽容的胸怀，因为哲学素质本就是对事物进行哲学思考并进行哲学判断的品质和能力。面对纷繁复杂的社会和人生，大学生凭借的不应是激情肆意的感性，而应是慎思明辨的理性；不应是苛刻挑剔的眼光，而应是博大宽容的心胸。

第四节　哲学素质对医学生的重要性

随着科学技术的迅猛发展，医学也发生着日新月异的变化。当代医疗卫生保健难题，需要多个学科合作与综合，如：人文、历史、法律、医学、哲学、社会学等等，其中哲学是核心。医学的发展及实质与哲学有着密不可分的关系，哲学是思维的工具，是大学生综合素质重要的、根本的环节，哲学对于医学生具有重要的意义。

一、医学科学发展离不开哲学

进入 20 世纪中叶以来，科学的深入研究和探索，不仅促进了医学科学自身的发展，而且出现了一批医学相关学科。各学科的新成果，进一步拓宽了医学的研究领域，更真

实地揭示了致病因素的多样性、复杂性；同时，也为辩证医学思维方式提供了现代科学的知识素材，使辩证医学思维方式提升到了现代形态。

（一）医学的发展依赖于哲学

医学的发展是不能超前的，它总是在其他学科的推动下前行，如分子生物学、影像诊断学、药学等。在临床工作中诊治一个常见病，由于病因、环境、气候条件以及年龄的差异，其处理方式都不可能照本宣科、千篇一律；同时，人是形形色色千变万化的人，是背负着伤痛困苦的弱势群体，并且疾病还有其自身的发展规律，需要实践者具备当机立断的勇气、细致入微的观察、严密周详的思维、卓有成效的组织。医学科学的发展离不开哲学，它为人们认识和解决问题提供智慧和方法论的指导。不懂得哲学，就不能真正理解现代医学产生和存在的合理合法性，就不能成为一个现代医学的践行者。在人类历史的早期，医学曾以哲学形式出现。人类在对自身身体了解的基础上，提出了各种各样的医学理论。低下的生产力决定了人们自然知识的贫乏，这一时期的哲学往往带有笼统猜测和朴素直观的性质。那时，自然科学还不能对医学的研究对象作出科学的解释，不得不依靠哲学的推理来补充医学的不足。文艺复兴后，哲学对医学造成了更大的影响。笛卡尔主张"演绎法"，他认为概念是从基本原则推论出来的。培根提出经验主义，提倡观察实验，主张一切知识来自经验，并提倡归纳法。这些观点的提出推动了17世纪的生理学，18世纪的病理解剖学、预防医学，19世纪的细胞病理学等学科的发展，而这些学科的建立为现代医学的形成奠定了坚实的基础。

（二）哲学为人们认识和改造世界提供世界观和方法论

思维能力是创新能力和其他能力的前提。医学哲学的研究成果及时转化为医学生和医务工作者在医疗实践中的认识和思维能力，有待于通过提高医学生及医务工作者的医学哲学素质才能得以实现。但在现实的医学研究和医学教育中，却实际存在轻视哲学的概括和指导作用的情况，人们往往错误地认为医学的发展可以不依赖于哲学，而不懂得"科学离不开哲学方法论"，不懂得"自然研究家尽管可以采取他们愿意采取的态度，但他们还是得受哲学的支配"。更不会懂得"一个民族想要站在科学的最高峰，就一刻也不能没有理论思维"的深刻道理。长此下去，必然严重地阻碍和影响医学的发展。人们对客观世界的认识是无止境的，不是一次完成的，也不可能永远停留在一个水平，只有正确的世界观和方法论，才能成就缜密的思维能力，才能深入到事物的本质中去，"去粗取精，去伪存真，由此及彼，由表及里"。在学科性质和社会职业定位上，医学人才比其他专业的人才需要更高的哲学素质。

二、驾驭丰富的医学知识需要哲学

医生智慧与技能的发掘，以及处理问题的本领与艺术，需要正确的哲学素养和良好的人文修养，哲学的观点在疾病的诊断与治疗中是随处可见的，如一分为二的观点、普遍联系的观点、质量互变规律在医学上的应用等。正确的判断和决策要靠从问病史、查体征及各种检查中汇集起来的信息。信息材料固然重要，但综合、分析、比较、推论更为重要，据专家剖析的结果证明，一台完美的手术，技巧只占25％，75％是决策，而决策在很大程度上是取决于思维、判断和设计。有这样一个典型的例子，凤凰卫视主持人刘海若在英国遭遇车祸回国治疗，被西方西医学界判定已经脑死亡的人在很短的时间内基本康复，创造了医学奇迹。她的主治大夫凌峰表示，刘海若的恢复不是用了什么新药和高精尖的仪器。她总结了一套方法，甚至上升到一个哲学理念，这个理念便是"整体自洽医学理论"，该理论认为，人体是一个具有强有力的调节能力以维持生命的内稳定自组织系统，任何医疗手段都是通过干预这个自组织系统对疾病起作用的。从这个案例可以看出，我们在评价一个医生及他的专业技能时，不能只看其手术操作，应全面观察其哲学理念和技术实践，这是一个医生的基本素质培养，同时也是名医与庸医的根本区别所在。因为"良好的方法能使我们更好地发挥运用天赋的才能，而拙劣的方法则可能阻碍才能的发挥。科学中难能可贵的创造性才华，由于方法拙劣可能被削弱，甚至被扼杀，而良好的方法则会增长、促进这种才华。认识一个天才的研究方法，对于科学的进步，并不比发现本身更少作用"。

面对当今社会科学的繁荣，疾病种类的增多，人类病情发生的变化，医学生的思想和工作方法也必须适应这种变化，绝不能停留在一般看法、一般判断上，必须开拓全新的思维方式，这样才能跟上时代的步伐。随着医学科学的飞速发展，人类认识疾病的手段也在不断发展，各种现代化医疗设备提高了对疾病的诊疗水平，但是我们必须清楚，设备是由人来掌握的，正确的判断来源于正确的思维和操作，如果过分依赖于医疗仪器设备，而忽略了临床思维判断及方法，必然会造成许多误诊、漏诊。只有掌握了正确的临床思维方法，才能使用好高、精、尖的医疗仪器设备，只有用唯物主义的哲学思想指导我们的临床医学实践，才能有所为，有所不为。

三、提高医学生道德水平需要哲学

一个合格的医学人才，不仅要有较高的医学科学文化素质、精湛的医疗技术和较强的科研能力，而且还应有高尚的医德。只有这样，才能把救死扶伤、实行人道主义、全心全意为病人服务作为自己的职责，而这些都是建立在科学价值观基础之上的。较高的哲学素质正是树立正确价值观的基础。随着改革开放的不断深化，医学生既要在时代的大潮中保持坚定的政治方向，抵制西方享乐主义、拜金主义思想的腐蚀，又要有善于思辨的头脑，提高分析和解决问题的能力，这一切都离不开哲学素质。倘若一名医学生精通专业医术，但却缺乏恻隐之心，对人性的复杂、生活的紧张压抑无动于衷，则绝不可能成为一名优秀的医学人才。

如今，面对被推向市场经济的医疗行业，每一个医务工作者都在"救死扶伤"和"经济回报"的两难选择中煎熬着自己的良心、道德操守和职业素养。在这种长期的煎熬中，有的人变得玩世不恭，有的人弱化了救死扶伤的职业道德要求，有的人强化了经济回报的选择。人性是趋利的，医务工作者毕竟首先是人，而后才是医务工作者，趋利就可能走向个人主义，走向损人利己，而医学生所从事的领域又是与人的生命密切相关的，如果没有正确的世界观、人生观、价值观作引导，则难以担当起保护人类健康的神圣使命。所有这些都迫切需要每一名医学生在世界观、人生观和价值观上进行选择和完善，不仅要学哲学，而且要践行哲学，用哲学所提供的理想、价值观念作为生活准则，把科学的世界观、人生观、价值观的理论真正内化为自己的精神支柱，自重、自省、自警、自励，不断提高道德修养，正确认识人生，完善道德情操。

四、处理好医患关系离不开哲学

医学的科学化和现代化，极大地提高了临床的诊断率和治愈率。但是，重物质和人体、轻人的社会性和心理性是其致命的缺陷。在患者方面，所接受的医疗服务具体到了一个器官、一群细胞，却得不到整体性的人文关怀。大多数的医疗纠纷、医患冲突正是产生于这种失人性化的冷漠，进而造成患者及其家属对冷漠的医疗程序产生不信任和抵触。要从根本上扭转这种局面，处理好医患关系，可以尝试从哲学的角度来思考这个问题。

首先，正确认识服务对象。患者是患有"疾病的人"，不仅是在生物存在的意义上，而且在心理和社会存在的意义上又有其特殊性。因而医疗实践的目的，不只是治疗疾病，使其机体康复，还要使其心理康复，并帮助其恢复重新回到和融入社会中的能力和勇气。因而，医务人员必须从哲学高度了解人的本质，理解人的需要、尊严和价值，才能真正理解医务工作者的神圣职责。其次，医务人员必须正确认识自我。在医疗服务中，努力以自身精湛的医疗技术为患者提供良好的医疗服务，同时，通过体验患者情感、了解患者病症并获得临床经验和向患者学习，从而获得理解、承认和尊重。再次，加强医患之间的交流与沟通。作为医务工作者，要倾听患者的诉求，给予患者忠告与建议、关怀和热情，感动患者，激励患者。这时，再追寻与反思医学的目的，则不难理解，治疗显然不总是意味着治疗某种疾病，而是帮助患者恢复个人的心理与生理的完整性，既要注重疾病过程，更应该关注病人的体验和意愿。当代哲学关注的是每一个个体是怎样进入另一个个体之中以达臻自我与他我的某种融合，从而建立一种具有极大公共理性的"道德共同体"。"人对人的理解"则是实现这种融合、建立这种共同体的重要基础。哲学为建构和谐医患关系指明了方向，又将"人对人的理解"加以阐明并下放给医学自身，使得人对人的理解成为建构和谐医患关系的重要理论基础。

马克思说过，哲学是文明的灵魂。哲学使人明理，哲学使人智慧，哲学使人卓越。哲学在医学人才的培养中，具有非同一般的重要性，位居成才坐标的基础性、前导性的核心位置。因此，哲学素质是医学生必备的素质。

拓展阅读提示

郎景和.《外科医生的哲学理念和人文修养》，选自《健康大视野》，2006，（7）：20-21.

第六章　医学生心理素质

心理素质是人的整体素质的重要组成部分，又是社会文化素质的基础与载体；心理素质是外界刺激影响人的行为的中介，又是社会文化素质与生理素质相互影响的中介。医学生具备良好的心理素质，对于实现身心全面发展和工作生活协调进步具有重要作用。

第一节　心理素质概念及内涵

一、大学生心理素质概念

心理素质是指个体在先天禀赋的基础上通过教育（包括家庭、社会、学校、自我有意识和无意识的教育）以及社会实践所形成与发展起来的心理品质的总和，包括智力素质、情绪素质、意志素质、人格素质和心理健康水平等，其中，心理健康水平是心理素质的基本组成部分与核心要素，是影响学生成长的核心。

人格又称为个性，是指个体在一般情况下表现出来的稳定的可以预测的心理特征，包括认知、情感、意志、行为等特点。人格包括两大方面，即人格的倾向性和人格的个人类型特点。

大学生心理素质是在生理素质的基础上，通过后天环境和教育的作用形成并发展起来的，与大学生的学习、学术研究和生活实践密切联系的心理品质的综合表现。

二、大学生心理素质特征

心理素质具有人类素质的一般特点，但也有自己的特殊性。

1. 相对稳定性与可发展性　心理素质是个人的心理特质，不是人的个别心理或行为表现，更不是一个人一时一地的心理与行为表现。但是，心理素质又始终处于发展之中，具有自我延伸的功能。

2. 综合性　对心理素质，不应从简单的心理过程或心理特性的角度来加以研究，不能将心理素质简单地看成感觉、知觉、记忆、思维、情感、意志及其特性，对心理素质的研究应从个性层面上着手。心理素质是人的个性心理品质在学习、工作和生活实践中的综合表现。

3. 可评价性　心理素质对人的活动成效有影响，因而具有社会评价意义；其品质具有优劣高低之分。人的某些个性心理品质，如内向与外向，一般不对人的行为成效产生影响，因此不应将它纳入心理素质之列。

4. 基础性　心理素质不是大学生在特定领域中获得的某一专门知识和技能，应是那些对大学生学习、生活、社会适应性和创造性等活动效果产生重要影响的心理品质的综合。

心理素质与能力、人格特质、心理健康及创造力既有密切的关系，也存在着差别。心理素质是多种心理品质的综合表现。能力和人格特质是心理素质的核心内容。心理健康是人的一种心理状态。个体处于此状态时不仅自我情况良好，而且与社会契合和谐，能发挥更大的心理效能。心理健康状态是良好心理素质的表现，良好的心理素质是心理健康的必要条件。人的创造力高低受人的智力、知识、思维风格、人格、动机和环境等诸方面因素的影响。创造力是大学生心理素质结构的一个重要方面，但它不是大学生心理素质的全部，甚至可以说它不是大学本科生心理素质结构的最重要成分。大学生的人生观和价值观，其社会适应性是大学生心理素质结构中更重要的成分。

良好的心理素质表现在：具有充分的适应力；能充分地了解自己，并对自己的能力做出适度的评价；生活的目标切合实际；不脱离现实环境；能保持人格的完整与和谐；善于从经验中学习；能保持良好的人际关系；能适度地发泄情绪和控制情绪；在不违背集体利益的前提下，能有限度地发挥个性；在不违背社会规范的前提下，能恰当地满足个人的基本需求。

三、大学生心理素质内涵

1. 情绪方面　情绪稳定、饱满、保持平衡，能自控自制，充满信心。稳定协调和良好的情绪表示大学生处于积极的良好的心理状态，这有助于提高他们的学习能力和保持较好的社会适应能力。相反，经常性的情绪波动、紧张焦虑、恐惧退缩或冷漠无情等，则是心理不健康的表现，甚至可影响正常的学习生活，乃至损害身体健康。大学生心理健康的核心是情绪愉快。

2. 意识方面　自我意识统一，能正确地认识、评价和要求自己，并能通过主动的自我教育进一步发展自我。

3. 人际关系方面　人际关系和谐，在与别人相处中，对他人积极肯定的态度应多于消极否定的态度，具有协作意识，对归属群体有一种休戚相关、荣辱与共的情感。

4. 行为方面　行为表现得体，符合年龄特点，如青年人应活泼、步伐矫健等。心理健康者应具有与多数同龄人相符的心理行为特征。如果大学生心理和行为经常严重偏离自身的年龄特点，可能存在心理健康问题。

第二节　医学生应具备的心理素质

医学生应具备的心理素质包括作为一个合格的普通人所具备的素质、成熟的人格（个性）、完善的自我概念、良好的人际关系和沟通技巧、对于自己工作群体的文化背景的了解、对于规则的遵循以及良好的伦理、道德素养等方面。重点应具备以下心理素质。

一、广泛而集中的兴趣

兴趣是一个人积极探究某种事物或进行某种活动的倾向性，是人对客体的选择态度。兴趣带有浓厚的感情色彩，是一种力量的源泉。一旦个体对某个客体产生浓厚的兴趣，就会促使个体去顽强地追求、积极地探索，从而产生一定的效能。在从事感兴趣的活动时，从中体验到某种满足而带来的愉快、欣喜甚至是一种幸福感的激情，这种激情就会转化为一种鼓舞力量，充分调动人的积极性和创造性，使人不畏艰难、勇往直前。2001年5月美国内华达州一所中学入学考试出了这样一道题目："比尔盖茨的办公桌上有5只带锁的抽屉，分别贴着财富、兴趣、幸福、荣誉、成功5个标签；盖茨总是只带一把钥匙，而把其他几把钥匙锁在抽屉里，请问他带的是哪一把钥匙，另4把又锁在哪只抽屉里？"后来，盖茨通过电子邮件给该校网页的回函揭示了谜底：在你感兴趣的事物上隐藏着你的秘密。

兴趣广泛的人，往往精神生活比较丰富，眼界比较开阔，思维比较活跃，可以从多方面获得启发，促进创造性活动的成功。反之，缺乏兴趣的人，则容易限于某种思维定式，影响创造力的发挥。现代医学科学发展的一个显著特点是整体化和综合化，与各门学科之间的关系更加密切，运用其他学科的成果越来越多。据统计，一个科学课题中60％的问题靠本专业以外的知识和方法来解决。对诺贝尔奖获得者的科学家调查表明，他们绝大多数都是以博学广识而取胜的。而要达到博学广识必须培养广泛的兴趣。

对某种事物保持浓厚的兴趣，是一个人发展智力的重要的主观因素。要想获得成功，必须培养和保持浓厚的兴趣，使兴趣广泛而有中心，防止兴趣不稳、见异思迁、朝三暮四。医学工作者，在培养广泛兴趣的基础上，要根据个人特点、知识构成、社会需要和专业要求确立中心兴趣，建立核心知识，并保持其稳定性、持久性。要开动脑筋、活跃思维、勇于创造，不断取得成功，成功反过来可以激励强化兴趣，增强自信心和成就感。

二、健康的情绪

情绪是心理素质中的重要内容。人每时每刻都处在一定的情绪状态之中，一个人过分情绪化是心理不成熟的表现，如果能够管理好自己的情绪，就可以为自己提供更多的成功机会，特别是在职业成功的道路上，最大的敌人往往并不是缺少机会或是资历浅薄，而是缺乏对自己情绪的控制。

情绪，对一个人的学习、工作和生活都是极为重要的。在高兴、愉快、喜悦的情绪状态下工作，效率明显高于忧虑、悲伤、痛苦的情绪状态。积极的情绪体验能振奋精神，增强人的自信心和创造力。健康的情绪状态使人精力充沛、热情高涨，使人充满朝气、豁达坚强，可以诱发灵感，促进智力发展，使人以积极的态度去对待事业、对待人生，有利于身心健康、事业有成。反之，消极的、不良的情绪状态，则会挫伤元气，往往会成为压抑和束缚人们的精神枷锁，影响人们的智力开发和才能的正常发挥，降低活动的积极性和工作效率，严重的还可能将人引向危险的歧途和可怕的深渊。我们不难发现，一些本来很有希望大有作为的人，就是因为没有控制和调节好自己的情绪，在人生道路上走了弯路，甚至葬送了美好前程。有的感到怀才不遇，整日徒劳无益地叹息、悔恨、抱怨，不能正视现实、积极面对社会，浪费了大量的时光；有的因一时挫折而过分自卑、忧虑，缺乏迎难而上的勇气和信心；有的感情用事、一意孤行，听不进任何劝告，甚至失去理智，酿成大祸；有的消极悲观、厌世轻生，过早地结束了自己的生命；有的被眼前的成功和鲜花、掌声冲昏了头脑，骄傲自满、不思进取，甚至违规违纪，走向堕落。

医学工作者的情绪如何，关系着人的健康和生命。所以培养和保持健康的情绪尤其重要。一个情绪健康的医学工作者应具有较强的洞察力，能科学地分析和概括各种社会思潮和社会实践的发展趋势，并使身心做好相应准备，使悲观消极的情绪能转变为积极的行为，使其向无害化发展；遇事不是采取肯定与否定的简单反应，而是使自己的情绪冷静下来，采取比较通情达理的反应方式，避免因情绪激动容易失控而作出后悔的事情来。凡事要能够事先考虑到客观环境所允许的限度，并加以适当的设计与控制，以避免一时冲动带来失败而导致情绪的波动。要培养根据直觉或经验来判断行为后果的能力，并大致地或精确地设计自己的行为方式，这是保证情绪稳定的一个重要条件。

健康、稳定的情绪来源于坚强的、豁达的、高尚的个性品质。树立远大的目标，是保持健康情绪的重要条件。坚持正确的人生态度，追求高尚的境界，可以获得一种不可动摇的精神支柱，面对挫折、打击和失意，依然保持情绪稳定。胸怀宽广、光明磊落、豁达大度，不为个人私利而斤斤计较，是保持情绪健康的基本条件之一，要努力达到"成功感谢他人，失败反省自己"的境界。健康情绪的保持与人的适应能力也有密切的联系。当今社会深刻变革，生活变化莫测，要保持健康的情绪，必须增强适应能力，对千变万化的生活做到荣辱不惊、坦然自若、理智应对。人的情绪也受性格的影响。性格坚强的人，情绪比较稳定，反之，情绪波动就会大一些。要保持健康的情绪状态，必须考虑自己的性格特征，克服性格方面的缺陷，使自己的情绪变得稳定。

三、良好的气质

气质本身并没有好坏之分。气质只影响智力活动的特点，而不影响智力发展的水平。据研究，俄国的四位著名作家就是四种气质的代表。普希金具有明显的胆汁质特征，赫尔岑有多血质的特征，克雷洛夫属于黏液质，果戈里属于抑郁质。气质类型各不相同却不影响他们在文学上取得同样的杰出成就。不管哪种类型的气质都有其积极的良好的一面，也有其消极的一面。气质相同的人，有的成为具有巨大贡献的优秀人才，有的是一事无成、毫无建树的平庸之人。反之，气质完全不同的人，也都有可能成为品德高尚、成就卓越的有用人才。

气质是先天遗传与后天教育综合作用的结果，虽然它比较稳固，但具有可塑性，是可以改变的。对于某些消极的气质特点，完全可以通过自身的努力，逐步加以改变。不论属于哪种气质的人，关键是要了解自己的气质类型、气质的优点缺点，发挥积极的一面，限制并克服消极的一面。要学会控制和调节自己的情绪，确立良好的气质目标，不断优化自己的气质，同时通过现实目标进行气质导向的自我确定，不断增强社会适应能力、社交能力、创造能力，避免气质的不良倾向，形成良好的气质，使自己的气质适应时代的要求。

四、优良的性格

优良的性格就是能够最大限度地发挥自己的精神力量，并与周围环境建立起和谐关系。优良的性格可以改变气质的某些消极因素，在一定程度上影响和制约着人的气质。性格还制约着能力的发展。优良的性格特征，如强烈的事业心和进取心、坚定、勤奋、认真、谦虚是能力的催化剂；不良的性格特征，如安于现状、骄傲自大、敷衍塞责、粗心大意等，则是能力发展的绊脚石。所以，医学工作者要想营造良好的合作氛围，在自己的事业上有所作为，就应积极培养和锻炼优良的性格。优良的性格品质应具备如下特征：

（一）性格的完备性

科学技术突飞猛进地发展，社会协作愈来愈广，社会分工愈来愈细，因此，就要求人们充分发挥多层面、多维度的智能潜力，以适应快速发展的社会需求。多维智能的具备与发展，要求多维性格作保证，只有具备完备的性格特征，才能应付时代的挑战，充分发挥自己的潜能，获得事业上的成功。

完备性的性格培养，已被很多国家的教育部门视为一项重要的教育内容和任务。美国马里兰州教育委员会在学校进行品德教育的决定中，对性格品质提出了这样的要求：基于尊重真理、求知、好学基础上的个性完整、诚实；对自我、家庭、学校和团体具有责任感；基于认识到自身能力的自我评价，尊重一切人的权利，而不管他们的种族、宗教、性别、年龄、体力和智力状况如何；承认他人有保持并表达不同意见的权利，并能做出正确判断；具有正义感、正直感、光明磊落；理解、同情、关心、怜悯他人；对自己的工作具有纪律性和自豪感，并尊重他人成果；尊重私人财产和公共财产。

（二）性格的整体性

性格的整体性，指人的各种性格特征之间的内在统一性，以及这种内在统一与其外部表现的一致性的程度。整体性包括两个协调一致，性格内部的协调一致和性格内外的协调一致。性格具有整体性的个体，表现出表里相符，言行一致。我们的时代、国家和民族需要表里如一、胸襟宽广、光明磊落、坦诚博大、具有整体性性格的人，那种"言语的巨人，行动的矮子"的空谈家，难以在事业上做出惊人的成就，也难以获得他人的信任和敬重。

（三）性格的坚定性

性格的坚定性也叫做性格的顽强性。具有坚定性品质的人，表现为目标专一，不为一时的冲动或困难而改变方向，始终不渝地朝着目标一步一个脚印地前进，表现出坚韧不拔、勇往直前、百折不挠的精神。

居里夫妇就是具有这种优良性格品质的典范。居里夫妇为了提炼纯镭，在设备简陋、环境恶劣的情况下，经过几年坚持不懈的努力，终于从四百吨铀沥青矿、一千吨化学药品和八百吨水中，提炼出了微乎其微的一克镭。坚定性是性格特征中的一个重要品质，同时往往也是人们取得事业成功的保证。狄更斯说过："顽强的毅力可以征服世界上任何一座高峰。"古今中外任何一项成就，都不是一朝一夕、轻而易举地获取的，通常是几年、十几年，甚至几十年坚持不懈努力的结果。

（四）性格的独立性

大量事实告诉我们，具有独立性品质的人，善于独立思考，喜欢开动脑筋，独辟蹊径，能够自觉主动地发现问题与独立地解决问题；具有独立性品质的人，善于怀疑，不拘成见，敢于创新，尊重权威，但不迷信权威。而缺乏独立性的人，则总是循规蹈矩，人云亦云。在科学史上，每一个做出巨大贡献的人，都是打破前人固守的思维方式与知识结构，在独立探索与钻研之后，构建出新的学术框架与内容。牛顿、爱因斯坦、伽利略、哥白尼等，无一例外。

然而，培养良好的性格品质是一件复杂艰巨的事情，需要从一点一滴做起。因为性格一旦形成就具有较大的稳定性，改造起来比较困难，俗话说"江山易改，秉性难移"就是指的这个道理。但难移并不是不能移，末代皇帝溥仪由于环境和条件的变化，由于别人的帮助，加之自己不懈的努力，性格发生了很大的变化，原来十分暴躁的脾气，变得非常的和顺。又如林则徐自幼好强，脾气急躁，遇事容易发怒，以致常常把好事办坏。林则徐感触很深，决心改掉自己急躁的坏毛病，亲笔书写"制怒"二字，制成横匾，挂在自己书房里。以后无论走到哪里，他就把那块横匾带到哪里，以此来自警自策，使暴躁的性格得到明显改变。

我国古代许多志士仁人都很重视个性修养。汉代文学家、哲学家杨雄说："人之性也善恶混，修其善则为善人，修其恶则为恶人。"强调后天修养的作用。孔子在《论语》中涉及个性修养的内容很多，如"学而时习之，不亦说乎！有朋自远方来不亦乐乎！人不知，而不愠，不亦君子乎"，这里提到的好学上进、待人热情真诚、心胸开阔，就是孔子极力赞美的性格品质；"君子周而不比，小人比而不周"，孔子认为朋比为奸是小人，坦诚团结是君子；"君子欲讷于言，而敏于行"，孔子主张说话谨慎，做事果断；"中庸之为德也，其至矣乎！民鲜久亦"，孔子认为看问题、做事情，中庸、适度、不偏激、不过火，是最高最好的品质；"君子成人之美，不成人之恶，小人反之"，孔子提倡乐于助人、不嫉妒的品格；"君子泰而不骄，小人骄而不泰"，孔子主张谦虚，反对傲慢。

医学工作者要塑造优良的性格，必须正确认识和分析自己的性格特征，只有对自己的性格进行正确的分析与评价，才有可能在此基础上，进一步确定哪些是好的性格特征，需要继续保持和强化的；哪些是不良的方面，需要改进与更新。从而针对自己的性格的消极面，制定明确的改进措施，督促自己严格执行。人的性格受人生观的制约与调节。有了坚定的人生目标与生活信念，其性格自然会受到熏陶，表现出胸怀坦荡、自信等良好性格特征。如果失去了人生的目标和生活的勇气，其性格就会变得孤僻、消极。所以，医学工作者要志存高远，孜孜追求。

五、坚定的意志

意志是人自觉地确定目的，并根据目的支配和调节自己的行动，克服困难，实现预定目的的心理过程。积极的意志可以帮助医学工作者在医学领域刻苦钻研，奋勇攀登，有所建树。反之，消极的意志如依赖性、冲动性、执拗性、自制力差等，容易造成人格上的缺陷，影响美好生活的创造，制约着一个人在事业上的发展。明代地理学家徐霞客，三十年如一日，游历于人迹罕至的穷乡僻壤之中，跋涉于崇山峻岭、河流峡谷之间，多次陷于绝境，几乎丢掉性命，但他毫不畏惧退缩，终于写成了具有很高学术价值的《徐霞客游记》。明代医药学家李时珍以对中医药学和人类生命的高度责任担当，以百折不挠、甘于献身的坚韧毅力，花了26年时间重修《本草纲目》。著名显微外科专家陈中伟以惊人的毅力，从成百上千次的试验和手术中磨炼自己的意志，终于突破了断肢再植手术的禁区。每个人前进的道路都不可能永远一帆风顺，都会遇到各种困难和问题、挫折和失败。越是在这种情况下，意志的作用越明显。能否走出困惑，经受住考验和挑战，关键就在于有没有百折不挠的精神和顽强的意志。

坚定的意志的主要特征是：明确的目的性、高度的自觉性、顽强的坚韧性、毅然的果断性、较强的自制性等。明确的目的性。就是有明确的奋斗目标，并不断提升目标的层次，无论形势和环境如何变幻，矢志不渝，执着追求。高度的自觉性，就是能够有意识地克服思想上的惰性，主动适应目标要求，严格自律。顽强的坚韧性，就是始终保持不屈不挠的精神和顽强的毅力，艰苦奋斗，奋勇拼搏。毅然的果断性，就是善于明辨是非、权衡利弊、当机立断、果敢决定。较强的自制性，就是善于控制自己的情绪，约束自己的言行。

顽强的意志需要不断磨炼。退却和怯懦是意志薄弱的表现。医学工作者要善于抵抗主客观诱惑的干扰，做到面临诱惑不为所动，笑迎艰险、知难而进。坚持业已开始的符合目的的行动，锲而不舍、有始有终。不论前进道路上如何险阻重重，决不放弃对目标的追求。不论行动过程中如何枝节横生，总是目不旁顾，坚持既定的方向。顽强的意志不等于顽固和执拗，一意孤行、我行我素、固执己见，是意志不强的表现。意志不仅表现在贯彻预先制定的决定上，也表现在必要时当机立断采取新的决定上。当然，果断并非武断，既反对优柔寡断，又不能草率行事。要刻苦磨炼自己的意志，不因暂时的失败和挫折而懈怠，不因一时的胜利而沾沾自喜，忘乎所以。努力在失败中奋起，把苦难当成通向成功之巅的台阶；在成功中保持清醒的头脑，把成功当成前进的动力，继续扬帆远航。清代诗人郑板桥的诗歌《咏竹》正是对顽强意志的真实写照："咬定青山不放松，立根原在破岩中；千磨万击还坚韧，任尔东西南北风。"只要我们潜心磨炼，就一定能够磨炼出顽强的意志，真正履行好人类赋予我们的神圣职责。

第三节　大学生心理素质自我培养与提高

实现大学生心理素质优化，需要发挥环境和教育的作用。在此基础上，还必须重视大学生的自我培养和自我教育。

一、树立正确的世界观与价值观

世界观不单纯是一个人的认识问题，它与人的情感、意志、理想、动机、立场、观点以及道德品质密切相关；它是个体心理的核心，是个体行为和心理的最高调节器；它指导着个体的心理活动和行为倾向，影响着人的整个精神面貌。一般而言，确立了正确世界观的人，能正确对待人生，心胸开阔，目光远大，不因身边的琐事或得失而郁郁寡欢，斤斤计较，不因小的挫折而情绪低落，心理失衡，能妥善处理生活、学习、工作中的各种矛盾，遇到挫折和压力能有效地排解或调节控制，始终保持心理的平衡。反之，就可能患得患失或心情抑郁，在挫折和压力面前焦虑不安，以至于出现心理问题。价值观是一种浸透于个体行为和个性中，支配着个体评价和获得事物的心理倾向。价值观从心理的理性层次上制约调节着个体的需要、兴趣、动机等诸心理素质的发展方向和水平，影响着个体功能的发挥。由于不良价值观的冲击，当代大学生的主导价值观受到一定的影响，在名与实、义与利、公与私的选择上出现多样化，从而加大了大学生的心理压力，增加了心理失衡的因素，削弱了主导价值观在心理发展中的动力作用。因此，当代大学生应树立以集体主义为核心的社会主义价值观，在兴趣、动机等心理素质上有较高的价值取向。

二、积极参加社会实践

社会实践是提高心理素质的有效途径。个体在社会实践中，为适应不断扩大和变化着的生活领域，在反复学习担当各种角色需要的行为方式、处理与他人及社会关系的过程中，实现着个体自然因素与社会因素的整合，丰富和深化着个体的认识能力，拓宽和强化着个体的意向活动，形成或发展着某种心理要素。当代大学生主要生活在校园里，与社会接触不多，这必然会影响着他们对社会、对国家、对他人的深入了解，所形成的世界观、价值观可能不太深刻。各高校开展各种形式的社会实践活动，使大学生在对国家和社会深入了解的同时，也锻炼了自己的处事能力，提高了包括心理素质在内的各种素质，增强了社会适应能力。学校将社会上的各种实践机会带到校园内，让更多的大学生有机会接触社会，从而普遍提高大学生的社会适应能力，在实践中逐步提高心理素质。

三、掌握正确的心理素质培养方法

当代大学生应根据所处的具体环境和身心条件，选取和探索适合自己的心理素质的提高方法。

（一）意识强化法

即以意识为强化物，自我激励，自我调节，使心理活动的原动力稳定于某一方面。意识强化的内容很多，世界观、理想、动机、自我意识等都可以用于强化，由自己自由支配强化物，并为自己设定标准，进行自我分析、评价、调节、监督和控制。经过反复强化，即可提高心理活动的稳定性和水平。意识强化方法可通过多看、多想、多练来完成。如动机素质，多看相关的名人的学习动机、生活动机、工作动机的正面报道，强化自己的思想，结合自己的行为多想想实际情况，通过平时的操练，在工作、学习、生活等方面来强化自己的意识。

（二）环境作用法

人们通过实践改造环境，同样环境也反作用于人。各种环境因素都可能在潜移默化地作用着个体的心理活动，使个体在不知不觉中形成心理素质。如果人们自觉地利用环境的这种正面作用，就可获得事半功倍的效果。具体可采取的方法有：

第一，因素消除法。即自觉淡化或遗忘不利于优良心理素质形成的环境因素。如有的大学生看到有些同学和老师领导的关系处理较好而得到某些利益，觉得这样不公平，而自己又不愿意去效仿，想想自己再努力作用也不大，干脆放弃了对自己的努力，任凭事态发展，造成自己能力的下降。如果淡化这一因素，坚信成功与失败主要在于个人努力而非环境，自己照旧努力学习和工作，这无疑有助于自己心理素质的提高。

第二，压力增强法。即正确运用群体规范、集体活动、社会评价等社会压力控制自己的思想行为。调查中发现很多大学生学习的动力是因为社会压力太大。在某种程度和意义上，这种压力带来的效果还是很明显的。如果压力能带来心理素质某些方面的提高，也未尝不是好事。而且，现在的社会压力的确很大，这就必须要大学生正视压力，经受住这些压力，为以后的工作做好思想准备。

第三，角色扮演法。即想象或争取实践担任一个合适的社会角色，以培养相应的心理素质。当代社会需要人们在不同的场合担当不同的角色，而不同的角色对个人的要求是不同的。能够在学校里试着去实践担当某些角色，能提早了解并锻炼这一角度的心理素质，满足不同角色对心理素质的要求。

第四，自我暗示法。暗示是人的一种心理特征，自我暗示是指透过五种感官元素（视觉、听觉、嗅觉、味觉、触觉）给予自己心理暗示或刺激。通过自我暗示从而达到稳定情绪、增强信心、激发潜能的目的，提高心理活动的水平。运用自我暗示法可以充分锻炼一个大学生的意志和提高其自我意识，使大学生的心理素质逐步成熟起来。

当然心理素质自我培养的方法还有很多，有选择地加以应用和实践，并持之以恒，循环往复，心理素质就能得到提升。

拓展阅读提示

张侃.《医学与心理》，选自《整合医学——理论与实践2》. 世界图书出版公司，2017年5月第1版，樊代明主编.

第七章　医学生文学素养

文学是一种语言艺术，包括诗歌、散文、小说、剧本、寓言童话等，是一定的社会生活在人们头脑中反映的事物。文学作品具有讴歌美善、抨击邪恶、陶冶情操、净化心灵等美育功能，具有研究历史变迁、了解风土人情的重要史料价值。文学素养培养是医学生人文素质培养中的重要一环，对于提高医学生的道德修养以及思维能力、审美能力、阅读、写作等能力，都具有重要的作用。

第一节　文学素养是人文素质的重要内容

一、从文学的性质看

高尔基说：文学就是人学。文学是研究人、反映人、表现人的命运和思想情感的科学，而人又是社会关系的总和，所以，文学作品总是和社会历史、人生际遇有着千丝万缕的联系。如《三国演义》，从东汉末年（公元 184 年）写到三国归晋（公元 281 年），前后 90 多年，时间长，地域广，从中原遍及东南和西南地区；事件多，大小战事数百起；人物多，主要与次要人物数百人；涉及面宽，军事、经济、文化、习俗，均有广泛涉及，真切地展现了那个历史时期风起云涌、风云变幻的历史画卷。所以作者罗贯中开篇引用四川状元杨慎的一首词曰："滚滚长江东逝水，浪花淘尽英雄。是非成败转头空。青山依旧在，几度夕阳红。白发渔樵江渚上，惯看秋月春风。一壶浊酒喜相逢。古今多少事，都付笑谈中。"表现了他笑谈的是社会、历史和人生的丰富内容。

以外国文学来看，巴尔扎克的《人间喜剧》，包括 80 余部长、中、短篇小说。1888年，恩格斯在给英国女作家哈克纳斯的信中说：巴尔扎克是伟大的现实主义大师，他在《人间喜剧》里提供了一部"法国社会"、特别是巴黎"上流社会"的卓越的现实主义历史，他用编年史的方式几乎逐年地把上升的资产阶级在 1816 年到 1848 年这一时期对贵族社会日甚一日的冲击描写出来……"我从这里，甚至在经济细节方面（如革命以后动产和不动产的重新分配）所学到的东西，也要比从当时所有职业的历史学家、经济学家和统计学家学到的全部东西还要多。"这是因为巴尔扎克用形象的方法，通过人物命运的描写，立体地展现了法国那段时间的社会历史，唱出了一曲巴黎"上流社会"必然崩溃的无尽挽歌。

二、从文学的品类看

（一）诗歌

诗是一个人的思想情感的流露和喷吐，是诗人个性和意志的表现。古人说："诗者，志之所之也。在心为志，发言为诗。"俄国作家列夫·托尔斯泰曾说："诗是人们心里燃烧起来的火焰，这种火焰烧着，发出热，发出光。"高尔基说："诗人是世界的回声，而不仅仅是自己灵魂的保姆。"所以，诗给人以思想的启迪、情感的陶冶、精神的鼓舞。鲁迅21岁作的《自题小像》："灵台无计逃神矢，风雨如磐暗故园。寄意寒星荃不察，我以我血荐轩辕。"表现了他青年时代的报国之志。周恩来19岁东渡日本时作的《大江歌罢掉头东》："大江歌罢掉头东，邃密群科济世穷。面壁十年图破壁，难酬蹈海亦英雄。"表现了他爱国报国之志。英国诗人雪莱的《西风颂》中说："呵，西风！如果冬天已到，难道春天还会久吗？"这些诗给我们以激励，以鼓舞，使我们充满对生活的热爱！俄国诗人普希金的《假如生活欺骗了你》，阐明了一种积极的人生态度，以至后来不少年轻人都曾把它当作生活的座右铭。

（二）散文

散文是美文，是一个人与山川草木、社会、自我心灵的对话。它以真挚高尚健美的情操陶冶我们的心灵，净化我们的灵魂。所以，一位外国作家说，散文是通向民族高尚健美情操的桥梁。如我们都十分熟悉的李密的《陈情表》、林觉民的《与妻书》、朱自清的《给亡妇》、梁实秋的《槐园梦忆》……，谁不为这些散文中流露出的真情所打动呢？特别是朱自清的《背影》，跨越时间和空间，在不少读者中引起了强烈的共鸣。

（三）小说

波兰著名女作家奥热什科娃说，小说是透视社会人生的魔镜。即小说是社会人生的缩影，是对社会人生的艺术再现。一部《红楼梦》，政治家看，是四大家族的兴亡史；经济学家看，是封建阶级的剥削史；启蒙学者看，是反对礼教、追求个性自由的充满人文精神的作品。戏剧、影视。戏剧、影视是综合艺术，是对社会人生的立体展示。如《哈姆雷特》，是英国作家莎士比亚的戏剧作品。作品中的哈姆雷特是一个有理想、有魄力、好思索的人文主义者。他生性乐观热情，充满理想，但宫廷的血腥斗争动摇了他对人性善良的信念，由热情而变得忧郁。哈姆雷特的悲剧，反映了人文主义的思想危机和弱点，也正是资产阶级人文主义者的悲剧。所以，各类体裁的文学作品，均可以帮助我们认识社会人生，从而提高自己的思想认识，接受美的陶冶，塑造美的情操。

三、从文学作品的内容看

（一）强烈的忧国忧民的爱国主义精神

以中国文学来看，爱国主义一直是文学作品的主题。这是因为中华民族是伟大的民族，又是长期反抗外族侵略和列强入侵的民族，因而千百年来形成了爱国主义的光荣传统。先秦时代的《左传》就提出："临患不忘国，忠也"；汉代司马迁提出："常思奋不顾身，而殉国家之急"（《报任少卿书》）；班固在《汉书》中提出"爱国如饥渴"；宋代的范仲淹在《岳阳楼记》中提出了"先天下之忧而忧，后天下之乐而乐"的思想。以后的岳飞、文天祥、顾炎武、孙中山、秋瑾、鲁迅、毛泽东等，在他们的诗文中都抒发了爱国主义的情怀，使爱国主义代代相传，成了华夏儿女宝贵的精神财富。

（二）强烈的生命意识和人文主义思想

生命意识就是对人的生存、命运的热爱与关注。优秀的文学作品中无不贯穿生命意识这一重要元素。孔子《论语》中的"仁者，爱人""己所不欲，勿施于人"，孟子的"民为贵"观念，保尔·柯察金的"人最宝贵的东西是生命"都是重人性的强烈的生命意识的表现。

1. 人文主义就是尊重人、关怀人、以人为本的思想　张晓风的散文《谢谢》，从生活琐事谈起，通过对生活中人们是否愿意说"谢谢"的剖析，指出"谢谢"二字包容着对宇宙自然、社会人类赐予的感恩，是人们"知恩图报"谦逊美德的心灵外化，它使人在漠漠的天地间忽然感到一种知遇之恩，使人们忘却怨尤，豁然开朗，体现了一种感激自然、感激社会、感激人类的人文主义精神。河北女作家梅洁的《创世纪情愫》和《西部的倾诉》，喊出了失学女童的苦难和大众的呼声，有着浓郁的人文关怀。

2. 人生哲理的启示　古今中外的文学家们根据他们对社会人生的独立观察和思考，提出了许多为人处世的富有哲理性的人生格言，对于提高人文素质大有益处。如《古文观止》，全书222篇佳作，除了反映自周朝至明代两千多年的政治、历史与社会生活之外，许多篇章中不乏富有哲理的名言警句，至今还为人们所用。如《左传》中的"多行不义，必自毙""辅车相依，唇亡齿寒"，《国语》中的"防民之口，甚于防川"，《史记》中的"不鸣则已，一鸣惊人""失之毫厘，差以千里"，《汉文》中的"人之相知，贵相知心""有志者，事竟成也"，陶渊明的"悟已往之不谏，知来者之可追。实迷途其未远，觉今是而昨非"，刘禹锡的"山不在高，有仙则名。水不在深，有龙则灵"，等等。西方文艺复兴时期思想家蒙田、培根等的作品中，也有许多富有哲理性的人生格言。蒙田的《论友谊》中说："友谊是朋友之间的理解、和谐和给予。""友谊除了它自己，没有别的附带的经营或贸易。"培根除提出"知识就是力量"外，在《论求知》中说："读书使人充实，讨论使人机敏，做笔记则能使人精确。""读史使人明智，读诗使人聪慧，演算使人精密，哲理使人深刻，道德使人高尚，逻辑修辞使人善辩。总之，'知识能塑造人的性格。'"至于古今诗词中富有哲理的诗句，更是数不胜数。大家熟悉的"欲穷千里目，更上一层楼"（王之涣《登鹳雀楼》）、"谁知盘中餐，粒粒皆辛苦"（李绅《悯农诗》）、"江山代有人才出，各领风骚数百年"（赵翼《论诗》），等等，都给我们极大的启示。至于现代文学中鲁迅的《随感录》，梁实秋的《雅舍小号》《记徐志摩》，巴金的《随想录》，他们对封建制度的解剖，对人道主义的呼唤，对人生诸问题的探讨，以及对国家民族的关切，无不具有哲理思辨的光辉和振聋发聩、醒人耳目的作用。

3. 重义轻利的人生价值观　"义""利"之争，远自先秦，连绵不断。孔子强调"义"，孟子要求"先义而后利"，荀子明确提出"先义而后利荣，先利而后义辱"。尽管后来的一些思想家重视"利"，但仍认为"利在义中""正义谋利"，所谓"君子爱财，取之有道。"总的倾向是"重义轻利"，故以"义"为人的价值取向是中华道德的精髓，从而衍生出"杀身成仁""舍生取义"的报国精神，成为千百年来仁人志士的崇高道德境界。

第二节　文学素养在大学生全面发展中的作用

一、文学素养与道德修养

著名教育家黄炎培把职业道德教育的基本范畴概括为："敬业乐群"。针对在校大学生来说，"敬业"指对自己所学习的专业具有强烈的兴趣；"乐群"指在专业活动中表现出高尚优美、快乐向上的道德情操和优秀的共同协作精神。"敬业"与"乐群"二者是密切联系的，如果离开专业道德、专业情操，那么培养的专业知识技能是没有意义的。专业道德是大学生必备的素质。大学生能够正确认识运用专业知识服务社会的重要意义，养成浓厚的专业兴趣和高度的责任心，形成勤奋劳动的习惯和良好的互助合作精神，养成理性服从美德的品质，具备科学的态度和稳健的改革精神，这是造就完美人格、成就事业的先决条件。

文学作品以独有的艺术魅力和不可重复的风采，真正体现着个人与社会的和谐，是道德修养的精神陶冶和濡染的源泉。作品蕴含着人生的精髓，高尚的道德情操，强烈的爱国心，热烈的忧民情，发人深省的人生理念，卓而不群的人格高标。文学作品的学习可把人们的精神不断引向光明和崇高，让文学维护人类脆弱的社会良知和道德心，不断地拓展感性人生的丰富性与多元性，捍卫人类理性的尊严和纯洁。

文学素养的培养就是利用艺术形象来启迪、感动、激励学生，取得潜移默化的功效。学生在理解人物形象选择的同时，自觉完成了对道德规范本质的认知与理解，在与形象达到情感共鸣的同时，完成了对自身道德素质的提升。这种认知与理解因为植根于学生的内心并有强烈的情感参与，所以，对学生的影响是巨大的。道德修养最核心的体现在于人与社会的关系，而文学作品最具有社会性，内容是社会的，语言是社会的，受教育者的社会性会在阅读文学作品中得到充分的滋养。如果理工科学生只注重专业知识的学习，却忽略了文学素养的培养，势必造成一个人的发展的不全面。文学素养对个性心理的建构、品性的完美有着极其重大的影响。

二、文学素养与思维能力

科技要创新，文化要出新，人才的培养也要适应时代的需要，创新精神是素质教育的核心。创新离不开创新性格，离不开创新习惯，更离不开创新的理想与创新的需要，尤其离不开创新毅力与激情。创新思维能力是创新智能系统中最为关键的要素，而形象思维是创新智能系统中最核心的因素。文学作品对人的思维能力培养、完善大脑、提高思维质量有着得天独厚的优势，加强文学教育可以大大改善大学生以理性思维为主的思维片面发展的状况，通过文学素养的提高，进而促进学生形象思维的发展，便于学生"开发脑矿"。

同时，文学的欣赏和写作也是一种分析和综合、归纳和概括的过程。通过对作品的阅读和分析，可以促进学生形象思维和抽象思维共同发展，使人的左右脑互相配合、协调。另外，大学生可以借助作家对生活的深刻体验，形象展示回归生活的原始状态，去感受生活。这样，学生的形象感知就有利于把抽象的概念具体化，使自己的知识库存保有鲜活的生命力。只有将抽象的、固定的概念和定义转化为视觉的、听觉的形象，我们的思维及知识才能长期处于活跃的状态，才能有效地进行创造活动。在大学生的科学实验和推理过程中离不开形象思维，写作要靠创造性的形象思维进行，所以，通过写作可以培养学生的创造性的思维，有助于科学实验和推理的成功。

良好的文学素养可使大学生能够经常进行两种思维方式的交叉、互补，形成全面的知识结构，促进大学生创新思维的培养，有利于大学生思维能力的提高，增强他们不断探索的热情和勇气，使他们具有不断思索、不断追求、不断创新的精神。

三、文学素养与审美能力

宋代诗人苏东坡有诗云："腹有诗书气自华。"知识给予人滋养，能让人焕发出一种自信与智慧的气质，在举手投足、言谈服饰中处处透露出对美的感受和鉴赏，体现出一种高雅的审美情趣。文学素养的培养是利用文学作品中所拥有的文化特质，对学生的感知、情感、想象、直觉等审美的感性素质进行开发和提升，从而使其具有健全的人格、活泼的生命力和不竭的创造力。美的感受力、想象力、鉴赏力和创造力的培养不是一朝一夕的，要长期地、多方面地努力。利用文学作品这个媒介点，开启鉴美、赏美、求美的窗口，以此提高审美情趣是非常必要的。文学作品是感性与理性的统一，汉字的意象美，语言的人文美，作品的情感美，阅读的音乐美，呈现出丰富多彩、五光十色、绚丽多姿的感性具体的画面。作品的全面性、丰富性和多样性使受教育者产生感官上的愉快、情感上的陶冶和心灵上的净化。同时，文学作品可以达到以美启真、以美储善的德育功能，把人的审美结构和伦理结构联系起来，审美情感推动着人的道德认识，使道德理想、道德信念转化为道德行为。以此，人在审美的状态中对人生价值的领悟将进入一种超凡脱俗的崇高境界。

文学素养的培养弥补了理工科大学生的教学只注重学生抽象思维的训练，而忽视学生在审美过程中的感知、情感、想象、直觉等感性素质的保护与发展的不足，并且避免造成大学生感受力降低、情感平庸、想象匮乏的教育后果。

四、文学素养与语文能力

语文能力包括语言文字表达能力和文字书写质量能力。著名数学家苏步青在审阅一篇青年数学工作者的论文后，不无感慨地说："我给他改病句和错别字的时间比看全文所花的时间还多。"大学理工科学生逻辑思维能力较强，但形象思维较差；工程设计能力较强，但文字表达能力欠缺，以致写不好一份条理清楚的实验报告、一篇完整的科研论文。因此，在大学加强学生的语文能力的培养是刻不容缓的。语文能力的培养是在实践能力的基础上，培养学生的阅读能力、写作能力和口语交际能力。文学素养是语文能力培养的基础。

随着使用电脑机会的增多，有的大学生已经越来越不会写字了，错别字频繁，字迹潦草似乎已成了通病；提笔忘字的现象也时有出现。在大学中的文科学生经常接触一些文学作品，他们会潜移默化地受到作品的影响，汉字的书写运用比较规范。但是，理工科大学生因为专业所限，经常与算式打交道，本来接触汉字的机会就少，更何况即使接触又都是在网上，这就不可避免地在理工科大学生汉字书写中出现错别字、字迹潦草以及忘字的现象。为此，在大学中要加强理工科大学生的文学熏陶，通过大量文学作品的阅读和学习，来加深学生对汉字的理解，加强对汉字的认识，提高规范运用汉字的能力。

21世纪需要的是具有综合素质的人才。一个人成功应具有九种基本素质：抓住机遇、功底和才华、信念、良好的口才、敬业精神、特殊个性、人际关系、善于表现自己和承受力。从这九种基本素质来看，良好的口才、人际关系、善于表现自己，都要借助有声语言达到。一个人要处理好人际关系，善于表现自己，就必须善于"说"，也就是要有良好的口才。口语交际能力的提升需要具备诸多条件，要具备较高的思想、道德、文化、心理、语言等素养，口语交际能力的"外显"，需要内在涵养的支撑。具有良好的口才最基本的就是要有丰富的知识底蕴。大学生不断增进自己的修养和学识，不断提高自己的品位和素质，才能在口语交际的运用中，展示出个性和才华，并且在各种交际过程中轻松自如，游刃有余，被人接纳，受人欢迎，最终实现交际的目的。

在我们的大学校园中，经常会有这样一些情况：大学生不敢说；想说不知道怎样去说；即使说了又显得语言苍白；说的内容语言错误多、表达不清楚、逻辑混乱、句子连贯性差、内容空洞；等等。人们常说，要具有良好的口才，首先就必须要具有"心才"。"心才"就是指写作能力。不会用文字表达自己的观点和思想的人，肯定不是一位成功者。因此，要想通过口才达到交际的成功，充分地展示自己，那就必须培养、提高写作能力。写作不仅能提高思维能力，也能加强语言的表达能力，而文学作品则是写作汲取养料的源泉。"厚积薄发""积之越厚，发之越佳"。良好的口才是以丰富的知识为基础，没有纵横的知识框架，在交际过程中，口才就会显得匮乏，苍白无力。

第三节　提高大学生文学素养的方法和途径

一、阅读文学经典名著名篇

名著的容量大，所反映的社会现实丰富而深刻。而名著阅读对于生活体验不多的大学生来说，是一种特殊的营养，对建构大学生自己的生活经验、培育大学生美好的心灵、塑造大学生健全的人格都有着重要的作用。经典名著往往具有极高的品位，大都以独特的方式，提出人类所面对的根本问题，包括政治、经济、哲学、宗教等方面，也包括文化、科学、教育等领域；最终，超越学科界限，以其独特的思路为人类认识自身的基本问题提供了全新的视野、丰富的思想和深刻的见解，经久不衰。通过阅读大量的文学名著来提高自身的文学修养，这是大家有共识的，关键在于怎样阅读。有些传统方法是可以借鉴的。略读和精读应该并举，不可偏废。略读求其广，精读求其深。一般人欠缺的是精读。古人讲精读，用了"涵泳"这个词，所谓"涵泳"，就是沉浸其中，用今天的话来说就是"很投入"。韩愈《进学解》说的"沉浸浓郁，含英咀华"，也是这个意思。特别是优美的短篇诗文，不宜匆忙读过，而要从容涵泳，含在嘴里慢慢咀嚼，要品出味道来。有些一时不懂和懂不透的，也可以先不求甚解地背诵下来，慢慢消化，终有一天会豁然开朗，真正领会到其中蕴藏的深层含义与艺术上的高妙之处。如果精读熟读的作品积累得多了，自己写文章时就不必机械地模仿别人的写法，搬用别人的辞藻，而自然会有佳词妙句络绎奔集到笔下。为了更深入地理解和欣赏，还需要读一点文学理论和批评的典范之作，掌握一些分析作品的武器。另外读一些历史书也是必要的，了解作家生平和作品产生的历史文化背景，就是所谓知人论世。这样的阅读，持之以恒，对于提高文学素养必然是有益处的。

二、学习文学艺术课程

对大学生文学素质的培养，最直接的形式莫过于开设"文学艺术"课。很多理工科大学生对文学很喜欢，甚至很认真、很投入。应该从培养学生的兴趣入手，结合理工科大学生的特点因材施教。

课堂上，除必要的理论基础知识和基本方法的学习外，更重要的是引导学生养成一种良好的思维方式，培养他们想象力和创造力的形成。以诗歌学习为例，优秀的诗歌作品，总是能充分地发挥诗人的想象力，同时又尽力调动读者的想象力，尽可能以有限的意象，概括尽可能丰富的生活内容，"微尘中有大千，刹那间见终古"，激发读者的想象，从中获得美的享受。司马光《续诗话》中总结这一点说："古人为诗，贵于意在言外，使人思而得之。"一般说来，某一首诗写得很好，最重要的是它能唤起读者丰富的想象，耐人回味。因此，古代诗论家也常常以诗歌是否有想象回味的余地来作为品评的重要标准。相应地，诗家也以用作者的想象力去代替读者的想象力为大忌。比如诗人说"野火烧不尽，春风吹又生"，就要想到春天那蓬蓬勃勃的生机，也要想到诗人对朋友绵绵不断的怀念，同时还会想到新兴事物所具有的旺盛生命力。诗人说"沉舟侧畔千帆过，病树前头万木春"，就会想到诗人被贬以后的孤愤与牢骚，诗中"沉舟"和"病树"都是用来自况的，当然也可以想得更开些，从"千帆过""万木春"看到事物发展的新陈代谢的规律。读者的这些丰富、生动的艺术想象，就会赋予作品以生生不已的生命力，这样的欣赏才会主动的、积极的、有意义的。通过这种方式，培养大学生的想象力和创造力，从而提高大学生的文学素质。

三、丰富社会生活体验

离开了生活，就无法对文学进行欣赏。比如刘姥姥进了大观园看不懂，杨白劳吃饺子先买了三斤白面，没有那种经历或不了解那段历史的人是无法理解其中缘由的，也是辨不清真假的。因此，要明确文学与现实生活的关系，文学并不是凭空臆造出来的东西，它来源于社会生活。马克思主义者认为文学艺术是客观现实在作者头脑中反映的产物，不是依靠本能，而是社会实践的结果，也就是劳动，劳动生活直接构成了原始人类文学艺术活动的内容。文学创作是一种创造性的劳动，它需要有丰富的社会生活经验。生活经验和历史知识相对贫乏者，欣赏就必然会带有盲目性和随意性。因此，提高文学修养必须对社会生活有丰富的体验和感受。

毛泽东同志提倡向劳动人民学习语言。他说："人民的语汇是很丰富的，生动活泼的，表现实际生活的。"鲁迅也说过："名人的话并不都是名言，许多名言，倒出自田夫野老之口。"中国古代的《诗经》和《乐府》中包含了大量的民歌，元曲中有许多生动活泼的大众口语，连明代标榜复古的李梦阳到了晚年也认识到"今真诗乃在民间"。古今中外的大文学家几乎都从民间语言、民间文学中汲取新鲜活泼的东西。但是，在这个问题上一定要注意不要把糟粕错当精华。

四、举办文学讲座沙龙

文学讲座、文学沙龙不但能够培养学生的基本文学素质，而且能够培养大学生的团结协作精神和创造精神。通过文学讲座与沙龙，可以改变学生自身的知识储备，改变他们知识的层面，丰富他们思考问题的层次，从单一转变为多元化。同时，文学讲座沙龙可以采用丰富新颖的设计形式，让学生能够更加灵活地理解作品的内容，激发学生对文本进行更多的思考与探索。每年在新生入学、艺术节、学生社团、社会实践等活动中，以系、年级、班级为单位组织各种具有文化韵味的活动，同样能够起到提高大学生文学素质的良好效果，不仅充分调动了学生自身的积极性，在读与思考的过程中，使知识储备以及思考形式也发生重要的变化，还锻炼了学生的口才等外在能力，同时也增强了大学生的集体荣誉感。

拓展阅读提示

郭英剑.《斯坦福：探索文学与医学的结合》，选自《中国科学报》，2014-8-21.

第八章　医学生审美素质

审美素质就是人先天遗传的禀赋与后天环境影响、教育作用结合后形成的在审美方面的基本品质结构。审美素质作为一种国民素质，它是比文化、道德素质更高、更综合的人类文明进步的标志。审美是人生追求的目标，医学生只有具备高尚健全的审美素质，才能成为全面发展的人。

第一节　审美素质的概念及内涵

一、审美素质的概念

审美素质就是指审美主体在审美活动中所必须具备的先天与后天因素，是主体审美系统的综合水平，主要由审美感官、审美态度、审美经验、审美情操、审美趣味和审美能力等因素构成。

先天因素指的是审美感官，就是指审美个体感知和领悟美的生理特征，如欣赏绘画的眼睛，聆听音乐的耳朵等。后天因素则指的是经教育或环境的影响，通过个体审美实践而养成的审美态度、经验、情趣、能力等基本素养。

二、审美素质的内涵

（一）审美态度

审美态度是人们在审美活动进行之初的一种特殊心理状态，这种态度"使自己从日常现实生活中脱离出来，保持一种与日常生活和实际功利无关的心态"。在审美活动中，要感受到对象的美，就要善于对客体对象采取审美的态度，即一种非功利的态度。直接从对象的感受性特征的直观中去体味同人生相联系的某种情调、意味、精神、境界等。否则任何事物都无法进入审美的领域，只会是世俗的一件物品罢了。

（二）审美经验

审美经验是指保留在审美主体记忆中的、对审美对象以及与之有关的外界事物的形象和感受的总和。审美经验通常在多次的审美实践中形成。在日常实践活动中，人们总是积累大量关于外界事物的知识和经验，审美时这些以往的审美经验就会参与到现实的具体美感活动中，审美主体一旦受到审美对象的信息刺激，就会调动有关的经验记忆，以激发起丰富的联想和想象，从而做出审美反应。学生的审美经验是学生在欣赏和创造各种美的事物、美的作品时产生认识和愉悦的心理体验。这种认识和体验是学生内在的心理活动和各种审美对象之间相互作用所产生的结果。从审美心理过程上看，审美经验表现为学生对于审美对象的情绪记忆和形象记忆。审美经验是学生审美素质结构中的一个最基本因素。审美素质结构中的其他因素都是在审美经验积累的基础上形成的。

（三）审美能力

审美能力是体现在审美活动中的审美实践能力，是人对美的对象观赏、感受、体验、想象与评价的能力综合。学生的审美能力包括两个方面的能力：一是学生在感受美、鉴赏美的活动过程中对审美对象的感知力、理解力、想象力、联想力；二是学生在表现美和创造美的活动过程中形成的各种能力。由于学生在表现美和创造美的同时，往往也在感受和鉴赏自己所展示和创造的审美对象，也就是说感受美、鉴赏美的活动与表现美、创造美的活动是结合在一起的。所以，学生这两个方面的审美能力经常是同时发挥作用。学生的感受美、鉴赏美的能力表现为感受自然美的能力、感受社会美的能力、感受艺术美和鉴赏艺术美的能力。学生表现美、创造美的能力则表现为创造现实美、表现艺术美和创造艺术美的能力。学生的审美能力是在教师引导下，在积累审美经验的过程中逐步形成的。但学生已经具备的审美能力又使他们能够更好地开展审美活动，积累审美经验。审美活动中首先要做的就是要感知美的具体形象，进而在感知的基础上通过发挥再造性的审美想象，把审美对象补充、丰富、发展，最终内化为自己意识中的艺术形象，同时还要发挥审美理解力，对于审美对象的深刻内涵有进一步的感悟，从而进入审美体验的高级境界。现实生活中的美是丰富多彩、无穷无尽的，问题在于我们是否能够发现。要发现美、鉴赏美，这就要求我们必须具备一定的审美能力。

（四）审美情趣

审美情趣是审美情操和审美趣味的合称。审美情操是人对审美对象的态度，它反映着审美对象与人审美需要之间的关系。审美趣味在美学界有不同的界定，但多数人认为，审美趣味是人在审美活动中审美的倾向性，是人对某些审美对象的喜好和偏爱，是一种感情上的评价。可见，审美情趣指主体在审美实践中形成的对于审美对象的态度、兴趣与追求，即主体对于审美对象的情感倾向。审美情趣是审美主体在具体的审美实践过程中培养和发展起来的，最终通过个人主观爱好形式表现出来。审美情趣在性质上是有健康与消极、高尚与卑劣之分。不健康的审美趣味往往使人无视美、歪曲美，甚至以丑为美。所以应通过审美实践的学习、训练，养成良好的审美趣味。而审美情趣具有十分明显的时代性、民族性，并且与一个人的社会地位、文化背景和阶级属性有关。"饥区的灾民，大约总不去种兰花，像阔人的老太爷一样。贾府上的焦大，也不爱林妹妹的。"如同焦大不会欣赏林妹妹的美一样，现代人大概也不会把"三寸金莲"作为一种人体美来欣赏了。

总之，审美素质中先天因素是后天因素的基础，这是毋庸置疑的。而在其后天因素中，审美情趣与审美态度、审美经验、审美能力这几个方面同时又是密切相关的。首先，审美情趣的形成要以审美态度、审美经验和审美能力为基础。因为学生只能在审美活动中，不断产生丰富的情绪体验，在这些不稳定的情景性的心理体验多次重复的基础上，形成自己深刻、稳定的审美情操。学生只有在积累审美经验的过程中，广泛地认识、接触各种审美对象，产生对某些审美对象的偏好和兴趣，才能形成自己独特的审美趣味。

但另一方面，学生已经形成的审美情趣，又制约着学生审美态度的形成、审美经验的积累、审美能力的发展。因为学生审美经验的积累和审美能力的发展，都是在审美活动中进行的。而选择什么样的审美对象，开展什么样的审美活动，在很大程度上受学生个人审美情趣的制约。所以，学生的审美情趣通过制约审美活动来影响审美经验的积累和审美能力的发展。

随着社会的不断进步，审美素质将会作为人类的一种文化素质，渗透到审美主体的心智中，并最终会内化成为人的一种整体素质，一种能力，一种改造客观世界和完善自身的价值定向，从而引领着人类走向完美。

第二节　审美素质对大学生的作用

一、培养审美素质可以提高大学生的道德修养

情感活动在审美过程中起着非常重要的作用。培养审美感受能力即培养学生对美的事物的情绪体验，如喜、怒、哀、乐、悲、恨、爱等，这种审美感受以审美判断为基础，而审美判断又以道德内容为准则。所以，"情"在人的道德形成过程中起着十分重要的作用，它是由知到行的推动力。没有情，道德认识很难外化成为道德行为。正由于审美情感的这一特点，很多教育学家都把审美作为道德教育的重要手段。从人类教育发展史来看，教育和伦理学、美学始终紧密联系在一起。审美在影响学生道德方面的作用主要表现在：欣赏艺术作品能使人通过形象感知而达到理性的认识，从而辨别真、善、美与假、恶、丑，达到对客观世界发展规律的认识。如《红楼梦》是一部生动的封建社会史，《人间喜剧》是一部形象的资本主义社会史，学生读这些作品可以深刻地了解社会，了解历史。艺术作品饱含着艺术家的政治观点、道德认识，体现着艺术家的世界观以及他对生活的认识和评价。他要通过艺术作品传达给欣赏者，这种传授是一种潜移默化的影响，它是一种情绪、情感的感染，学生在不知不觉中受到熏陶，与作品中的人物形象同呼吸、共命运、去爱去恨。美的事物对人往往有教育意义，这种教育是通过人的情感来实现的。如在观看电影《孔繁森》时，孔繁森那种公而忘私、默默奉献的精神深深感动着每一个人，看了这样的优秀作品，了解这样的共产党员，对每一个观看者的灵魂无疑是一种净化；《钢铁是怎样炼成的》一书中保尔·柯察金钢铁般的革命意志也曾鼓舞、激励过我们几代人。

苏联教育家苏霍姆林斯基说："一个人如果从童年时期就受到美的教育，特别是读过一些好书，如果他善于感受并高度赞赏一切美的事物，那么很难设想，他会变成一个冷酷无情、卑鄙庸俗、贪淫好色之徒。"中国音乐家贺绿汀说："音乐是培养人民高尚道德品质、思想感情的重要手段。"由此可见，审美通过情感这一巨大的内趋力，使人由情感认识、情感同化达到情感升华，最终而产生情感行为。

二、提高审美素质可以促进大学生智力水平的发展

审美可以促进智力发展，早已被生理学和心理学所证实。审美能扩大和加深大学生

对客观世界的认识，提高大学生的智力。大学生认识客观世界不仅借助于各门科学，而且也借助于各种文学艺术。科学和文学反映着同一个自然世界，只是反映方式不同。前者用抽象的逻辑思维，后者用具体的形象思维。脑生理学研究表明，在人大脑左右两半球中，左半球主管语言、数学等逻辑思维，而右半球主管形象思维。用审美激发大脑右半球活动，使左右半球共同活动、和谐发展，可以促使大学生大脑发育，提高大学生的观察、记忆、理解、想象及思维能力。有一则国务院前副总理李岚清与银行总裁的谈话：总裁说他们招聘银行的高级职员，决不是仅招聘金融专业的，还要同时招聘学科技、经济，甚至于学音乐的。李岚清同志问为什么要招学音乐的进银行，是否成立自己的乐队？总裁答称他们认为学音乐的人具有丰富的想象力和创造力，有这方面特长的人在银行工作后，经过金融业务的培训，就能够变成一个创造型的银行高级职员，发挥出意想不到的作用。

　　历史上许多有成就的科学家都得益于艺术对思维的拓展。爱因斯坦说："我的科学成就很多是从音乐启发而来的，文学家给我的启示比任何科学家更多。"苏联的门捷列夫就是从美与和谐的思考中完成了他的化学元素周期表。诺贝尔化学奖获得者罗·霍夫曼出版了一系列散文和诗集，还常常以书法、绘画和图表象征性地描述他的理论研究成果。数学大师华罗庚教授的古体诗、现代诗都写得丰富多彩。1961年，美国白宫"研究和发展教育"专门小组的报告中说："杰出的科学家不仅是局限在个人的专业领域之内，还通晓和熟悉艺术和人文学科，这样能促使优秀科学家变得更加敏锐、视野更加开阔。"

三、加强审美教育可以促进大学生的个性发展

　　个性，指一个人经常的、稳定的、具有一定倾向性的心理特征，即人的整个心理面貌。培养大学生健全的个性品质，是当今教育界、心理学界共同关注的热点问题。古今中外，但凡能成就一番事业的艺术家，都无法逃避艰苦的磨砺。正是在这坚韧与顽强历练中，健全的个性品质和高山仰止的人格力量，才得到进一步强化与升华，从而为后人留下不朽的艺术作品。我们通过这些艺术作品来引导大学生，启示他们为人之根本，使他们自觉地从健康向上的艺术作品内容中不断吸取精神力量，从而克服自己个性上的弱点，发扬其闪光的一面；从而构筑他们健康、坚定的内心世界，使他们在轻松愉悦的艺术氛围中净化心灵，获得真善美的启迪，产生蓬勃向上、勇于实现自我价值和自信、自强、自尊、自爱的伟大精神。可见，审美对大学生个性发展具有很重要的作用，它独特的功能是其他学科无法取代的。审美素质教育既可以培养健康、丰富的情感，又可以拓宽大学生情感表达方式，使大学生既增长了知识，又提高了表现美、欣赏美、创造美的能力，使他们逐步形成正确的情感倾向和热情、开朗、达观的性格。可以想象，在一个没有爱的环境中，不可能形成大学生的爱；在一个没有真的环境中，不可能形成大学生的真；在一个没有善的环境中，不可能形成大学生的善；在一个没有美的环境中，也不可能形成大学生的美。

第三节 医学生提高审美修养的途径

一、积极参加审美实践

医学生要积极参加审美实践，尤其要加强艺术修养，如音乐欣赏、参观画展等。通过艺术审美修养，实现人与自然、个体与社会、感性与理性的和谐统一，从而创造和谐有序的生活。古今中外有识见的教育家、思想家和医学家都十分重视审美修养。商代的学校教学内容已有"礼、乐、射、御"这四艺，其中的"乐"就是艺术修养。周代的教育也把"乐"列为"礼、乐、射、御、书、数"六艺中的第二位，"书"即书法、绘画，也是艺术；先秦时期就有"乐教"，并任命乐官，对贵族子弟进行音乐、诗歌、舞蹈三位一体的综合艺术修养。中国古代伟大的教育家孔子甚至提出"礼乐治国"，将艺术修养作为实现理想社会的重要手段，即"兴于诗""立于礼，成于乐"，诗与乐都是艺术。

二、养成广泛而健康的审美兴趣

有些人把艺术看得很神秘，认为自己缺乏艺术"细胞"而把自己置于艺术殿堂之外；有些人则认为艺术无非是唱歌、跳舞之类的事，没有什么用处，还不如多学点专业知识。医学生应克服这些谬见，在对音乐、舞蹈、美术及各种艺术正确认识的基础上，感受艺术美，培养广泛的艺术爱好。

三、培养健康的审美心态

通过学习美学理论和艺术论，形成健康的审美心态，养成健康的审美情趣，在正确的审美理论的指导下，去认识美、欣赏美和创造美。事实上，只有树立正确的审美观点，才能说得上提高审美的能力和创造美的能力。要积极广泛接触艺术美，正确地鉴赏艺术美。在丰富多彩的艺术审美活动中得到艺术享受，逐步从感性认识上升到理性认识，树立正确世界观、人生观、价值观、苦乐观、道德观，养成高尚的审美情操，形成一种精神力量。

四、提高审美能力

当前，有些人艺术审美能力低下，对于优秀艺术作品中蕴含的丰富审美、精湛的艺术技巧不能体悟、理解，难以做出恰如其分的评价，甚至出现高雅与庸俗不分、精品与俗品不分的情况，更有甚者迷恋于西方资产阶级的腐朽文化、色情艺术。医学生必须加强艺术修养，提高艺术鉴赏能力。

五、提高艺术美的创造能力

医学生富有想象力与创造力，展现才华的积极性很高，因此培养艺术创造能力既是必需的，又是可能的。创造美就是在感受的基础上主动表现美的能力。要积极利用多种艺术形式表现美。

　　审美能使医学生在美的熏陶中振奋精神，陶冶情操，增长见识，认识社会和人生，摆正自己在社会生活中的位置，能使医学生富有情感，对他人具有爱心、同情心。医学生必须是一个人性丰满的人，要学会善于与病人进行情感交流，从精神上解除患者及其家属的痛苦和恐慌。医生面对的是身受病痛折磨的病人，往往一个亲切的问候、一个体贴的关怀，无形中就会拉近医生与患者的距离，使病人在温暖的心境中愉快地接受治疗。医学生还要通过加强审美修养，掌握讲话的艺术、微笑的艺术、为人处世的艺术。

拓展阅读提示

　　彭小菲.《北医三院"80后"男医生画"骨"释疑》，选自《北京青年报》，2016-12-27.

第九章　医生角色定位

医生是和谐医患关系构建中的一个重要主体，其社会角色扮演好坏与否，直接关系到和谐医患关系的构建。医院和医生只有正确定位并维护医生的角色，才能促进医患关系不断走向和谐。

第一节　医生角色概述

角色一词源于戏曲术语。角色是一个社会学概念，指的是对群体或社会中具有某一特定身份的人的行为期待。需要不同社会成员按照某种既定的规范去扮演。

医生的角色，就是社会对从事医生职业的人所期待的行为模式，也就是医生这一职业所要求的行为规范的总和。

一、医生角色基本定位

（一）医生是国家卫生政策的具体执行者

医生必须密切关注国家对卫生行业的政策导向，其行为直接体现国家对卫生服务的宏观调控。医生与患者以及健康人群之间的互动关系在很大程度上直接体现医疗卫生行业的国家政策和法规。医生直接决定药品、医疗器械、诊疗项目的使用，以及住院时间的长短，是医疗行业各利益相关集团之间的联系纽带，面临着更多与其角色不相容的利益诱惑。医生在日常工作中，应严格执行国家相关政策规定，以自身实际行动将政策信息反馈给广大患者以及健康人群，以便规范行业行为，帮助人们了解国家对卫生事业和人们健康水平的关注和保护，赢得群众的尊重和信任，营造良好的社会支持环境。

（二）医生是人类健康的维护促进者

医生作为保护人类健康的社会角色，首先必须是医学专家，要具备扎实、广博的医学基础知识和熟练的操作技能。在为病人诊断和治疗的过程中，要始终保持冷静、稳重、耐心和细致的特质，能够正确诊断和治疗疾病，稳妥处理各种可能发生的状况。病人对医生信任与否首先考虑的因素是医生业务水平如何，一名技术高超的医生通常具有很高的社会知名度；同时还要求医生是病人的朋友，要尊重患者，善于与患者沟通，具有了解他们躯体疾患以外的社会心理背景的能力，要表现出热情、富有同情心和责任心，为病人消除心理上的种种顾虑。医生的行为只有达到社会规范对这个职业的期望，才能获得认可，认为他们是符合"医生"这个社会角色的。

(三) 医生是学术技术应用提高的积极参与者

医学是更新最快、需要结合临床实践不断学习和交流的学科。医生在医学院校学习的理论和部分实践知识毕竟有限，需要不断在工作中学习、总结，也离不开与同行的交流和讨论，如撰写并发表科技论文、参与专业组织机构、各种学术研讨和国际交流等。医生要参与各种形式的义诊、志愿医疗队等活动。通过这类慈善性质的组织参与，巩固医疗卫生行业的社会公益形象，提升医疗卫生全行业的社会地位，为医生提供接触基层人群、体现自身社会价值的机会，通过群众的欢迎和满意反馈获得自我实现的成就感，从而增强工作热情和自我发展的动力。

二、医生角色定位的国际参照

世界卫生组织制定的五星级医生标准为明确医生的角色定位提供了参照。五星级医生标准是：

1. 医疗保健提供者　提供高质量、综合的、持续的和个体化的保健。
2. 保健方案决策者　要能够选择费用效益比好的措施。
3. 健康知识传播者　通过有效的解释和劝告，开展健康教育。
4. 社区健康倡导者　满足个体和社区的卫生需求，并代表社区倡导健康促进活动。
5. 健康资源管理者　利用卫生资料，在卫生系统内外与个体或组织一起工作，满足病人和社区的要求。

第二节　医生角色定位的历史演进

一、生物医学观下的专家角色

生物医学观认为：心理过程是与躯体过程无关的、不真实的主观因素，医学所研究的，主要是人体内一系列生物学的机制变化，而自然界、社会环境等因素都是外因，最终都要通过生物特性这一内因起作用。这样，生物医学观就把人与自然环境、社会和心理因素分离开来。在这种观念下，医生所扮演的是一种专家角色。

生物医学观认为，只有专业的医生才能掌握那些讳莫高深的医学知识和专门技术，普通人无法了解这些知识，因而不能对医生提出质疑，这就明确了二者所扮演的不同角色：医生必须去了解必要的信息，决定适宜的治疗方案，并确切地告诉患者怎么做；患者则被动地依靠并遵从医生的判断与决策。此外，医生所关注的只是疾病的处理和技术的应用，他们很少考虑病人的期望值和满意度，在医生看来，心理、社会问题的处理对于治疗是于事无补的。

二、整体医学观下的伙伴角色

到了20世纪，科学技术的进一步发展，特别是护理学的研究，使人们开始用整体的观点去看待患者自身与疾病的关系。现代医学逐渐把分析和综合、局部和整体、静态和动态结合起来，日益向辩证综合的医学发展，"系统论""控制论""信息论"等新的横断学科的介入，进一步开辟了整体论研究方法的道路。由此，新的医学观——整体论逐渐形成。

整体论认为：躯体因素与心理、社会因素是互动的关系。心理、社会因素可能引发疾病或对躯体疾病产生重要影响，疾病也可能导致心理、社会上的后果。在整体论看来，人不仅仅是其肉体，病人不仅仅是其疾病，卫生专业人员不仅仅是利用技术技能的受过科学训练的头脑，只有当两个完整的人相互作用时，才能获得最好的医疗效果。

在这种医学观下，医生走下"神坛"，成为与患者平等的"伙伴"。患者不再被看作是有病的"事物"和被动的求助者，医生是医学专家，而病人是关于自己疾病的"专家"，二者拥有各自领域的"专长"，通过平等合作共同为病人的健康努力。作为伙伴，医生除了起到诊断者和治疗者的通常作用外，还同时充当患者的合作者以及情绪与社会支持的源泉。

三、消费者权利保护主义观念下的服务者角色

今天的医疗技术已相当发达，许多国家的社区医疗服务水平大幅度提高，使得人们的健康水平和健康意识都有了很大进步；同时，各种媒体的宣传和人们对自身健康的关注，使人们对医学和健康问题也有了更为广泛、全面的了解。这些都为人们参与自身健康问题的决策和控制提供了条件，并且不断强化着这种参与意识。观念、文化和政治上的种种变化，使得今天的许多患者已不再是逆来顺受的被动方，他们能够在医疗过程中提出更多自己的见解并作出自己的理性决定；他们可以拒绝医生的建议，可以自己选择医生。维系医疗服务和医患关系的，已不仅仅是医生的知识技术和经济利益，更重要的是超越技术、经济的服务。因此，把患者作为医疗服务、医患关系的中心成为健康领域发展的必然要求。消费者权利保护主义医学观由此应运而生。

医患关系的民主化和患者的自主权是消费者权利保护主义的核心。患者被提升到了更为中心的位置，能够对所得到的服务做出知情的选择和理性的控制。从对患者称呼的变化上就可对此小窥一斑。"患者"一词在消费者权利保护主义中往往被替换作"来访者"（为便于行文，暂仍统一称作"患者"）。这不仅仅是一个称呼的变化，更有其深层的意义："患者"拥有一定的权利（要求满足自身需要），同时也要承担对医生的义务（遵从医生指令）；而来访者在享有同样权利的同时，却不需履行任何义务，他们所要承担的，是对自己行为的责任。

在消费者权利保护主义时代，伴随着患者角色的转变，医生的社会角色和整个医患关系都需要修正。医生角色逐渐演变为服务者。

第三节　医生角色的社会期待

一、患者对医生角色的期待

在古代社会，医患关系主要是"主动-被动型"关系模式。医生本着家长主义的传统行医，而患者对医生则心怀由衷的虔诚。在这种医患关系模式下，患者期望医生是悬壶济世的生命守护神。

近代以来，随着社会关系的复杂化和医学重要性的提高，患者对医生的角色期待相应发生了变化。医生除了应起到诊断者和治疗者的通常作用外，还应成为患者的合作者。

当今的医疗技术和医疗服务水平已经大幅度提高，人们的健康水平和健康意识也有了很大提高。观念、文化和政治上的种种变化，使得今天的许多患者已不再是被动者，他们能够在医疗过程中提出更多的自己的见解并做出自己的理性决定。这样，在患者的心目中医生不仅是仁慈的利他主义者，同时还应尊重患者的知情同意权，主动帮助和鼓励患者参与医疗过程。

二、医院对医生角色的期待

近现代以来，医院作为一种社会组织，相对于古代个体行医时期的诊所而言，其组织结构、功能定位发生了较大变化，尤其是在当今医疗制度变革的特殊时期。在我国医疗制度变革中，医疗服务出现市场化倾向，医院的职责功能多重化。医院不仅要履行治病救人的基本职能，还要重视经济效益，注重成本核算，以增加医院的收入。这是因为在医疗市场存在的前提下，医院必须通过各种手段增加门诊收入、住院收入，谋求经济利益，谋求生存和发展。当今医院的管理者不仅注重医院的社会效益，也注重医院的经济收益。医院对医生的期待，不仅是创造更多的社会价值，同时也包括创造更多的经济收益。

三、政府对医生角色的期待

我国政府把卫生事业定位为带有一定福利性的社会事业。政府希望医院和医生承担保障人们健康的责任。对于公立医院而言，医院是政府主办的，而且享受一定的优惠政策，因此公立医院所承担的政府责任更为重大。基于公益人的角色定位，政府期待医生发扬无私奉献、全心全意为人民服务的精神，希望医生能够自洁自律，抵制各种不良社会风气。

四、医药供应商对医生角色的期待

如今的医疗保健服务早已不仅仅是济世的手段，同时也是谋利的工具。药品、保健品生产和推销商，医疗器械生产厂家，都将目光聚集到医疗服务这个有利可图的行业上来，并以此谋求最大限度的利润。在医药供应商的眼中，医生应当成为最重要的销售环节之一。医药供应商期待医生成为他们的伙伴和合作者，因为医生的医疗行为决定药品、医疗器械的销售、流通的结果，对于药品生产厂家、医疗器械生产厂家的利润实现有着巨大的影响。正是由于医生的医疗行为和医药供应商的利益产生关联，导致医药供应商想尽一切办法来推销自己的产品，于是出现了医疗器械提成、药品提成等不合理行为。可见，在医药供应商看来医生被称为"医药销售者"。

第四节　医生角色的定位调适

一、医生角色的自我调适

美国心理学家 W. 古德在《角色紧张》一文中提出了解决这种冲突的具体方法：即从

各种互为交叉的角色中挣脱出来，把有限的时间和精力用到那些对自己更有价值的角色上。根据 W. 古德的理论，医生应选择对医疗卫生事业和人们健康有意义的角色，把必要的精力放在重要的事情上，以患者和社会公众对医生角色的合理期待为标准来要求自己，严格自律，做到不收红包不吃请，热情为病人提供优质服务。同时，医生要加强学习和勇于实践，主动全面地了解和掌握自己的权利和义务，并在医疗实践中自觉地正确履行自己的权利和义务。

至于一个角色是否有价值取决于三个方面：一是该角色对个体的意义；二是不扮演某些角色可能产生的积极和消极的结果；三是周围的人对个体拒绝某些角色的反应。

二、医生角色的医院调适

我国现阶段的医院具有一定的公益性，实现经济效益和社会效益的统一是医院经营的追求目标。因而经济效益不应是医院经营的唯一的追求目标，最大限度地满足人们的健康需求这一社会效益，才是医院经营的更为重要的而且是最终的目标。医院的这一性质和目标，决定了医生应以表现社会制度与秩序、表现社会行为规范、价值观念、思想道德等为目的。为此，医院一方面要在经营管理中把经济效益和社会利益统一起来，体现并突出医院的公益性质；另一方面又要在此基础上加强对医生的思想政治教育，引导他们正确处理好个人经济利益与社会效益之间的关系，并通过制定和实施相应的制度来加以保障，为医生扮演好表演性角色提供良好的环境和条件。

三、医生角色的社会调控

医生的角色失调有很多是由他人、社会等外在因素造成的。因此，通过调整社会各方对医生角色的期待，可以实现医生角色失调的社会调控。第一，增进患者对医学复杂性的认识，使人们能够理解医学是高投入、高风险、高技术的职业，从而避免产生不合理的过高的期望。第二，要将医院的分类管理政策落到实处，使公立医院成为真正意义上的非营利性医院，使医院对医生的角色要求同患者对医生的角色期待相一致。第三，合理药品定价机制，加强对药品流通秩序的监管，从而消除药品经销商对医生不正常的角色期待。

拓展阅读提示

王琪.《医师职业精神来源》，选自《中国医学人文》，2015，(1)：33-35.

第十章　医学职业道德

医学担负着维护人类健康的特殊使命，是一个特殊的职业领域，有着特殊的职业道德要求。对于医务人员和医学生而言，加强医学职业道德的培养非常重要，有利于增强医学使命感和社会责任感，有利于提升职业修养、规范医疗行为，有利于促进医学发展、增进人类健康。

第一节　医学职业道德概述

一、职业道德

道德是由特定经济关系所决定的，人们在社会生活中逐渐形成的有关善恶、公正与利己、诚信与虚伪等观念和行为习惯，并赖于社会舆论、传统习俗和内心信念指导的人格完善以及调节人与人、人与社会、人与自然关系的规范体系。道德关系渗透于任何个体关系与社会关系，渗透于任何行业、任何领域。

职业是人们在社会生活中所从事的富有特定社会责任、具有专门业务的作为主要生活来源的工作。

职业道德是人们在一定的职业活动中所形成和遵循的、具有自身职业特征的道德规范以及与之相适应的道德观念、情操、品质。

职业道德具有以下特征：

1. 稳定性与继承性　任何一种职业道德都是在继某一职业特有的道德传统和道德习惯的基础上发展起来的。

2. 多样性与适用性　各行各业都有自己的职业道德规范，有多少种职业，就有多少种职业道德。

3. 针对性与特殊性　不同的职业有不同道德要求，任何一种职业道德都只是针对本行业起作用，对不属于本职业的人或本职业人员在该职业之外的行为活动调节和约束作用不明显。

4. 职业化与成熟化　职业道德主要表现在实际从事一定职业的人们中间，即表现在成人的意识和行为中，是家庭教育、学校教育、社会教育逐步形成与发展的道德品质，标志着个体的道德品质已走向成熟阶段。

在我国，职业道德的基本原则集中体现为：为人民服务，为社会主义事业服务。职业道德的主要规范包括：爱岗敬业、勤于职守；尽职尽责、奉献社会；遵纪守法、诚实守信；文明竞争、友好协作；勤奋好学、熟练业务。

职业道德具有重要的社会作用，包括：调节职业活动中人与人的关系；维护职业活动中各方的利益；使人们认识到自我对社会及他人的道德责任和道德关系；教育、激励人们，使人们具有良好的道德素质。

二、医学道德

医学道德是指医务人员在长期的医疗实践中逐步形成的比较稳定的职业心理素质、职业习惯和传统，是用来调整医务人员与病人之间，医务人员之间，医务人员与国家、社会、集体之间关系的行为准则和规范的总和。

相对于其他行业，医学有着更为深刻的道德要求。因为医学从来就是"人"学，医学实践充满着深刻的人类道德内涵。医学实践是医学技术与医学道德的有机统一，医学道德与医学技术密不可分，是医学技术内涵的必然要求。医学活动是人类在长期的生存实践活动中产生的模式，是人类一种重要的社会活动，它的目的是研究和维护人类健康，因此，它必然关注伦理道德因素在防治疾病中的价值，舍此，则不能真正实现其防病治病的目的。伦理学是研究社会生活中的人类伦理行为的，它必然会涉及或者说是不得不涉及医学领域中的人类伦理行为，否则其研究内容就是不全面的。因此，医学道德与医学技术有着天然的联系，密不可分。从古到今，许多医家都把医德和医术视为行医过程中不可缺少的两个方面，如唐代名医孙思邈在《备急千金要方》中提出了"大医精诚"的思想，认为一个好的医师，必须具备两个基本素质：对医术的"精"和对病人的"诚"，只有具备"精"和"诚"两个基本素质，才能成为"大医"，才能成为"仁者"，也就是说，为医者应该是医术精湛、医德高尚的。医学道德和医学技术相伴而生，共同推动着医学实践的发展：医学道德以医学技术为依托，医学技术以医学道德为指导，医学技术是实现医学道德的手段，而医学道德又将医学技术的发展方向控制在维护和保障人类健康这一正确轨道上。二者互相作用，互相补充，一部医学史，既是医学技术不断进步的历史，也是医学道德本质不断实现、不断发展的历史。

（一）医学道德的基本原则

医学道德的基本原则是指在医学实践中调节医务人员人际关系以及医务人员、医学团体与社会关系的最根本指导准则，也是医务人员选择行为或解决伦理问题的伦理辩护依据。

1. 尊重原则　是指在医护实践中，对能够自主的病人的自主性的尊重。病人的自主性是指对有关自己的医护问题，经过深思熟虑所作出的合乎理性的决定并据以采取的行动，如知情同意、知情选择、要求保守秘密和隐私等均是病人自主性的体现。

2. 有利原则　又称有益原则，该原则有狭义和广义之分：狭义的有利原则是指医务人员展现对病人有利的德行；广义的有利原则不仅对病人有利，而且医务人员的行为有利于医学事业和医学科学的发展，有利于促进人群和人类的健康。

为了使医务人员的行为对病人确有助益，要求医务人员的行为要与解除病人的痛苦有关，或可能减轻或解除病人的痛苦；医务人员的行为对病人利害共存时，要使行为给病人带来最大的益处和最小的危害；医务人员的行为使病人受益而不会给他人带来太大的伤害等。

3. 不伤害原则　不伤害是指在诊治、护理过程中，不使病人的身心受到损伤。因此，凡是在医疗、护理上是必需的或者属于适应证范围的，所实施的诊治、护理手段是符合不伤害原则的。但是，不伤害原则不是绝对的，任何诊治、护理都其正面与负面效应。

为了预防对病人的蓄意伤害或使难免的伤害减低到最低限度，该原则要求医务人员培养为病人利益和健康着想的动机和意向；尽力提供最佳的诊治、护理手段；对有危险或有伤害的医护措施要进行评价，选择利益大于危险或伤害的行为等。

临床上可能对病人造成伤害的情况包括：①医务人员的知识和技能水平低下；②对病人的呼叫或问询置之不理；③歧视、侮辱、谩骂病人或其家属；④强迫病人接受某项检查或治疗措施；⑤施行不必要的或过度的检查或治疗；⑥医务人员的行为疏忽、粗枝大叶；⑦不适当地限制、约束病人的自由；⑧语言或肢体威胁病人；⑨拒绝对某些病人提供医疗照护；⑩拖延或拒绝对急诊病人进行抢救。

4. 公正原则　包括公正的形式原则和内容原则。公正的形式原则是指分配负担与收益时，相同的人同等对待，不同的人区别对待。而内容原则一般是指根据这几个方面去分配负担与收益，如根据病人的需要，医护工作者个人的能力，他对社会的贡献、在家庭中的角色地位或取得的科研价值等。

公正原则要求医务人员公正地分配卫生资源，尽力实现病人基本医疗和护理的平等；不仅在卫生资源分配上，而且在态度上能够公正地对待病人，特别是弱势群体的病人；在医患纠纷、医护差错事故处理中，要坚持实事求是，站在客观、公正的立场上。

（二）医学道德的基本范畴

医学道德范畴的概念来源于医学伦理学：广义的范畴是指医患之间、医务人员之间以及医务人员和社会之间关系的所有最基本的概念。狭义的范畴是指医德规范体系第三个层次中所涉及的最基本的概念，主要有：权利、义务；情感、良心；审慎、保密等。这一范畴的明确与界定对于提高医疗质量、改进科学管理、发展医学、培养人才都有积极的影响。

1. 医师的道德权利　从某种意义上说，法律权利也是道德权利。1999 年公布实施的《中华人民共和国执业医师法》第 21 条规定，医师在执业活动中享有下列权利：①在注册的执业范围内，进行医学检查、疾病调查、医学处置、出具相应的医学证明文件，选择合理的医疗、预防、保健方案；②按照国务院卫生行政部门规定的标准，获得与本人执业活动相当的医疗设备基本条件；③从事医学研究、学术交流，参加专业学术团体；④参加专业培训，接受继续医学教育；⑤在执业活动中，人格尊严、人身安全不受侵犯；⑥获取工资报酬和津贴，享受国家规定的福利待遇；⑦对所在机构的医疗、预防、保健工作和卫生行政部门的工作提出建议，依法参与所在机构的民主管理。医师行使权利时具有三个显著特点：①自主性；②权威性；③特殊性。

医师享有的道德权利更为广泛。其中，最主要的是特殊的医疗干涉权，即医师在特殊情况下限制病人某些自主权利，以确保病人自身、他人和社会的更为重要的权益不受到损害。医疗干涉权行使的基本依据：只有当病人自主性与生命价值原则、有利原则、公正原则以及社会公益原则发生矛盾时，使用这种权利才是正确的。医疗干涉权合理运用的范围：①精神病、自杀未遂等病人拒绝治疗或者病人想要或正在自杀时，可强迫治疗或采取约束措施控制其行为；②对需要进行隔离的传染病病人的隔离；③在进行人体试验性治疗时，虽然病人已知情同意，但在出现高度危险的情况时，医师必须中止试验以保护病人利益；④危重病病人要求了解自己疾病的真相，但当了解后很可能不利于诊治或产生不良影响时，医师有权隐瞒真相。

2. 医生的道德义务　医师的法律义务，同时也是其基本的道德义务。《中华人民共和国执业医师法》第22条规定了5项义务：①遵守法律、法规，遵守技术操作规范；②树立敬业精神，遵守职业道德，履行医师职责，尽职尽责为患者服务；③关心、爱护、尊重患者，保护患者的隐私；④努力钻研业务，更新知识，提高专业技术水平；⑤宣传卫生保健知识，对患者进行健康教育。另外，第24、26、27、28、29等条款还规定：医师不得拒绝急救处置；对患者交代病情时避免引起对患者的精神压力、产生不利的后果；不得利用职务之便获取不当利益；遇有灾情疫情等威胁人民生命健康的紧急情况时，应服从卫生行政部门的调遣和及时向有关部门上报；等等。

3. 医德情感　情感是指在一定社会条件下，人们根据某种社会观念和行为准则对待自己和他人的一种态度和体验。医德情感是指医务人员在医疗活动中对自己和他人行为之间关系的内心体验及其自然流露。医德情感的实质是医德情感与医德义务的紧密联系，它是建立在对病人健康高度负责的基础之上的，不以医务人员个人利益和需要的满足为前提。医德情感的内容包括同情感、责任感和事业感。同情感是医务人员最起码的医德情感、最基本的医德情感，其感性因素居主导地位，是服务病人的原始动力。责任感是起主导作用的医德情感，其理性因素居主导地位，是一种自觉的道德意识，可弥补同情感的不足，使医务人员的行为具有稳定性，并能真正履行对病人的道德责任。事业感是责任感的升华，是更高层次的医德情感，即把事业看得比个人利益、生命还重要。强烈的事业感能激励医务人员为医学事业的发展发愤图强，不计较个人得失，并能为病人的利益承担风险，真正实现全心全意为人民健康服务的道德原则。医德情感与医德理智是辩证统一的，即情感需要理智导向、规范，理智需要情感激活、支持。从某种意义上说，医德情感具有理智性。医务人员热爱病人的情感并不是盲目冲动，而是建立在医学科学基础之上的，必须在医学科学允许的范围内去满足病人及其家属的要求。

4. 医德良心　良心是人们对他人和社会履行义务的道德责任感和自我评价能力，是人们对其所负道德责任的自觉意识。医德良心是医德情感的深化，是在医疗活动中存在于医务人员意识中、发自内心深处的对病人和社会的强烈的道德责任感和自我评价能力。医德良心具有能动作用：①在行为前，医德良心对符合道德要求的行为动机给予肯定，对不符合道德要求的行为动机给予抑制或否定；②在行为中，医德良心对医学行为起着监督作用，对符合道德要求的情感、意志、信念以及行为方式和手段予以激励和强化，对不符合道德要求的情感、欲望、冲动及其行为方式等则予以纠正、克服；③在行为后，医德良心对行为的后果和影响有评价作用。医德良心的作用主要表现为：医务人员对履行了医德义务并产生了善的效果的行为给予自我肯定性评价，即感到满意、欣慰和自豪；反之，则给予自我否定性评价，即感到羞愧、悔恨、谴责和内疚。

5. 医德审慎　审慎是一个人对人对事详查细究、慎重从事的一种道德品质和处世态度。在本质上，审慎是智慧的表现，建立在知识、技能和冷静、客观分析的基础上。医德审慎是指，医师在行为之前的周密思考和行为过程中的小心谨慎、细心操作。医德审慎的内容包括：在医疗活动的各个环节中慎言、慎行，自觉地按操作规程办事，做到认真负责、谨慎小心、兢兢业业、一丝不苟，在业务能力和技术水平上做到精益求精。医德审慎具有的作用是：①有利于提高医疗质量，防止发生医疗差错、事故；②有利于医务人员更新知识和提高技术水平；③有利于培养良好的医德。

6. 医务保密　保密是指保守机密，不泄露机密。保密通常与隐私有关，但隐私一般只涉及个人的生理、心理和行为等，保密则可能与多人的行为有关。只要不危及他人或社会的利益，在当事人提出合理要求的情况下，保密是应当的。保守医疗秘密是指，医务人员保守在医疗活动中获得的病人的医疗秘密。它通常包括病人及其家庭隐私、病人独特的体征或畸形、病人不愿让别人知晓的病情（不良诊断和预后等）以及其他任何事情。它是医学伦理学中最古老、也是最有生命力的医德范畴，从希波克拉底誓言到日内瓦宣言、病人权利法案等，保守医疗秘密都是非常重要的道德要求。保守医疗秘密的主要内容有：①为病人保密，即询问病史、查体从疾病诊断的需要出发，不有意探听病人隐私，不泄露在诊疗中知晓的病人隐私；②对病人保密，即对于某些可能给病人带来沉重精神打击的诊断和预后，不应该直接告知病人，但应该及时告知病人家属。保守医疗秘密的重要作用是：①从理论上说，保守医疗秘密是医务人员尊重病人的体现；②从实践上说，医务人员若随意泄露医疗秘密，可能导致对病人的歧视，造成病人的痛苦，也可能使病人对医方产生信任问题。

（三）医学道德的评价方式

1. 社会舆论　所谓社会舆论，从最一般的意义来说，就是指一定社会或社会集团中，相当数量有组织或无组织的人们，从某种传统、经验、信仰或愿望出发，自觉地或自发地在或大或小的社会范围内，表达、传播、交流关于某一现象、事件、关系、行为和人物的评价性看法和倾向性态度。在医学伦理评价中，社会舆论指的是人们依据医学道德原则和标准，对医学医务人员的医德行为所做的合乎医德或不合乎医德的一种议论。医学业的发展离不开舆论的正确引导和监督。舆论引导是指宣传党的方针、政策和医学医疗战线上的好人好事，引导医学事业沿着健康的道路发展。良好的舆论引导，能促使医学业的健康发展，作为医学医务工作者，应该随时从舆论中反馈信息，以舆论来调整自己的行为，规范医德。

2. 传统习俗　所谓传统习俗，仅就社会道德生活方面来说，是指人们在长期社会生活过程中逐步形成和积累起来的，已被人们普遍承认和熟悉的、一些日常的、稳定的道德经验、道德常识、道德情感和道德行为方式等。它是一种行为准则，又是医学道德规范的重要补充。它用"合俗"与"不合俗"来评价医务人员的行为，判断医务人员行为的善恶，用以支配医务人员的行为。医学道德传统是医学医务人员在长期的医学实践中形成的稳定的、习以为常的医德行为方式；是不成文的医学道德要求，又是自发重复的医学活动行为，具有稳定性、继承性和自觉性，在医学道德评价中起着重要的作用。医德传统在进行医学医德评价时合乎"医为仁术、救命活人""一视同仁"等医德传统者为善，反之为恶，具有特殊的褒贬力量。

3. 内心信念　在伦理学意义上，内心信念主要是指道德信念。在道德评价中，内心信念主要是作为良心来发挥其功能的。首先，它作为一种强烈的责任感，是推动人们对行为进行善恶评价的最直接的内在动力。第二，内心信念作为"真正深入到我们的血肉里去"的道德意识和道德准则，也是人们道德评价中的直接标准。第三，内心信念由于包含情感和意志等因素，可以作为一种内在的强制力，迫使行为当事人接受善恶判断，以及相随的赞许或谴责。最后，内心信念也是使道德评价成果成为行为当事人内在的稳定因素的形式。对一个医务人员来讲，内心信念是医务人员发自内心地对医学道德原则、规范或医学道德理想的正确性和崇高性的笃信，以及由此而产生实现相应医学道德义务的强烈责任感。它是医务人员进行医学道德选择的内在动机和医学道德品质构成的内在要素。因此，它是医学道德评价的一种重要方式。

当医学人员履行了符合自己道德信念的道德义务，竭尽全力医治病人，达到预想的效果时，就会对自己合乎医学道德的行为感到心安理得、内心无愧，得到一种精神上的满足，形成一种信念和力量，并将在今后继续坚持这种行为。而当自己在医学工作中出现了某些差错，给病人带来一定痛苦或损失时，即使未被他人察觉，不曾受到社会舆论的谴责，也会受到良心的责备，而感到羞愧不安，促使自己作自我批评，并在今后尽力避免再发生类似的行为。这就说明内心信念在道德评价中起着自知、自尊、自戒和不断自我完善的重要作用，是医学医务人员进行自我调整的巨大精神力量。

三、医疗实践中的医学道德规范和具体要求

（一）医学道德的基本规范

医德规范是在医德基本原则指导下制定的具体行为准则。我国医德规范内容与时俱进。

1988 年，卫生部颁布《医务人员医德规范及其实施办法》中提出了 7 条医学道德规范。分别是：

1. 救死扶伤，实行社会主义的人道主义，时刻为病人着想，千方百计为病人解除病痛。

2. 尊重病人的人格与权利，对待病人，不分民族、性别、职业、地位、财产状况，都应一视同仁。

3. 文明礼貌服务。举止端庄，语言文明，态度和蔼，同情、关心和体贴病人。

4. 廉洁奉公。自觉遵纪守法，不以医谋私。

5. 为病人保守医密，实行保护性医疗，不泄露病人隐私与秘密。

6. 互学互尊，团结协作。正确处理同行间的关系。

7. 严谨求实，奋发进取，钻研医术，精益求精。收集不断更新知识，提高技术水平。

2014 年，中国医师协会公布《中国医师道德准则》，包括引言、基本准则、医师与患者、医师与同行、医师与社会、医师与企业等部分，共 40 条。摘录如下：

引言

《中国医师道德准则》规范了医师的道德底线，促使医师把职业谋生手段升华为职业信仰；医师应遵从行业自律的要求，以医师职业为荣，笃行中国医师道德准则，赢得社会的尊重，让医学的文化得以传承和发扬。

一、基本准则

1. 坚持患者至上，给予患者充分尊重。

2. 敬畏生命，以悲悯之心给予患者恰当的关怀与照顾。

3. 不因任何因素影响自己的职业行为，拒绝参与或支持违背人道主义的行为。

4. 在临床实践、教学、研究、管理或宣传倡导中，承担符合公众利益的社会责任。

5. 终身学习，不断提高专业知识和技能。

6. 以公平、公正的原则分配医疗资源，使其发挥最大效益。

7. 维护职业荣耀与尊严，保持良好执业状态。

二、医师与患者

8. 不因患者年龄、性别、婚姻状况、政治关系、种族、宗教信仰、国籍、出身、身体或精神状况、性取向或经济地位等原因拒绝收治或歧视患者。

9. 耐心倾听患者陈述，建立相互尊重的合作式医患关系。

10. 以患者可以理解的语言或方式与之进行交流，并尽可能回答患者提出的问题。不以不实的宣传或不正当的手段误导、吸引患者。

11. 不以所学的医学知识和专业技术危害患者或置患者于不必要的风险处境。

12. 医师不应将手术、特殊检查和治疗前的知情同意视为免责或自我保护的举措，更不应流于形式或视为负担，而应重视与患者的沟通和宣教。

13. 医师享有对患者处方、治疗或转诊等技术决策的自主权，当患者利益可能受到损害而医师本人无力解决时，应主动通过相关途径寻求解决。

14. 选择适宜的医疗措施，对于经济困难的患者尽量给予医疗帮助或协助其寻找救助途径。

15. 追随医学进步，不断更新知识，通过自我提升，更好帮助患者。

16. 在医疗实践中，严格区分治疗行为与实验行为，恪守职业道德。

17. 正确评价自己的医疗能力，在个人技术有局限性时，应与同事商讨或寻求帮助，以求得到合理诊疗方案。

18. 在临床实践中应时刻关注可能威胁患者安全的危险因素，并积极向管理者提出危险预警和改进建议。

19. 在指导医学生临床诊疗活动中应避免给患者带来身心损害。

20. 慎重对待患者对于维持生命治疗的选择。尊重丧失能力患者在其丧失能力之前所表达的意愿，可通过生前遗嘱、替代同意等方式，最大限度地保护患者的权益。

21. 为患者保守秘密，避免在公共场合讨论或评论涉及患者隐私或有身份识别的信息。

22. 除信息公开可能对患者造成伤害而需要隐瞒信息的情况外，患者有权知道病历上与其相关的信息及健康状况，但病历上如涉及第三者的保密信息，医师则应征得第三者同意才可以告知患者。

23. 尊重患者的合理要求和选择，尊重其接受或拒绝任何医疗建议的权利。

24. 面对失去意识的急危患者，应寻求法定代理人的同意，在无法联系患者法定代理人时，医师可默认为患者同意，报经医疗机构管理者或授权负责人同意后施救。对自杀患者，也应挽救其生命。

25. 对行为能力受限的患者，应尽量让其在诊疗过程中参与决策。

26. 如果患者法定代理人或授权人禁止为患者提供必要的治疗时，医师有义务提出异议，如在危急时则以患者利益至上而从事医疗行为。

27. 发现患者涉嫌伤害事件或者非正常死亡时，应向有关部门报告，并应特别关注对未成年人、妇女和精神障碍者的人身保护。

28. 在宣告患者死亡时，要严格按照临床死亡标准和相关医疗程序施行。在患者死亡后，应当安慰家属，告知其善后事宜。

三、医师与同行

29. 医师应彼此尊重，相互信任和支持；正确对待中医、西医各自的理论与实践。

30. 公正、客观评价同行医师的品格和能力，不包庇和袒护同行，积极参与医疗技术鉴定和出庭作证等法律程序。

31. 医师不应相互诋毁，更不得以不正当方法妨碍患者对其他同行的信赖。

32. 医师应与同行相互学习与交流，并将自己的技术和知识无私地传授给年轻或下级医师。

四、医师与社会

33. 给予急需医疗帮助的人提供适当的医疗帮助并负有专业责任。

34. 对社会负有解释科学知识的专业责任，医师应成为公众健康的倡导者、健康知识的传播者和公众健康危险的警示者。

35. 要意识到团体、社会和环境在患者个人健康方面的重要影响因素。要在公共健康、健康教育、环境保护、生态平衡、社会福利以及相关立法等方面发挥积极作用。

36. 应确保所参与的项目研究符合科学和伦理道德要求。

五、医师与企业

37. 不得因医药企业的资助而进行有悖科学和伦理的研究，不能为个人利益推销任何医疗产品或进行学术推广。

38. 对于医药企业资助的研究，医师应该在公布、展示研究成果或宣教时声明资助事实。

39. 医师不得参与或接受影响医疗公正性的宴请、礼品、旅游、学习、考察或其他休闲社交活动，对于企业的公益资助、临床研究或学术推广应按规定申报和说明。

40. 应当抵制医药企业假借各种名义向医师推介的处方药品搭售、附赠等促销活动。

（二）医疗实践中的医学道德要求

1. 诊断中的医学道德要求　询问病史应态度和蔼，评议亲切，耐心倾听，正确诱导。体格检查做到动作轻柔，注意保暖，认真负责，按正规顺序检查。并根据病情需要，有计划有目的地进行辅助检查。

2. 治疗中的医学道德要求　严格掌握用药适应证，注意剂量、疗程及个体差异，防止药物副作用及毒性反应。重视心理治疗，解除病人心理障碍，注意保护性医疗制度，防止医源性疾病。安慰剂的应用以不损害病人利益为前提。

3. 危重病人抢救中的医学道德要求　突出一个"急"字，树立时间就是生命的观念。极端负责，精心医治，努力使险象丛生的病人脱离险境。各有关科室的医务人员应做到团结协作，紧密配合，力争抢救达到最佳效果。对不可逆转的垂危病人也要尽可能地给予支持疗法。

4. 手术治疗中的医学道德要求　手术前应严格掌握手术适应证，充分做好各种术前准备。手术时尽量做到损失小，疗效好。不允许爱病不爱人，单纯为练技术而手术的不良作风。术后观察应是手术治疗过程的一部分，必须细心观察和护理，绝不能掉以轻心。

5. 护理中的医学道德要求　应忠诚护理事业，护理人员要提高对护理工作意义的认识，做到自尊、自重、自爱、自强。应体贴同情病人，做到以和蔼可亲的态度安慰病人，增强病人战胜疾病的信心。应严守规章制度，严格操作规程。做到各项护理及时、准确、审慎无误。对技术精益求精，不断提高护理基础理论水平，学会新的护理操作技术。重视对医学伦理学、护理心理学的学习。

第二节　医学生思想道德教育

医学生是大学生的重要组成部分之一，又是将来的从医者。大学生必须重视思想道德素质的培养，从医者需要崇高的医学职业道德修养，因此在重视医学生作为大学生身份的共性培养要求基础上，还要特别注重医学道德素质的培养。那么对于医学生而言，医学道德的内容就应该融入思想道德素质教育的过程中。医学生应确立正确的政治方向和立场，培养坚定的共产主义信念和诚挚的爱国主义精神，增强政治敏锐性和鉴别力；树立科学的世界观、人生观和价值观；培养高尚的医学道德情操、强烈的主人翁意识和法制观念，为实践全心全意为人民服务的医学人道主义精神而努力学习。

一、加强医学生思想道德素质教育的重要性

随着我国医疗体制改革的不断深入，医生的职业道德日益成为全社会关注的焦点问题。加强对医学生的思想道德教育，培养具有良好医德医风的医务工作者，已成为社会对医学院校的期盼。在这种情况下，全面推进素质教育，尤其是加强对医学生的思想道德教育，无论是对医学生本身健全人格的发展，还是对推进医学社会的发展，从而推动我国社会经济文化发展，满足人民群众需求，都有不可替代的重要意义。

（一）加强思想道德素质教育对医学生的重要性

当今世界，一方面科学技术飞速发展和急剧变革，呈现出既高度专业化又高度综合化的总体趋势；另一方面，我国加入世界贸易组织，与世界的融合越来越紧密。发达国家对高等医学教育的专业培养目标进行了认真的研究与探索，以期建立适应社会需求的动态发展目标；我国的医学教育专业培养目标始终以国家的教育方针为指导，面对世界范围各种思想文化的相互激荡，我们既要立足国内，面向世界，又要自觉抵制来自西方敌对势力对我国进行的意识形态的渗透。同时，我们必须坚持马克思主义在意识形态领域的主导地位，倡导富强、民主、文明、和谐，倡导自由、平等、公正、法治，倡导爱国、敬业、诚信、友善，积极培育和践行社会主义核心价值观来统领社会主义文化建设，结合我国医学院校的特点，把弘扬和培育民族精神作为思想道德素质教育的重点，对医学生进行爱国主义、集体主义和人文主义教育，形成与时代相一致的政治观和民族观。这就要求医学生充分认识思想道德素质教育的重要性，以及充分认识思想道德素质教育对医学生树立正确的世界观、人生观、价值观起到至关重要的导向作用，只有这样，才

能深化医学生对客观世界和社会政治生活的认识，从理论与实践的结合上认清医学工作的重要性及道德意义，从而调动为共产主义事业而奋斗的积极性和创造性，树立全心全意为病人身心健康服务的崇高理念，同时帮助其面对纷繁复杂的现实世界，能够冷静、客观、公正、全面地做出判断和评价，始终保持个人和社会的和谐统一，始终朝着正确的方向和社会主义的要求前进。

（二）加强医学生思想道德素质教育对医学发展的重要性

传统的单纯生物医学模式正在发生着深刻的变化，正逐步向生物-心理-社会医学模式转变，为了适应医学模式的这一转变，就必须改革现有的医学人才培养模式。而且，新的医学模式要求医学研究从生物学、心理学、社会学等诸方面综合考察人类的疾病和健康，认识医学的功能和潜能，这就决定了医学在其固有的自然科学属性之外，还带有一定的人文学科的特征。所以，首先必须打破单纯灌输医学基本理论知识的传统教育模式，注重培养学生的自学能力、获取信息的能力和与病人交流的能力，加强医学生的人文科学和社会知识的教育，使学生对心理学、伦理学、行为科学和自然科学发展史等各个领域都有一定程度的了解。其次，加强医学生思想道德素质教育，使医学生在业务素质提高的同时，思想道德素质也得到提高。由此可见，现代社会对医学人才的这一要求，使得我们必须改革现有知识结构较为单一的培养模式，全面推进素质教育，尤其是加强医学生的思想道德素质、心理素质以及科学文化素质的培养，使之在信息时代在各个方面都具有较强的业务能力和实际应用能力。

加强医学道德教育，才能提高医学行业的医德医风，而这样的工作，从医学生就必须开始。医德医风是每一个医务人员的无形财富，对于医疗卫生单位来讲，医德医风是无形资产。医学道德决定着医学发展和医疗卫生实践应该永远保持其应有的道德品格。当今医学的发展多方位、多层次，医学道德保证医学沿着正确的方向发展。

（三）加强医学生思想道德素质教育对现代社会的重要性

随着全球经济一体化、医学科学的飞速发展和人们对生命健康、医疗服务要求的提高，对医学毕业生的整体素质要求也越来越高，这不仅意味着增加了医学生素质教育的内容，也增加了医学生素质教育的难度。所以，对医学院校医学生的综合素质教育问题遇到了前所未有的挑战。素质是相对持久地影响和左右着人对外界和自身的态度。素质教育以面向全体学生、全面提高学生的基本素质为根本目的，强调人格的不断健全和完善，使人的思想道德素质、文化素质、业务素质和自身心理素质全面提高，其中又以提高思想道德素质为根本，以提高文化素质为基础，教育学生如何学习，如何思维，如何做人，如何做事，而不是片面地追求社会功利和个人功利。在国家和民族的发展中，人文素质是民族精神、民族凝聚力的根基。因此，加强医学生思想道德素质教育既是推进素质教育的根本，也是现代社会对医学生素质教育的要求。

二、医学生思想道德素质的主要内容

医学生由于专业的特殊性，决定了思想道德素质在达到一般大学生要求的基础上还应当体现自身的特点。

（一）以科学理论为指导的思想政治素质

坚定正确的政治立场和政治方向，用科学的理论武装头脑，是思想政治素质的核心内容。在社会主义市场经济条件下，经济成分的多元化必然导致人们思想的多元性。改革开放在促进生产力发展的同时，也带来了西方不良社会思潮的侵袭，还有封建腐朽思想的影响等，都可能会使人们的思想观念、政治立场产生动摇。首先，必须坚定不移地坚持建设中国特色社会主义的共同理想，做到思想端正、头脑清醒、立场坚定、旗帜鲜明，拥护党的"一个中心、两个基本点"的基本路线。其次，具有较高的思想觉悟和境界、超前的思想观念。思想政治素质的中心内容是树立正确的世界观、人生观、价值观；运用辩证唯物主义和历史唯物主义的基本原理分析问题、解决问题；正确认识社会主义和资本主义的发展历程，对中国特色社会主义伟大事业充满信心；理解人的本质、人的社会性、人生理想、价值信念和态度等方面的理论，并付诸实践。

（二）以全心全意为人民服务为核心的道德素质

全心全意为人民服务是社会主义道德建设的核心，是当代人才道德素质的集中体现。道德是有层次的，医务人员的道德品质应是高层次的，既具有高尚的公民道德，又具有良好的职业道德。

1. 高尚的公民道德　社会主义道德建设要坚持以为人民服务为核心，以集体主义为原则，以爱祖国、爱人民、爱劳动、爱科学、爱社会主义为基本要求，以社会公德、职业道德、家庭美德为着力点。中共中央颁布的《公民道德建设实施纲要》提出了20字公民基本道德规范："爱国守法、明礼诚信、团结友善、勤俭自强、敬业奉献。"医务人员要同所有公民一样，遵守公民道德。要提倡和发扬集体主义精神，尊重人、关心人，热爱集体、热爱公益，扶贫帮困，为人民、为社会多做实事，反对和抵制拜金主义、享乐主义、个人主义；做到对社会负责，对人民负责，正确处理国家、集体和个人利益的关系，反对小团体主义、本位主义，反对损公肥私、损人利己；大力倡导文明礼仪、助人为乐、爱护公物、保护环境；做到诚实守信、办事公道、服务群众、奉献社会；遵守尊老爱幼、男女平等、夫妻和睦、勤俭持家、邻里团结的家庭美德；学法、懂法、守法，依法办事；等等。

2. 良好的职业道德　首先，坚持全心全意为人民身心健康服务的理念。全心全意为人民身心健康服务，是对医务人员的基本要求。医务人员应当坚持"救死扶伤，实行革命人道主义，全心全意为人民身心健康服务"的医德原则，做到以病人的生命和健康利益为重，想病人之所想、急病人之所急、帮病人之所需、为病人之所求，不计报酬、不图名利，积极为人民的身心健康服务。其次，要有高度的责任感。医务人员应该牢记自己解除病人病痛、保障人民身心健康的职责。在为病人诊治疾病的过程中，小心谨慎、极端负责、一丝不苟，使病人得到及时、准确的治疗。也只有树立起责任感，才能自觉地把病人的健康和利益放在高于一切的位置，才能把抢救病人视为神圣的使命和义不容辞的光荣职责，才能为抢救病人的生命和维护病人的健康不分白天与黑夜、上班与下班、分内与分外、有无报酬，都能自觉自愿地、无条件地奉献出自己的全部心血。其三，要有爱心和同情心。一个人有爱心和同情心，才能尽心尽力地去帮助他人。人在社会生活中，总会遇到挫折、困难和不幸，包括疾病的困扰，这时候最渴望来自他人和社会的关心与帮助。医务人员应该有爱病人和同情病人之心。在医疗活动中，要关心、同情病人的痛苦、处境和命运，时时、事事、处处把解除病人的痛苦和维护病人的利益放在第一位。古人把医学称为"仁学"，把医者之心称为"父母心""恻隐之心"，认为医务人员应具有爱心和同情心。医务人员的爱心和同情心是正确处理医患关系的基础。医务人员有了爱心和同情心，就能主动地爱护、关心和帮助病人，给病人送去温暖，就会全力以赴地施以救治，就会彻底摒弃漠不关心、唯利是图的不道德行为。其四，培育"慎独"境界。在医疗活动中要想到这是自己的职业，是应尽之责；要正确处理好义与利的关系，时刻想到维护病人的健康和利益；要设身处地地为病人着想。著名外科专家周礼荣曾经这样说过："自己老是想着，自己处在病人的情况下怎么办？在任何情况下，都要从病人的角度去考虑问题，不能从个人的角度去考虑问题。"只要能设身处地地为病人着想，形成"慎独"境界，就会成为一名高尚的医生。

良好的思想道德素质是医务人员整体素质的基础。医学史上流芳百世的名医无不是集"医术"与"医德"于一身的"仁者"，如张仲景、华佗、孙思邈、伊姆霍泰普、希波克拉底等。医疗工作关系着人的生老病死和家庭的悲欢离合，对医务人员的道德品质的要求与对医务人员医疗技术水平的要求同等重要。

三、医学生医学道德教育的特殊过程和原则

相比较于思想道德教育的一般性过程，医学生的医学道德教育还有其特殊的教育规律性，即提高医德认知-培养医德情感-坚定医德意志-树立医德信念-养成医德习惯，最终付诸医德行动。医学道德教育的过程就是上述要素的形成和提高发展过程。

（一）医学生医学道德教育的特殊过程

1. 形成医学道德认知　医学道德认知是指医学生对医学医德的理论、原则、规范和准则的接受、理解和掌握。认知是行为的先导，在医学生群体中，由于还缺乏实际的医学实践，还没有太多的医学道德感悟，甚至受社会某些不良思想因素的影响，对医学缺乏道德认知，造成善恶不辨、是非不清。提高医学生的医学道德的认知水平，是医学道德教育的首要环节，如自觉形成"不伤害""知情同意""诚信"等认知。医学道德教育的首要任务就是使受教育者懂得医学职业道德的理论原则和规范，认清荣与辱、高尚与低俗等是非界限，提高自觉履行医学道德义务的自觉性。加强医学道德理论学习，是提高医学道德认知的最佳途径。

2. 培养医学医德情感　对医学医德的相关理论知识有正确的认识之后，并不意味着医学道德教育已经达到了目的，这才是教育工作的最基本的工作，还要涉及培养受教育者的医学医德情感问题。医学医德情感反映医学医务人员在心理上对自己道德义务的一种爱憎、好恶的态度。医学生对自己所将从事的医学事业，怀有什么样的情感，就会转化为一种什么样的态度。只有怀有奉献于医学事业的情感，才能建立对医学行为的正确态度。医德情感具体表现在对患者的态度是关心、帮助、同情与否。这种情感一是通过医德教育启迪建立，二是靠在实践中逐渐养成的。培养医学生职业道德情感的过程，按教育心理的发展，一般要经历三个不同发展阶段，即由直觉的情绪体验发展到与具体的道德形象相联系的情绪体验，再上升到道德理性指导下的情绪。医学医德情感一旦形成，就会对医学道德行为起到比较持久而富有强大动力的作用。

3. 坚定医德意志　医学生在学医以及参加医疗实践过程中，总会遇到这样或那样的困难，在种种困难面前，是知难而进还是知难而退，就涉及道德意志问题。所谓医学道德意志，指医学生自觉地克服医学医疗工作中所遇到的困难和障碍的毅力。一个医学道

德意志坚强的人，在学医的过程中以及将来履行医疗职业道德义务中，能坚持信念目标的一致性，坚韧不拔，战胜困难，顽强地履行自已的医德责任，直到最后成功。医学道德意志薄弱者，就可能在行为选择时放弃初衷或在行为过程中半途而废。医学生的医德意志的坚毅与否是关系到将来医德水平的高低。因此，锤炼医学生医德意志应成为医学道德教育中不可缺少的重要环节，应在教育的同时，及时地引导医学生在医疗实践中持之以恒地磨炼医学道德意志。

4. 树立医学道德信念　与医学医德情感紧密联系的是医学医德信念。医学医德信念是医学生对所遵循的医德原则、规范和理想的信仰以及发自内心的强烈的责任感，它在医学道德品质形成中居主导地位，是推动医学医德行为的动力。一个医学生只有树立了坚定的医德信念，其医德行为才能稳定和持久，才能自觉地按照确定的信念去选择自已的医德行为，才能不受当前各种不良医学观念和医学行为的干扰。因此，医学道德教育启迪医学生树立一个坚定的、高尚的医学医德信念，是十分重要的。

5. 养成医德行为习惯　提高认知水平、培养道德情感、坚定道德意志在医学道德教育中都是极为重要的。但这几项因素都属于"知"的范畴。对于医学道德品质来说，更为重要的还在于把"知"转化为"行"，并经过日积月累而成为医学道德行为习惯。所以，医学道德教育还有一个非常重要的环节是研究如何养成医学医德行为习惯。所谓医学医德行为习惯是指医学生在医疗实践中形成的一种经常的、持续的、自然而然的、不需要任何意志约束和监督而表现出来的行为。医学医德行为习惯一经形成，从某种程度上可以标志着医学道德教育目的的实现。医学生应严格要求自己，养成良好的医学医德行为习惯。当然，这也不是一件容易的事，需要付出艰苦的努力。

总之，医德教育过程是一个系统的整合过程，由认知、情感、意志、信念、行为习惯等要素构成，彼此互相联系而又互相区别。情感、信念、意志和行为习惯都是在一定的医学道德认识支配下形成的，因此，医学道德认知是形成医学医德品质的基础；医学医德情感是认知向信念转化的条件；信念则是认知转化为行为习惯的中间环节；意志能使医学道德行为持之以恒；医学医德行为习惯是医学道德品质形成的结果，也是医学道德教育的初衷与目的。可见，医学道德品质的形成过程，是医学医德认知、医学医德情感、医学医德信念、医学医德意志、医学医德行为习惯等多因素相互作用、相互促进的过程。

（二）医学道德教育的原则

1. 理论联系实际原则　理论联系实际是医学道德教育必须贯彻的根本原则，医学道德教育也不例外。理论是行动的指南，缺乏医学医德理论的教育，靠医学传统习俗的影响，医务人员的行为就只能停留在原来的水平上，跟不上社会和医学科学发展的需要。但是医学医德教育如果脱离了社会，离开了医疗实践活动，就失去了教育的目的，就不能有的放矢地解决问题，就会成为空洞的说教。在医学道德教育过程中，必须坚持从实际出发，将理论知识用于医学医疗实践中，尤其对医德意志、信念和行为习惯的形成，需要在实践中不断的磨炼，使理论知识得以升华，更快地形成高尚的医学道德品质。

2. 正面教育为主原则　正面教育、积极引导有利于医学医务人员医德品质的形成，是医学医德教育过程中最主要的原则。贯彻以正面教育为主的原则，就是要注意和受教育者进行心理沟通，应动之以情，晓之以理，讲清道理，循循诱导，使受教育者从中受到高尚医德的感染和熏陶，调动广大医学医务人员的医德积极性和自觉性，从而养成良好的医学医德行为和习惯。对待道德问题，动辄媒体曝光，大肆炒作，动辄司法武器，往往引起很多负面影响。

3. 因人施教原则　因人施教是教育学的一个普遍原则。有的放矢地对各种不同类型、不同层次、不同基础和年龄的医学医务工作者施以医德教育，即因人施教。医学道德教育也必须遵循这一原则。这是由于每个医学医务人员的年龄、成长环境、教育程度等条件的不同，他们在气质、性格、兴趣、爱好、需要层次、工作经验、处理突发事件的能力等方面都有其不同的特点。因此，医学道德教育不能光停留在普遍教育上，应在普遍教育的基础上，依据教育对象的不同特点，采用不同的方法，只有这样，才能取得良好的教育效果。

4. 长期性与渐进性原则　医学道德的形成是一个漫长过程，对它的培养和教育也不是一朝一夕的功夫。闪电般地改变人的道德水平是不可能的，对受教育者必须从多种角度进行长期、反复的认识、熏陶、引导、教育，才能收到良好的效果。同时，医学人员处在一个复杂的社会环境中，在这样的环境中，各种思想交汇，有高尚的，也有卑下的，要使先进的道德思想战胜形形色色的不道德的思想，需要长期、反复地进行医学道德教育，利于医学人员真正接受好的道德观念。所以，医学道德教育应该循序渐进、由浅入深、逐步完善。

第三节　医生的道德责任

一、医生的职业特性

医生是一种神圣的职业，从事的是救死扶伤、实行人道主义的神圣事业。医生职业的特殊性表现在：

第一，医生主要职责就是救死扶伤，防病治病。医生是一种角色和职业，医生角色是预防健康人的疾病和将病人带回到发挥正常功能的状态。显然，医生是病人的健康利益的实际维护者，医生的道德直接与病人的健康利益相关。在战国时期的《素问》中就指出：天覆地载，万物悉备，莫贵于人，人命之贵，一失不可复得。所以作为担负"健康所系、性命相托"职责的医生，在诊治中必须认真负责，一丝不苟，决不可粗枝大叶或敷衍塞责。白求恩同志说过，一个医生的责任，就是使我们的病人快乐，帮助他们恢复健康，恢复力量。

第二，医生的职业对象是病人。医生的概念与病人的概念是一对相互依存的概念。顾名思义，病人就是指生理和心理上不健康的人。患病行为就是当一个人感到生病时，为了达到确认疾病存在和寻求减轻疾病痛苦的目的而主动采取的行动。病人求医就是把自己的病痛疾患交给了医生，请求医生解除他们的疾病与痛苦，因此医生就要对病人的健康诉求承担责任。古人云，行医如临深渊，如履薄冰，病人把最宝贵的生命交给了医院、医务人员，而在诊治中稍一粗心大意，就有可能致人伤残，甚至危及生命，所以医务工作者不能有半点马虎和轻率。

二、医生的道德责任

责任，这个概念有着双重含义，其一是指社会对个体的要求，这是个体的外在责任；其二是个体对自我的要求，即个体内在的责任。但从本质上讲，内在责任是根源于外在责任并由外在责任转化而来的。因为，个体生活于社会之中。马克思、恩格斯指出："作为确定的人、现实的人，你就有规定，就有使命，就有任务；至于你是否意识到这一点，那都是无所谓的。这个任务是由于你的需要及其与现存世界的联系而产生的。"

道德责任并不是主体主观意识的任意产物，而是社会生活的客观需要。如果社会对个体没有责任的要求，个体可以为满足自己的欲望、需求而为所欲为，则人类社会就不可能正常地维系和存在下去。因此，任何社会都必须通过一定的道德规则和法律法规来约束和规范人的行为，以使社会能够正常地维系下去。从这个意义上讲，责任对个体来说是一种外在的社会压力，它是作为一种环境因素来影响或施压于个体，以迫使个体的行为选择能符合社会的某些基本需要。这种责任表现为道德上的他律。

内在责任是个体对自我行为的道德要求，它表现为个体自我的道德观念和自我道德约束，即自律。内在责任意味着个体随时通过主动学习来改善和提高自我的道德认知和道德修养，使之能够形成个体在道德生活中的自律。

强调医生应有强烈的责任意识，指的就是医生应同时具有内外责任意识。医生的道德责任就是医务人员在职业工作和日常生活中，不忘社会和他人的整体利益，积极履行法定的责任，自觉承担应尽的义务。

医生是个包含较多道德义务的角色。这种角色义务的履行，需要医务人员以高度自觉的态度来践行医德规范和行为准则。这种遵守道德规范的自觉性的培养和形成，恰恰是以人的责任心为前提的，任何高尚的德行，都是以某种责任心为支撑的，任何道德规范都是相应责任的体现。医生只有具有了强烈的责任意识，才能爱岗敬业，始终把个人对社会的责任和贡献放在第一位，甘愿服从服务于人民卫生事业。人的责任心是整个道德大厦赖以建立的基石。

三、医生道德责任培养

（一）道德责任的他律性培养

1. 全社会形成一个民主的社会氛围　在民主的社会氛围中，人们才能真正地形成一种认真负责的风气。道德责任最本质的就是一种自觉自愿、主动承担对社会、祖国和他人的责任。因此，道德责任感实质上也就是主人翁的责任感。要增强主人翁的责任感，从社会的角度看还需要充分发扬社会主义民主，形成相互尊重、民主、平等的社会氛围。医生是社会中的一分子，民主的伦理氛围必然会影响到他们。每个人从降生开始，就接受着社会和他人的种种服务，在成长并具有一定能力后，理应对社会和他人有所回报。这体现了社会、他人与个人之间相互承担责任的双向反馈关系，即道德责任的相互传递、循环；在这种氛围中每个人都会加强责任感的培养，当然也包括医生在内。医生在行医的过程中，就会自觉地对病人负责，而病人也会自觉地尊重医生。在这种氛围中，病人就会详细地叙述自己的病史，而医生就可以获取详细的资料以便做出正确的诊断，最终达到医生对病人负责，病人达到了对自己身体负责。

2. 制度保证　培育和强化医务人员的责任意识，既靠教育引导，也靠法规约束。要充分发挥体制、机制、制度在医德建设中的作用，通过制定职责标准、健全规章制度、建立监督机制、加强行政制约，引导和强化医务人员的道德责任。在市场经济条件下，个人利益凸现。把人的价值目标确立到正确方向上来，把人的利益期望引导到正确轨道上来，是新形势下强化责任意识及防范和避免不负责任、不道德行为的根本措施。要坚持科学的分配原则和合理的奖惩机制，按照知识的价值和医务人员劳动的价值，使他们劳有所得。因此，强调责、权、利的统一，无疑有利于增强医生的道德责任感，提高他们的积极性和创造性。尽管各种形式的责任制的运行具有强制性，责任内容具有功利性，但其具有道德调控功能是不容置疑的。责任制中包含着对履行责任行为的肯定和不履行责任行为的否定，这种肯定和否定中蕴含着社会价值导向，可以成为人们认识责任的基础。因此，建立和健全各种形式的责任制度，并辅以相应的赏罚机制，也是增强人们责任感不可缺少的环节。

（二）道德责任的自律性培养

要提高医生对道德责任的理性自觉，即把道德责任的理念完全内化为自己内心的绝对命令。

1. 医生把承担道德责任作为自己在社会中生存的必要条件　一个人也只有深刻地认识和体验到个人的生存和发展依靠着社会的发展和别人的劳动，以及社会的发展也离不开每个人的共同努力，才能增强道德责任感，自觉承担起对社会和他人的道德责任。

2. 医生把承担道德责任作为自我完善发展的需要　所谓自我完善，是指个人为实现自身全面发展所采取的自我教育和自我修养的步骤、方式、方法和过程。从这一角度讲，自我完善的中心问题是实现个人的全面发展。道德责任感是实现人的内在统一，完善其自身社会规定性的一种重要机制。同时，个人的内在统一是通过外在的个人同社会的统一而实现的，就个人而言，个人同社会的统一就是个体不断地履行道德责任的过程。

道德责任感作为一种基本的道德感情是建立在理性和理解的基础上的，责任感就是在一定责任认识的理性指导下，去完成这种责任，并由此得到相关的内心情感体验，它是知、行、情相统一的过程。而这一过程即外在道德责任转化为医生的内在道德责任的过程。医生内在责任是其对社会道德价值的一种主动认识的产物，即医生不仅被动地吸收和接受外部世界的各种道德价值，而且也总是在不断地通过自己的理性认识外部世界从而理解、选择、形成和修正自我的道德价值。因此强调医生内在责任，就意味着提醒他们随时通过主动学习来改善和提高自我的道德认知和道德修养，使之能够形成在道德生活中的自律。

拓展阅读提示

《希波克拉底誓言》

《日内瓦宣言》

《医生承诺的促进病人利益的义务》

《新世纪医师职业精神——医师宣言》

《中国医师宣言》

《医学生誓词》

《大医精诚论》（唐·孙思邈）

第十一章　医患沟通能力

医患关系是医学人际关系中最基本、最重要、最核心的关系，医患关系的和谐离不开医患之间的沟通与交流，良好的医患沟通能力是医学生成为一名合格医生的必备素养。

第一节　医患沟通概述

一、医患沟通的定义

沟通是为了一个设定的目标，把信息在个体或群体间传递，并且达成共同协议的过程。需要借助一定的渠道与情境使信息从传者传递给受者，并产生意义。沟通的本质是使得信息尽可能完全地被受者接受并产生良好的反馈与积极的效应。医患沟通中的传者与受者分别是医方与患方。

（一）医方（医者）

狭义的医方概念，指医务人员，也就是经过卫生行政机关批准或承认取得相应资格的各级、各类卫生技术人员，包括医疗防疫人员、护理人员、管理人员、检验人员等。广义的医方概念，不仅指医务人员，还包括医院、医疗机构和其他医疗管理部门。

（二）患方（患者）

狭义的患方概念，指患者本人，也就是直接接受医院检查治疗的人。广义的患方概念，不仅指患者本身，还包括患者的直系亲属、近亲属、代理监护人以及患者所属的单位、组织或保险机构。

（三）医患沟通

医患沟通就是在医疗卫生和保健工作中，医患双方围绕伤病、诊疗、健康及相关因素等主题，以医方为主导，通过各具特征的全方位信息的多途径交流，科学指引诊疗患者伤病，使医患双方形成共识并建立信任合作关系，达到维护人类健康、促进医学发展和社会进步的目的。

由于"医"和"患"都有广义与狭义的区分，因此，医患沟通也有广义和狭义的内涵。广义的医患沟通是指各类医务工作者、卫生管理人员、医疗卫生机构和医学教育工作者，主要围绕医疗卫生和健康服务的法律法规、政策制度、道德与规范、医疗技术与服务标准以及医学人才培养等方面，以非诊疗服务的各种方式与社会各界进行的沟通交流，如制定新的医疗卫生政策、修订医疗技术与服务标准、公开处理个案和健康教育，等等。广义的医患沟通可产生巨大的社会效益和长久的现实意义，它不仅有利于医患双方个体的信任合作及关系融洽，更重要的是它能推动医学发展和社会进步。

狭义的医患沟通是指在医疗卫生和保健过程中，医务人员用语言、行为和神态等方法与患者进行信息交流、思想交流和情感交流，医患双方围绕疾病的诊疗、健康教育及相关因素等主题，以医方为主导，通过多种方式和多种途径的全方位的交流、科学指引、诊疗患者疾病，使医患双方形成共识并建立信任合作的关系，共同完成维护人类健康、促进医学发展和社会进步的目的。通过有效的医患沟通，可以提高诊疗技术与人文服务水平，取得患者和社会的信任与合作，促进医学事业与社会文明进步和发展。

二、医患沟通的模式

（一）主动-被动模式

它是一种传统的医患沟通模式：在这种模式下，医务人员处于主动的支配地位，患者则完全被动服从。它有利于充分发挥医生的主导作用和能动性，较好地执行医嘱，不利于发挥患者的主观能动性，不利于患者对医疗过程监督。该模式一般适用于休克昏迷患者、精神病患者、急性创伤者、主观意识障碍的患者或婴儿，以及那些毫无医学知识、参与意识淡薄、消极被动的患者。

（二）指导-合作模式

它是医患沟通中的基础模式。在大多数情况下，患者并不都是主动-被动模式所描述的那些状况，患者与医师的沟通表现为：医师通过诊断、分析和治疗，指导医患关系，而患者则为医师的指导提供必要的信息（如症状和病史），知道疾病的发展，有能力判断疾病的治疗过程，并依照医师的指导进行合作。在这种模式中，患者尽管能够主动地反映自己的病情，医师能够表现出适当的倾听，但最终有决定权的仍然是医师，患者只能按照医师的决定行事，医师起主导作用，患者积极配合。这是现代医学实践中最常用的医患沟通模式，主要适合于急性或垂危但头脑清醒的患者。

（三）共同参与模式

它是在前两种医患沟通模式基础上发展而来的，该模式中医患平等关系是基础，治愈疾病是沟通的共同愿望，一方面，医务工作者充分尊重患者的知情权、选择权，以建立良好的医患沟通关系，使患者积极支持、配合诊疗；另一方面，患者不仅主动配合，还要进一步参与，而医师则是"帮助患者自助"。这种模式中的医患关系犹如成人之间的关系，适用于慢性病患者，而且更加适用于具有一定医学素养的患者。如在治疗糖尿病过程中患者逐日按照医师所开的处方口服药物或注射胰岛素、接受慢性病健康教育与管理等，糖尿病患者要有相当熟练的注射胰岛素技巧。医师"帮助患者自助"还表现在：医师可以为患者提供不同的手术、治疗或后期康复方案，告知每一种方案的利弊，但最终的选择权掌握在患者手里，医师只能帮助患者执行和实施患者所选择的方案。它有助于消除医患隔阂，减少冲突，建立真诚和相互信任的医患关系。

三、医患沟通的作用

（一）有利于医师了解和诊断病情

对患者疾病的诊断，通常是从医师询问病史开始的。询问病史无疑是一种典型的医患沟通交流过程，医师通过此过程可以从患者处了解到疾病的有关信息，如主要症状、发病过程、既往史、已用药情况等，这一过程十分重要，不可省略。众多经验丰富的医师都非常重视这一环节，以便从中收集到对诊断疾病有意义、有价值的线索，为进一步的检查及最终明确诊断打下良好的基础。在这里，沟通有效与否直接关系到问诊的质量及诊断的准确性。若沟通不畅，患者诉说病史不全，医师询问不当或医师听取患者讲述病史不仔细、不认真，则医师将无法收集到完整、准确的病史资料。在做各种检查时也需要医患双方有效的沟通，以使患者能很好地合作，使检查能顺利进行。如体格检查，通常需要患者能给予配合，指出疼痛部位，摆出检查所要求的体位、姿势等，这些都要求患者能明白医师的意图；辅助检查对患者也常有一些要求，需要医师明确地表达出来，让患者知晓并按照要求去做，如血糖、胃镜检查等需要患者空腹，医师在为患者做这些检查之前应与患者沟通好，交代清楚有关的问题，否则诊疗工作就要受到影响。

（二）有利于维护患者的权利

尊重患者权利是维护患者利益的根本保障。随着我国经济发展、社会进步、法制得以健全，人们对权利问题日益关注，患者权利意识也日益觉醒。知情同意权是患者的一项重要权利，它可以包括疾病认知权和自主决定权。患者可以在对疾病认知、了解的基础上对诊疗措施做出同意与否的选择决定。知情同意的过程也是一个医患交流沟通的过程。通过这个过程，医师对患者进行告知，同时了解患者还存在哪些问题和困惑；患者也需要通过与医师的对话、接触，明了自己疾病的诊断治疗情况，需要做什么检查，用什么药，有什么风险和意外，影响自己病情转归的因素有哪些，需要多少费用等信息，患者综合考虑后做出适合自己条件的选择。

随着我国国民素质和患者维权意识的提高，主动参与到自己疾病诊疗决策中的患者越来越多，在尊重人权、保护人权的当今社会，患者要求获得知情同意的权利，了解自己的病情，做出适当的决定，无疑是一种进步。在医患沟通中，医师拥有医学知识和技术，在诊治方案的制定和实施过程中仍居优势地位，具有不可替代的重要作用。但在一般情况下，医师不宜完全替患者做主，不应剥夺患者的自主选择权，而使患者处于完全被动接受的状态。医师对患者要进行病情、治疗措施的讲解，并表明自己的倾向性态度。一旦医师转达了基本的病情和推荐的诊疗建议，便需要弄清患者是否明白、能否理解你所传达的信息，要给患者阐述建议、偏好和同意与否的机会和过程，医师能提供患者医疗方面的建议，但患者需要结合他的价值观、疾病治疗、工作因素、家庭经济、医疗保险等方面的情况，做出最适合自己利益的选择。患者在个人行为及利益方面有决定的权利，在医疗方面也有做决定的权利，我们应尊重患者的正当权利，满足其知情同意的需要。患者对治疗方案有什么想法与要求，是否同意或接受某种治疗措施等问题，只有通过医患交流沟通才能获知。所以，加强医患沟通有助于更好地维护患者的知情同意权。

（三）有利于培养关爱患者的意识

关爱患者，为患者谋福利，是医疗行业长期以来的优良传统和职业道德规范。旧的生物医学模式，对健康、疾病的认识具有局限性，疾病仅仅被看作是人的身体出了问题，人也仅仅被看作是生物学意义上的人，不能从完整的角度看待人和疾病，因而医师更关注的是患者身体上的异常及其治疗，而忽略对人的精神状态、心理健康、社会环境因素等的关注，出现了爱病不爱人的情况，因而与患者沟通自然也不被放在心上。现在，生物医学模式正在向生物-心理-社会医学模式转变，新的模式意味着单纯依靠生物医学技术已不能全面正确地诊断疾病并给予患者合理的治疗了，它要求一种综合的诊断与治疗，认为要正确地对患者进行诊治，必须深入了解患者各方面的状况，使用多种治疗方法。医师应了解患者的心理状况、生活习惯、行为方式、生活工作环境、人际交往等方面的情况，因为有很多疾病是由于社会适应不良导致精神持续紧张、心理长期压抑或不良的行为方式、生活习惯所造成的。要了解患者方方面面的情况，医师不仅要有精湛的医术，而且还要关心患者，善于同患者沟通。因此，加强医患沟通是医疗工作的需要，是关爱患者的体现，也是为患者提供良好医疗服务的需要。

要加强医患沟通，医师应以同情、宽容、平和的态度，解释、诊察、治疗疾病，给予患者人格上的尊重和身心上的治疗。要通过沟通，了解患者的心理感受，多关心患者，多介绍有关治疗的进展情况等，使患者打消在治疗活动中存在的一些疑虑、困惑，使患者产生安全感、信赖感，增强其战胜疾病的信心，充分调动抗病潜能，使治疗达到事半功倍的效果。医患之间相关信息的沟通、情感的交流，对患者精神的安慰、情绪的稳定、希望的增强、人格的尊重等都具有重要作用，这无疑体现了一种人性化的关怀，有利于为患者提供更加满意的服务。

（四）有利于构建和谐医患关系

在构建社会主义和谐社会的时代背景下，医院是构建和谐社会的组成部分之一。构建和谐医院，建立和谐的医患关系是全社会的共同心愿。但是近年来，医患关系矛盾突出，且有进一步加剧的趋势，究其原因，除少数医务人员责任心不强、技术水平较低等之外，医患之间缺乏沟通也是一个重要原因。医学科学是所有科学中最复杂、最顶尖和未知领域最多的一门科学，医疗行为是在人体上进行的具有一定危险性、伤害性的行为。由于人体结构及病理变化的复杂性，任何医师判断病因、估计医疗效果都有一定的不确定性。尽管随着医学的进步，医疗技术水平的不断提高，医师对某种疾病的治疗方法在一般情况下是有效的，但仍不能保证在患者存在个体差异、疾病具有个体特殊性的情况下，某种治疗方法对患者就百分之百适用和有效。因此，医疗服务行业具有一定的风险性，在这种情况下，医患的及时沟通交流，医师的说明告知义务就显得极为重要。若医患之间信息交流不畅，常易使患者造成误解，引起猜疑或不满，为日后不和谐、摩擦及纠纷带来隐患。而患者在医疗过程中，因缺乏医学专业知识，以及迫切希望尽快恢复健康的心情，导致其不能很好地理解医疗行业的特点，常常对其期望过高。一旦医疗效果与费用与患者期望不一致，则极易产生纠纷。医务人员在医疗活动中占有技术信息，应主动真诚地与患者沟通，以使患者能理性地认识医疗活动，加深医患双方的理解、尊重和信任，消除不必要的误解，更好地建立起和谐融洽的医患关系。

（五）有利于提高医务人员的素质

注重沟通，增强沟通意识和沟通技巧，提高沟通能力，做好与患者的交流沟通工作，是医师良好职业素质的体现。医患沟通是医师必备的临床技能之一，也是医学生的必修课程。在诊疗工作中，医师通常决定什么是应该干的事情。这就需要医师在复杂的疾病治疗中分清主次、轻重、缓急，抓住关键要害，有较强的对比择优、分析判断问题和果断处理问题的能力。很多情况下，医师不但决定应该做什么，而且还要说服患者，要向患者讲明为什么这样做的道理，取得他们的认知和认同，要他们能够理解、接受并配合。

当然，患者也有他们自己的决定权。只有患者真正被说服了，认识到决策的合理性、正确性、可行性，他才能主动地、全力以赴地支持，才能调动患者及其家属配合的积极性，高效地实现医疗目标。医师要能够通过语言的感召力，疏通协调好医患关系。如果医患关系疏通协调不力，对方的积极性调动不起来，不能增加患者的信心，医师将成为无能的"好人"。因而，医师应具备良好的语言沟通表达能力，提高了这种能力，也就提高了医师的职业素质。

第二节　医患沟通的实施

一、医患沟通的方式

医患沟通的方式可分为语言沟通和非语言沟通，两者相互配合，达到最佳的沟通效果。

（一）语言沟通

包括口语交流和书面语言。口语交流是最基本、发生频率最高的医患交流方式，包括礼貌性语言、告知性语言、安慰性语言、解释性语言、鼓励性语言、暗示性语言、保密性语言和模糊性语言等；书面语言是临床医疗过程中以书面形式记录病情、诊断和处置意见的专业语言，可作为医患沟通的形式和法律依据。

（二）非语言沟通

包括静态非语言沟通和动态非语言沟通。静态非语言沟通包括医生的容貌修饰、衣着打扮、风度仪表和精神状态等；动态非语言沟通包括医生动作、手势、眼神、体态和面部表情等。医患沟通中非语言性沟通形式具有特殊意义，对于语言沟通有重要的补充作用，有利于提高沟通的效果甚至达到语言沟通所不能达到的效果。当患者疾病使语言交往受到限制的时候，非语言沟通是唯一重要的表达方式。

二、医患沟通的基本原则

（一）以人为本原则

现代社会的发展是以人为核心，以满足人的需求为价值取向。以人与自然统一和谐发展为核心的新发展理论引起了社会的普遍关注，人们的就医需求渐渐从单纯的生理需求向生理、心理、社会综合型需求的转变。人们不仅需要优秀的医疗技术服务，还需要从心理上得到关怀、尊重。据此提出的"以人为本"顺应了现代医学模式的转变，同时对医疗服务提出更深层次的要求。尽可能使患者满意，最大限度地提高人们的生命质量，成为卫生服务工作的出发点。作为医患沟通最根本的指导思想是坚持一切从人出发，尽可能满足对方的需求，给对方更多的人文关怀，最终达到患者至上、以患者为中心的沟通目的。

（二）诚信原则

诚信是一个社会赖以生存和发展的基石，也是医患沟通的基础和根本。只有讲诚信，才能建立良好的医患关系。医患之间应该真诚相处，没有隔阂。要做到这一点，首先要相互信任。作为医者特别要注意去赢得患者的信任，因为信任在治疗中发挥着重要作用，它决定着患者能否与医务人员很好地配合。作为患者也应该信任医者，这既是对医者尊重的需要，也是确保治疗效果的需要。医务人员对患者的承诺要实实在在，实事求是，一旦承诺就要认真去做，这样才能取信于患者。其次要相互负责。医生对患者要有高度的责任心，患者同样要对自己的疾病负责，不能认为治病是医生的事，与己无关，患者应该与医生共同承担起治病的责任。

（三）平等原则

医患双方是平等的。患者首先是一个平等的社会人，然后才是一个需要帮助的人。传统的医患关系是以医生为主导，医方总是有一种凌驾于患者之上的优越感，这是影响到良好医患关系的重要原因之一。平等是医患双方沟通的前提。首先，作为医患关系的双方，不管是医务人员还是患者，都是平等的社会人，两者只不过是所担任的角色不同，都拥有人的尊严，需要同情、理解和尊重，所以，新型的医患关系必须以平等作为前提。其次，患者不是机器，不是医者的加工对象，患者是一个社会的人，有思想、有头脑，因此尊重患者对诊治的要求和意见，不仅能使医患关系比较融洽，而且有利于调动患者的积极性，使其较好地配合医生的治疗，以利于提高诊疗效果。因此，融洽的医患合作关系也是圆满完成诊治过程的需要。实践证明，随着医学模式的转变，平等合作关系将越来越体现着新型医患关系的发展。

（四）整体原则

随着社会的激烈竞争，人们工作、学习、生活节奏不断加快，紧张程度越来越高，人们的心理社会问题、心理障碍日趋突出，临床各科疾病中涉及的心理因素也越来越多。故医生在对疾病诊断、治疗、提出预防措施时，除了要考虑生物学的因素外，还要考虑心理、社会诸多因素的作用。不但要考虑人的自然属性，还要考虑人的社会属性，要把患者看成是身心统一的社会成员，在进行医患沟通时，要从整体层次进行沟通，对患者情况全面了解。应积极引导与鼓励患者全面客观地描述其症状与感受，同时如实告知疾病带来的其他影响，以便双方全面沟通，从而提供更全面、整体的医疗服务。

（五）同情原则

医务人员对患者是否有同情心，是患者是否愿意和医务人员沟通的关键。就患者而言，总认为自己的病痛很突出，希望得到医务人员的同情，而医务人员则因为职业的原因"司空见惯"，容易表现淡漠。如果患者感到医务人员缺乏同情心，他就不会信任医务人员，不能与医务人员进行有效的沟通，对医生的技术本身也会产生怀疑。即使有沟通，也是仅限于单纯的生理学致病因素层面，而不会涉及深层次的内容。所以，医务人员只有对患者有同情心，才能得到患者的信任，才能和患者有共同语言，从而与患者进行有效沟通。从有效沟通层面上获取的信息才是更全面真实可靠的。

（六）保密原则

在整个诊疗过程中尤其是病史采集过程中，常涉及患者的隐私，患者可能有许多情况不希望他人知晓，医务人员有责任满足患者的要求，更不能随便泄露其隐私或取笑、歧视患者。一旦医务人员对患者的隐私显示出鄙视、不屑的神情，会严重损伤患者的自尊心，从而影响进一步医患沟通。

（七）反馈原则

反馈是指传者所发出的信息到达受者，受者通过某种方式又把信息传回给传者，使传者的本意得以证实、澄清、扩展或改变。患者和医生谈话是一个双向沟通的过程，医务人员把所理解的内容及时反馈给患者，理解了患者的情感。同时，可采用目光接触、简单发问方式探测患者是否有兴趣听，听懂没有等，以决定是否继续谈下去和如何淡下去。这样能使谈话双方始终融洽，不致陷入僵局。

（八）共同参与原则

诊疗活动的全过程需要医患双方的全程参与和良好沟通。保持畅通的信息沟通渠道，是有效沟通的前提。医务人员要耐心倾听患者的意见，让患者参与决策，通过询问患者情况作出对问题的判断与解释，并告知患者诊断结果和处理问题的计划和干预措施，患者对上述医生的处置和计划有不清楚或不同意见均可与医生交流。此外，与患者的家人也要保持良好的沟通与交流，了解患者的家庭、生活情况，对医务人员全面、准确地寻找出病因，并制定出有针对性和可行性的干预措施具有重要的价值。

三、医患沟通的内容和策略

（一）医患沟通的内容

医患沟通的内容应包括诊疗方案的沟通和诊疗过程的沟通，医务人员应向患者或家属介绍患者的疾病诊断情况、主要治疗措施、重要检查的目的及结果、患者的病情及预后、某些治疗可能引起的严重后果、药物不良反应、手术方式、手术并发症及防范措施和医疗费用情况等。医生还要听取患者或家属的意见和建议，回答患者或家属提出的问题，增强患者和家属对疾病治疗的信心。医务人员要加强对目前医学技术局限性、风险性的了解，并精确详实地介绍给患者或家属，使患者和家属心中有数，从而争取他们的理解、支持和配合，保证临床医疗工作的顺利进行。

（二）医患沟通的策略

1. 预防为主　在医疗活动过程中，如发现可能出现问题的患者，应立即将其作为重点沟通对象，针对性地进行沟通。还应在交班时将此患者及其情况作为重要内容进行描述，使下一班医务人员做到心中有数、有的放矢地做好沟通与交流工作。

2. 根据具体情况变换沟通者　如责任医师与患者或家属沟通有困难或有障碍时，应另换其他医务人员或上级医师、科主任与其进行沟通。

3. 书面沟通　对丧失语言能力、需进行某些特殊检查、治疗或重大手术、患者或家属不配合或不理解医疗行为，或一些特殊的患者，应当采用书面形式进行沟通。

4. 集体沟通　当下级医师对某种疾病的解释不肯定时，应先请示上级医师或与上级医师一起与患者进行沟通。

5. 协调统一后沟通　诊断不明或（疾病）病情恶化时，在沟通前医-医之间、医-护之间、护-护之间要进行讨论，统一认识后由上级医师对家属进行解释，避免医务人员之间的不一致使患者和家属产生不信任和怀疑。

6. 实物对照讲解　沟通医护人员可以利用人体解剖图谱或实物标本对照讲解与患者进行沟通，增加患者或家属的感官认识，利于取得患者或家属对诊疗过程的理解与支持。

四、医患沟通的主要环节和一般流程

（一）主要环节

1. 入院前沟通　门诊医师在接诊患者时，应根据患者的既往病史、体格检查、辅助检查等对疾病作出初步诊断，先进行门诊治疗，对符合入院指征的可入院治疗。在此期间门诊医师应与患者沟通，征求患者的意见，争取患者对各种医疗处置的理解。必要时，应将沟通内容记录在门诊病志上。

2. 入院时沟通　病房接诊医师在接收患者入院时，应在首次病程记录完成时即与患者或家属进行疾病沟通。

3. 住院期间沟通　内容包括患者病情变化时的随时沟通，有创检查及有风险处置前的沟通，变更治疗方案时的沟通，贵重药品使用前的沟通，发生欠费且影响患者治疗时的沟通，急、危、重症患者疾病的转归的及时沟通，术前沟通，术中改变术式沟通，麻醉前沟通，输血前沟通以及医保目录以外的诊疗项目或药品使用前的沟通等。

4. 出院时沟通　患者出院时，医务人员应向患者或家属明确说明患者在院时的诊疗情况、出院医嘱及出院后注意事项以及是否需要定期随诊等内容。

5. 出院后的随访沟通　患者出院后医务人员定期了解出院后的治疗康复情况，提醒治疗后的注意事项，提供康复指导。

（二）一般流程

具体的医患沟通过程可分为三个阶段：①开始阶段：包括打招呼与自我介绍，营造一个轻松、和谐的会谈气氛，使患者有被尊重的感觉，后再切入主题，了解患者来诊的目的与需求。②中间阶段：主要是资料的搜集，包括病史等主观资料、理化检查等客观资料以及患者心理与社会因素等情况。这是会谈最重要的部分。而资料搜集的质量，将直接影响诊断与处理的正确性。③结束阶段：包括与患者讨论病情，提出治疗方法，给予具体意见。为强化主要内容避免患者遗忘，可以在应诊的最后阶段做个简单的小结。

具体的医患沟通一般过程为：

1. 问候　医师主动向患者打招呼，为患者的久候表示歉意，自我介绍，询问患者如何称谓、问明就诊目的、上次就诊情况等。

2. 患者就座　依据病情安排患者，使患者舒适就座或平躺，尽量使患者放松、注意力集中。

3. 建立和谐的关系　克服语言、文化和社会地位的障碍，对患者表现出诚恳、尊敬、同情、热心、信任和无偏见。

4. 询问病情　鼓励、启发患者如实、仔细地叙述病史，要耐心倾听，不要随意打断患者的陈述，避免暗示和提问过于复杂。

5. 医生情感表达　鼓励、支持、安慰患者，体谅患者疾苦。

6. 非语言交流　注意姿态良好、态度端正、表情自然，避免给患者留下不好印象。

7. 询问病史　允许患者充分表述，引导患者清楚表述重要的问题，小心处理敏感话题，不时强调重要线索和关键问题。

8. 讨论相关问题　工作、社会活动、业余爱好、性生活等。

9. 生活情况　主要生活经历、人格、家庭、人际关系、不幸遭遇等。

10. 健康教育　向患者阐明诊断，提供健康咨询，建议疾病的预防措施等。

11. 解释治疗方案　对处方进行解释，向患者讲明治疗的适应证、副作用。

12. 建立长期联系　如病情需要，嘱咐复诊并坚持随访。

13. 总结　简明扼要地对本次诊疗过程进行总结，征求患者意见，对患者的信任与合作表示感谢。

14. 反馈　对所诊治的患者进行登记，随访，了解治疗效果。

第三节　医患沟通常用技巧

一、沟通态度

态度是人们对于外界事物现象（包括人、事物和观点等）的评价，它由情感成分（对态度对象的情绪反应：喜爱、厌恶等）、认知成分（对态度对象的想法和信念：认识、评价等）和行为成分（对态度对象采取的行动或可观察的行为）组成。在医患沟通过程中，沟通态度通过医生的言语、行为、表情等表现出来之后，首先就直接对沟通关系产生影响。尊重、热情、真诚的沟通态度，是建立良好和谐的医患关系的前提。

（一）尊重

尊重的态度是建立相互信赖的医患关系的基本要素，当患者受到尊重时，就意味着他受到了平等的对待，得到了医生的承认和肯定。当你在接诊中尊重患者时，就是向他传递这样的信息："你对我很重要。""我理解并信任你。"这样的氛围，常常能唤醒患者的自尊和自信，产生对医生的信任。医生对患者的尊重，主要体现在以下几个方面：

1. 对患者的接纳　医生应把患者看成具有人权、价值、情感和独立人格的人，这是尊重患者的前提。医生对患者的尊重意味着接纳一个有可能价值观和自己不同、生活方式相差甚远以及个性特点不讨人喜欢的患者，并与之平等交流，而不表现出反感、厌恶和指责。尊重意味着，无论患者贫贱富贵、相貌美丑、地位高低、脾气好坏、性别男女，医生都应该一视同仁，予以相同的尊重。

2. 对患者的礼遇　无论患者的社会地位、经济状况以及个性特点如何，医生都应以礼相待，不轻视，也不奉承。有些患者可能会表现出无知，会出现失礼，医生也应做到不嘲笑、不鄙视，以礼相待；还有些患者可能认为自己的知识水平或社会地位较高，会表现傲慢，医生也应该做到不卑不亢，不为权势或金钱所屈服，不刻意讨好奉承。

3. 对患者的信任　信任是尊重的基础。面对患者，医生首先应该相信他具有自我调节、自我发展的能力，但这种能力有时会受到自身和环境的阻碍，需要外界的支持和帮助。在互相信任关系还没有充分建立时，患者在医生面前常常会有所顾忌，表现为犹豫或掩饰，医生应给予充分的理解和信任，帮助其消除顾虑。有时患者的言语可能会出现矛盾，医生应该主动地予以澄清，不可简单地认为是患者不诚实。对患者的信任往往会换来患者对自己的信任，而医患双方的互相信任，则是良好医患关系的基础。

4. 对患者隐私的保护　对于患者的秘密和隐私，医生要注意保护，不能随便谈论、外传。对于患者暂时不愿透露而与治疗密切相关的隐私，医生应该耐心等待，继续创造安全的氛围，以取得患者的信任，但不能强迫和恐吓。至于与治疗无关或关系不大的隐私，医生不得随便干预，更不可出于好奇而去探问。

（二）热情

热情与尊重相比，在态度上更进一步。尊重是以礼相待，平等交流，富有理性的色彩，而热情则充满了丰富的情感色彩。医生热情的态度，会让患者感到自己受到了最友好的接待，有利于建立良好的医患关系。热情是人际沟通的必备素质，很难想象，缺乏热情的冷冰冰的交流对治疗将是一种怎样的影响。医生对患者热情的态度，主要体现在以下几个方面：

1. 初次见面时对患者的兴趣 在初次见面时，医生愿意认识患者是让患者感受医生热情的关键，有效的医患沟通是建立在对患者个体充分理解的基础上，而并不只是对患者躯体症状的了解。因此，在接诊的开始阶段，花一点时间询问一些患者的个人情况，了解对方是个怎样的人，这样既能让患者感受到医生的热情，也能帮助医生预见患者的问题之所在。所以初次见面时，医生不应该无视患者的一切而"直奔主题"，还没等患者坐稳就问："哪里不好？"医生在见到患者时可以主动、亲切地先询问患者"是不是很热""需不需要喝水""是怎么过来的""路上的情况怎么样"等问题，消除患者紧张不安的心情，拉近医患之间的距离，使诊治工作更加人性化。

2. 交流过程中对患者的在意 医生的热情是否发自于内心，体现在与患者交往的举手投足之间，贯穿于整个医疗过程中。在与患者交流的过程中，医生对患者叙述的倾听、对患者非言语信息的关注、回答患者疑问时的不厌其烦和循循善诱等，都能让患者体会到医生对自己的在意，感受到医生的热情，这会大大激发患者与医生的合作愿望。譬如，如果发现患者紧张，语无伦次，医生可以体贴地让患者先平静一下，主动说一些轻松的话题，等患者放松后再让其慢慢叙述。又譬如，一位特别关注自身健康的女性，一直缠着医生询问有关自身疾病的问题，即使她的病根本没什么大碍，医生也应该注意到这个患者的特点，尽可能地用通俗易懂的语言向患者解释疾病的现状、治疗和预后。相信这个患者在得到医生耐心而详细的解释之后，会对自己战胜疾病更有信心，而不是抱着一大堆疑惑，回到家后还一直担心自己的病情，终日郁郁寡欢。

3. 在交流结束时对患者的支持和鼓励 医生在诊治结束的时候，如果条件允许，可以站起来，送患者出门，并和患者握手告别，感谢患者的配合，重复重要的医嘱，并相信患者一定会照顾好自己，使患者感受到医生的热情，体会到来自医生的信任、支持和鼓励，这将会极大地激发患者参与治疗的积极性。

（三）真诚

真诚是指在医疗过程中，医生以"真正的我"出现，不戴面具，不把自己藏在专业角色后面，而是表里一致、真实可信地置身于与患者的关系之中。在前面提到的尊重也是以真诚为基础的，医生对患者真诚，自然能让患者感到被尊重。医生对患者真诚的态度，主要体现在以下几个方面：

1. 真实地表达自己的感受 表达真诚贵在真和诚，不应有掩饰和虚假，但也不能简单地把真诚与心直口快、实话实说等同起来。有些医生不管对方感受如何，自以为怎么想就怎么说才是真诚的，尽管他说的是真话，但并不等于真诚，因为这样做可能使对方感到不快，甚至受到伤害。真正的真诚必须从爱心、善意出发，替对方着想，表达不愉快感受时要注意对事不对人，尤其不要对其人格进行评判，比如"你这个人真是蛮不讲理""你这样做真让人讨厌""你这种人到哪里都会是不受欢迎的"等。尽管这些很可能是医生当时真实的感受，但从有利于医患沟通看，不宜这样直接地表达，以上三句可以改为："我觉得你刚才说的和我理解的不太一样，感觉你只是站在自己的立场上考虑问题，是这样吗？""你这样做可能会让人接受不了，从而有可能对你产生不良的评价。""你的有些言行很容易引起别人的误解，从而引起矛盾。不知我的这种感觉对不对？"这样的表达，既避免了给患者贴标签和过分概括化、绝对化的判断，又很好地体现了医生对自己感受的恰当处理；既真实地表达了自己的感受，又很好地给患者树立了榜样的作用。

2. 坦诚地表达自己的不足　有些医生很注意自己的个人形象，希望自己在患者面前具有绝对的权威性，由于过多地注意形象和维护完美，常常会出现过分表现自己、炫耀自己知识的渊博甚至装腔作势，或过分掩饰自己在某方面的欠缺甚至不懂装懂，这些都会人为地加剧医患之间的距离，给医患沟通增加困难。作为医生，应该真诚地面对自己，承认并接受自己的不足，并向患者坦诚地表达自己的不足。要记住，患者更愿意接受真实的医生。例如，有时候医生门诊会遇到一些怕麻烦或因为种种原因不愿再次去挂号的患者，可能在消化内科挂号看完胃病后，顺便要求医生帮他看看嗓子发炎等呼吸内科的疾病。患者以为医生可以顺便看一下，开些药回去吃，反正也是小毛病。但是作为医生，还是应该坦诚地告诉患者："对不起，呼吸内科的疾病不是我的专业方向，我的了解非常有限，您还是去呼吸内科挂号看一下吧，不要为了方便一点点而耽误了病情。"又例如，在病房的住院患者中，很多患者家属可能也患有这样那样的慢性疾病，鉴于自己与医生的关系已相处得比较融洽，就会问很多自己所患疾病的问题，希望从医生那里得到一些"免费"的指点。碰到这种情况，医生可以普及一些医学的基本知识给患者及其家属，但如果所涉及的问题不属于自己的专业范围，就应该坦诚地建议他们去相关科室就医，并遵从专科医生的处方。

3. 有节制地进行自我流露　医生的真诚还体现在真情实感的流露，这常常能起到很好的示范作用，能鼓励患者充分暴露内心的想法或担忧。但医生在自我流露时一定要有节制，要以鼓励、激发患者的自我流露为目的，而不能以此作为自我情感的宣泄。比如，一位夫妻关系不和的女医生在接诊过程中，患者对丈夫不满的叙述引起了她的共鸣，于是开始滔滔不绝地向患者讲述她丈夫的种种不是。这虽然属于医生的真情流露，但她忘了就诊的时间是属于患者的，医生不能随便占用，更不能用来发泄自己的情绪，处理自己的问题。

总之，真诚是内心的自然流露，不是依靠技巧或其他手段来获得的。真诚建立在对人的乐观看法、相信对方是值得信赖的、对患者及周围人充满关心和爱护的基础上，同时真诚的人必须接纳自己，对自己非常有信心，谦卑而不高傲，充分了解自己的长处和短处，并能摆正心态，处理好它们之间的关系。真诚应是医生以及所有助人者的基本素质。这种素质是潜心修养、不断实践的结果，难以通过短暂的技巧学习而得到。

二、沟 通 行 为

（一）倾听

正确的倾听是开展有效医患沟通、构建良好医患关系的基础，倾听不仅要用耳，更要用心，并且参与进去，适时地给予反应。医生在倾听患者叙述时，要全神贯注地听，不随便打断患者谈话并插入自己对谈话内容的评价；要应用一些技巧，使自己能准确地把握患者的现状；同时要注意思考，及时地把握关键点，善于对患者提供的信息进行归纳和总结。主要体现在以下几个方面：

1. 给患者一个你愿意听他叙述的感觉　在初次接待患者开始了解病史之前，如果有可能，尽量采取坐位并保持和患者的眼光平视，这会使对方感受到你对他有兴趣、有耐心，并且愿意花些时间听他叙述。接下来，要用明确的信息邀请患者开始。此时可以用言语的信息（例如："您觉得哪儿不舒服吗？"），也可以用非言语的信息（例如：一个询问的眼神、一个请讲的手势等）来表达你已做好准备，要对他的病史进行全面的了解。世界卫生组织的调查资料表明，医生给予患者的开场白时间平均仅为 18 秒，但事实上如果让患者尽情地叙述，他的开场白持续时间平均也不会超过 90 秒。这比我们大多数人所预期的要短得多。

2. 在最初阶段不要随意打断患者的叙述　因为来与医生见面基本上是患者或其家属做出的决定，所以医生可以用这样的方式邀请患者开始谈话："能告诉我您今天为什么到这儿来吗？""您哪里不舒服了？""我们从哪儿开始谈起呢？"等等。当患者开始他的叙述后，医生特别应该注意保持安静。医生不仅应当在动作、声音方面保持安静，更应该注意保持内心的安静。内心的安静是指医生在听患者说话时要暂时完全抛开自己的私事，全心全意地面对患者。同时，即使对患者的话不完全同意，也不要急于打断患者进行解释或与其争辩，更不应该显得不耐烦，而是应当继续保持安静的心态，听患者把话说完。一般来说，在这个阶段，医生至少应该保证有一分钟的倾听而不要中间插话。如果碰到喋喋不休的患者，医生应该问一些简要的问题把患者的思绪拉到主要问题上，例如："您今天来看病的主要目的是什么？""这种情况有多长时间了？""第一次发作是怎样的情况？""您是否发现症状的出现有哪些规律？"等等。

3. 在问诊过程中使用一些技巧来保证获取的信息是正确的　也许有些人会认为自己听觉正常，所以听别人说话不可能存在障碍。这显然是个错误的想法。一般人的说话速度约为 130 字/分钟，要想完全听明白别人的话，需要集中注意力。同时对所听到的信息进行快速加工，因此，要听懂别人的话并不是一件很轻松的事，稍不留神就会漏掉一些信息。另一方面，即使非常注意倾听，也不可能完全避免误解，因为每个人的知识结构、习惯与喜好都有可能不同，以至于对同一词语的理解会有差异。因此，为了保证能准确地聆听，在倾听过程中一定要善于运用确认、澄清、鼓励、释义、情感反应和归纳总结等倾听技巧。

（1）确认：在听患者讲话过程中，医生可能会有一些词语没有听清或没有听懂，这就特别需要向患者进行确认，以进一步明确患者所讲的内容。例如："您刚才说到的您的胸痛症状，大部分是出现在您爬楼梯后，对吗？""您刚才说到您吐了，吐出来的是些什么东西？是什么颜色的？"等等。同样的道理，医生也一定要注意自己的语言通俗易懂，尽量避免使用专业医学术语，以免给患者造成理解上的障碍。对重要的医嘱，一定要向患者进行确认，以保证他完全正确地理解了医生的话。

（2）澄清：对容易产生歧义的地方，要及时地与对方沟通，以便充分了解患者的真正想法。患者说的某一句话可能存在着两种或多种理解，如果自以为是，只按照自己的思维习惯去理解，就容易产生误解，所以医生一定要及时地与患者进行交流，澄清事实，弄清楚事情的经过及整个事件发展过程中患者的情感体验和情绪反应。要避免连珠炮式的审问方式。澄清过程包括把一些模棱两可、含糊不清、不够完整的陈述弄清楚，其中也包含试图得到更多的信息。可以使用这样的表达："我不完全了解您所说的意思，能否告诉我……""您的意思是不是……"等等。有一些常用的字或词往往需要澄清。因为它们不是对每一个人都具有同样的意义，例如："大""小""一些""许多""很少""多数""经常"等。如果患者说："我每天喝少量酒。"那么作为医生就应该问："请您告诉我您一般都喝些什么酒？黄酒、白酒还是啤酒？一杯如果是2两的话，您大概每天喝几杯？共喝了多少年了？"

（3）鼓励：尽管有些患者说起他的病史会唠唠叨叨、喋喋不休，但在很多情况下患者由于各种各样的担忧和顾虑，在医生面前会显得比较沉默或说话吞吞吐吐，此时医生应该尽量鼓励患者表达出他的真实想法或忧虑。鼓励患者表达可以用多种不同的方法，如：①用未完的成句，意在使患者接着说下去："整天躺在床上，您是不是觉得……""您好像心里老在想……"②用试探性话语引导患者解除压抑情绪："您的儿媳妇好像对您不大亲？"③用自己的经历引发患者的共鸣，从而继续交流沟通："近来我儿子准备高考，这一下子可好，弄得全家都不安宁。""我的一位亲戚刚过四十，近来下了岗，初中文化，又没有什么技术，大家都为他一家子担心。"诸如此类。只要医生能够捕捉患者某些烦恼、顾虑的苗头，便可以用不同的方式鼓励患者表达。

（4）释义：释义是非常重要的倾听技巧，是对对方信息内容的再解释，着重于对对方言谈内容的反馈。在医患沟通过程中，释义是指医生在认真倾听后，对患者先前的言语和思想进行精确的提炼并进行再编排，将其主要想法用自己的语言准确地表达出来。这会让患者感觉到被理解，能鼓励患者更集中注意力于重要的特殊情境、事件、想法和行为，对一些关键的想法和思想做进一步的阐释，能引导患者更深入地探讨某个重要话题。释义时要注意有选择地摘取患者信息中的认知部分，千万不要把有效的释义当作"鹦鹉学舌"，特别是在选词用语上，一定要能够引起进一步的讨论，或提高患者对自己认知部分的了解和掌握。释义的五个步骤是：①在心中重复或者回忆患者的信息，即他告诉了我些什么；②体会在患者的信息中存在着怎样的情境、事件、人物和思想；③选择恰当的语句；④用自己的语言表达出来；⑤观察患者的反应。

（5）情感反应：在倾听中，情感反应尽管可以作为一种独立的沟通技术，但是把它与其他四项技术环节结合起来，才能使倾听技术更加有血有肉、有张有弛，更具有其艺术性。医患沟通中的情感反应就是指医生对患者的感受（或者说是对患者信息中的情感内容）重新加以编排。情感反应和释义反应对信息内容都有一个重新编排的过程，但是情感反应与释义的最大不同点，就是情感反应要对信息加入情绪的部分，而释义反应是没有的。

在情感反应这一技巧中，其关键部分就是要确定交流中的情绪基调，并能做到用医生自己的语言反映出患者的感受。此时医生是和患者一起去感觉患者此时此刻的情感，而不是去怜悯患者。对他人情感的关注可以通过问自己一些问题而得到促进，例如："如果我和他有共同的经历。我会有什么感觉、想法或反应？""对他来说这会是一种什么样的感觉？""此时此刻，他主要在想些什么？"情感反应的目的在于帮助患者表达情感，以更好地让患者了解自己的情感，缓解自己的情绪。因为诸如愤怒、悲伤、恐惧等情感，只有在被充分表达、理解后才能慢慢缓解。

（6）归纳总结：倾听过程中的归纳总结是指用两句或更多的释义或情感反应浓缩对方的信息。在医患沟通过程中常常会出现这样的问题，医生希望从患者那里了解一些有必要了解的情况，然而，患者往往会讲述一些医生并不想知道的情节。典型的患者会罗列出所有症状，对自身诊断的主观臆断，或自认为的引发症状的原因及相应的治疗，或既往的检验结果、治疗经过以及其他医生的意见等。碰到这种情况，医生如果只想要尽快地指导患者依照症状学的原则述说他们的病史时，往往会出现医生说的要比患者多得多，而患者只能简单地回答"是"或"不是"，从而使会谈无果而终。如果碰到执意要讲述自己认为非常有用的病史过程的患者，必然会对医生的这种"专制"产生失望或愤怒，结果可想而知，这样的患者即使不当场和医生发生冲突，也会在心里播下对医生不满的种子。医生该如何避免这样的困境，做到既能使自己快速有效地了解病史，又让患者保持对自己的信任呢？这就要求医生善于对患者提供的信息进行归纳和总结。实际上，患者并不清楚医生在诊治过程中有多大程度依赖于他们所提供的资料，而他们难以接受的则是为什么面前的这位医生就不能耐心地听一听自己的介绍，再次利用过去的医学资料？可以理解的是，患者所做的一切都是为了医生能尽快地对他有个全面的了解，只有当他感觉到面前的这位医生已经掌握了他的情况，他才会安下心来，继而努力地配合医生的治疗。所以，在诊疗会谈中，医生可以通过归纳和总结来理清双方的思路，及时地把握关键点，保持自己对医疗会谈的控制。

（二）共情

在医患沟通实际中，共情是指医生具有能够理解和分担患者精神世界中各种负荷的能力，能够进入患者的精神世界，在理解患者的需要、情感及所处的环境或状况的基础上，帮助他们解除病痛，调整情绪，使他们重新回归到所处环境的最佳适应状态。

那么医生如何才能做到正确地共情呢？以下几方面可以作为参考：

1. 努力做到高层次的共情　共情是指医生体验患者的情感，在情感上理解患者，这是一种特殊的知觉。要做到正确共情，医生首先应该具有足够的内省力，能明白自己当时的情绪变化哪些是属于自己的，是受自己的诸如喜好、评价标准以及价值观等影响而成的，哪些是直接反映患者的思维和情绪走向的。医生应该放下主观，走出自己的参照框架而进入患者的参照框架，把自己放在患者的处境中来尝试感受他的感受，并把它表达出来，这有利于帮助患者澄清其意识乃至潜意识内的内容。对此感受越准确，共情的层次就越高；而共情的层次越高，则对治疗的帮助就越大。R. 卡可夫把共情分成五种不同的水平，从有害的反应（第一层次）、不准确反应（第二层次），到交换式的反应（第三层次），再到累积的共情（第四、五层次），共五种水平。水平一：没有理解，没有指导。医生的反应仅是一个疑问或否认、安慰及建议。水平二：没有理解，有些指导。医生的反应只注重信息内容，而忽略了情感。水平三：理解存在，没有指导。医生对内容，同时也对意义或情感都做出了反应。水平四：既有理解，又有指导。医生对患者做出了情感反应，并让患者明白了可能的原因以及解决的方向。水平五：具有理解、指导和行动计划，医生在水平四的基础上，提出了建设性的行动措施。

2. 注意验证自己是否做到了共情　当医生不太肯定自己是否已达到了共情时，可以使用尝试性或探索性的语气来表达，请患者检验并做出修正。

3. 表达共情要因人而异并适时适度　面对不同状况的患者，表达共情应该有所不同。比如，一位把诉说作为目的的患者与一位把诉说作为提供资料手段的患者比较，前者更需要共情。一般来说，情绪反应强烈的人与情绪稳定的人，表达比较杂乱的人与表达清楚的人，寻求理解愿望强的人与愿望平平的人，前者应给予更多的共情。共情的程度应与患者的问题程度、感受程度相适应。过度，会让人感到医生小题大做；不足，则会让人觉得被理解不够。因此，表达共情要考虑患者的个性特点和文化背景。

4. 表达共情要善于使用躯体语言　表达共情时除了用言语表达之外，还得借助非言语行为，如目光、面部表情、身体姿势、动作变化等，有时运用非言语行为来表达共情比言语表达更简便而有效。在医患交流中应重视把两者结合起来。

5. 表达共情要善于把握角色　医生在表达共情时要避免过分沉浸在对方的情境中，表现为与患者同喜同悲，完全忘了自己的角色身份。这样容易使医生丧失客观公正的立场，对诊断和治疗产生错误的判断。医生在表达共情时要把握好自己的角色，要做到体验患者的内心"如同"体验自己的内心，但永远不是"就是"自己的内心，这才是共情的真谛。

6. 表达共情应考虑到求助者的特点和文化背景　不同国家、不同文化背景下，医生向患者表达共情、理解、支持的形式也不一样。比如，在西方发达国家，会以拥抱、亲吻脸颊等表示友好、理解、支持和共情；而在中国，是不能被患者接受的。一般同性之间可以有某种身体接触，比如握手、拍拍肩膀等，以表达共情。异性间使用身体接触则有些不合适，尤其男性医生对年轻女性患者更应该注意共情的表达方法，不但不能用身体接触，甚至连共情时需要用的眼神都应该注意，不要让女患者误会成对她的骚扰。

（三）积极关注

积极关注是指医生对患者的言语和行为的积极面予以关注，从而使患者拥有正向价值观；也可以理解为医生对患者在言语和行为方面的积极成分给予肯定和强化，使患者积极正面的方面得到更加充分的发展。积极关注可以很好地促进沟通，同时有助于建立良好的医患关系，可以使患者形成一个积极乐观的心态，有利于疾病的康复。就像俗话说的那样，"积极的心态是一剂良药"。因此，积极关注是医患沟通中重要的行为性技巧之一。

当然，积极关注要用得恰到好处才会有价值，否则适得其反。在使用积极关注技巧时，常常要注意避免以下两点：

1. 盲目乐观　如果医生片面理解积极关注的含义，表现出对患者的过分乐观，有时反而会延误对疾病的及时治疗。譬如，对于患有宫颈炎的患者，医生为帮助其建立一个积极乐观的信念，消除其对疾病的恐惧，出于善意地告诉她："这个病没什么大不了的，你的程度还很轻，只要回去好好用药是可以完全治好的。"同时却忽略了日常生活中个人卫生、饮食、睡眠以及情绪等对此疾病的影响，使得患者没有足够认真地对待此疾病，结果导致病情恶化。医生运用积极关注技巧，目的是要把患者的注意力从只注意疾病带来的负面影响转到能客观分析病情、不夸大这些负面影响、能正确地面对，并树立与疾病抗衡的信心上来。

2. 过分悲观 与上面的盲目乐观相反，有些医生在与患者的交往过程中出现另一种极端现象。譬如，常常会真心地对患者说："你的病很严重，如果不及早治疗，情况会越来越糟糕，很可能导致各种的并发症……"或许医生的话反映的情况是事实，医生的初衷是希望患者能够重视自己的健康，加强其治疗依从性。但是如果过分地使用这种方式，患者就会越来越消极，对自己的病越来越没有信心，最终甚至会放弃治疗。因为这种消极的信念是从医生那里得到的，这种权威性的暗示会让患者感到更加无助和迷茫，尤其是一些慢性疾病患者，本来在疾病的困扰下就很痛苦，如果在医生那里也看不到希望，只能增加患者的无助和消极情绪，进而更加影响治疗。

总之，要正确有效地运用积极关注，首先医生要做到实事求是，不能无中生有，否则患者会感到医生是在用虚假的语言安慰自己。医生要善于挖掘患者身上的资源，对患者的光明面多加关注，多给患者树立乐观正确的价值观，增强患者战胜病魔的信心。当然，医生平时也应该关注自己的优点与潜能，注意培养自己积极乐观的态度，只有这样，才能在与患者接触的过程中自然而然地做到积极关注。

（四）非言语行为的运用

在人际交流过程中，非言语行为常常通过身体的外观、姿势、步态、面部表情、目光以及身体的接触等方式来表达。这些非言语行为会在日常的工作中将医务人员的一些信息非常真实地传达给患者。因此，要求医务人员在平时要不断学习，严格要求自己，争取在工作中能读懂患者的非言语行为，更要利用好非言语行为来取得患者的信任。具体可以从以下几方面做起：

1. 重视第一印象 仪表在人们的初次交往中相当重要，所以才会有"第一印象"和"先入为主"的说法。本节内容在第十二章《医务礼仪修养》中述及。

2. 利用面部表情 人类的面部表情受生理控制，一般是不随意的，但是也可以通过自我意识进行调节和控制。常见的面部表情有微笑、痛苦、焦虑、哭泣、愤怒、安详等。面部表情的变化是医生获得病情的重要信息来源，也是患者了解医生内心活动的镜子。由于面部表情具有变化快、信息多和可控制等特点，给观察带来一定的困难，所以需要综合其他信息，联系起来分析。医生在会谈中不但要善于识别与解释患者的面部表情，还要善于利用自己的面部表情，因为患者会仔细观察医务人员的面部表情，特别是在他们需要寻求帮助的时候。因此，医务人员应有意识地利用自己的非言语表情，传达真诚为患者服务的信息。在医患接触中最有用的面部表情就是微笑，微笑的主要功能是把喜悦或快感传递给对方。医务人员欣然、坦诚的微笑对患者极富感染力，也可以及时缓解患者的紧张和焦虑情绪，所以说微笑是最美的语言，是良好医患沟通的关键。当然，医务人员也并非在任何情况下都要微笑，当患者疼痛难忍、受到较大创伤或因病不治的时候，医务人员应站在患者的角度，向患者及其家属表示同情及理解。曾有媒体报道，某一急救中心工作人员因为微笑而遭到患者家属的殴打。总之，面部表情要和当时的场景匹配，只要拥有一颗真诚的关爱之心，一定会流露出最美丽的面部表情。

3. 保持目光接触 沟通中最重要的一种非言语信息渠道就是目光的接触——眼神。

我们常说，眼睛是心灵的窗口，目光的接触通常是希望交流的信号，表示尊重对方并愿意去听对方的讲述。一般而言，目光接触的次数、时间长短及目光转移等，都会反映出会谈者兴趣、关系、情绪等许多方面的信息。医患双方在沟通时最适合的视线范围应该是双眼和嘴组成的三角区域。医务人员在询问病史、与患者交换看法或聊天时均可采用这种视线，它也是医务人员在临床工作中应用最多的视线范围。对于医务人员来说，一方面要善于发现眼神中所提示的信息，感觉到患者的反馈；另一方面要善于运用目光接触反作用于患者，使其受到鼓舞和支持，促进良好的沟通交往。譬如，当患者凝视医务人员时，往往是求助的意思。而医生在巡视病房时，尽管不可能每个床位都走到，但要以眼神环顾每一位患者，使其感觉到没有被冷落。在患者诉说病情时，医生不应左顾右盼，而应凝神聆听，让患者感到自己被重视、受尊重。与患者交谈的时候，医生的身体应该稍稍前倾，不要后仰，不要给人一种高高在上的感觉。注视女性患者时，应注意视线的范围，切忌目光游移不定，引起误解。

与患者保持目光交流、维持目光接触是必要的，但不应长时间地盯着患者不放。目光接触时间的长短所表达的含义是大不相同的。长时间的目光接触则成凝视，凝视往往包含多种含义，有时带有敌意，有时也表示困苦，患者对医务人员的凝视则多是求助。而在临床上，医生与患者交谈时，则要用短促的目光接触以检验是否被患者所接受，并从对方的回避视线、瞬间的目光接触等来判断对方的心理状态。无论医务人员当时的心情如何、就诊患者的身份如何，目光言语所体现的内涵都应当是庄重、友善和亲切的，情绪化了的目光言语，如烦躁、抑郁、生气以及鄙视、奉承等眼神都是应当避免的。所以，充分理解并能熟练运用目光接触，是医务人员进行良好医患沟通的基本功。

4. 合适的身体接触　触摸身体是一种无声的言语，是一种很有效的沟通方式，它可以表达关心、体贴、理解、安慰和支持等情感。触摸是一种非常个体化的表达行为，对不同的人具有不同的含义，并且受性别、年龄和文化等因素的影响。心理学家认为，婴儿期得到的触摸越多，成年后适应力越强。触摸需要贯穿人的一生，患者更需要被触摸。在中国，由于受社会传统道德规范的限制，人和人之间的触摸行为受到极大的限制，个体的触摸需要也往往得不到满足。常用的触摸方式有握手、拥抱、接吻、拍肩等。根据不同的文化类型，还有特殊的触摸方式。触摸的方式又可分为社交/礼貌型、功能/职业型、友谊/温暖型。医务人员对患者的触摸属于功能/职业型，而社区医生的触摸不仅具有职业功能的需要，而且还涉及友谊/温暖型的范畴。在今天的中国，与儿童接触较为宽松，对患儿的搂抱、抚摸可使其倍感亲切；但对成年患者应慎重使用。医务人员必须明白，触摸身体是一种很容易传达感情又极易被误解的沟通方式，在使用时要尽量选择合适的时机。尽管如此，在专业范围内，审慎地、有选择地使用触摸对沟通是具有促进作用的。例如，为呕吐的患者轻轻拍背，搀扶患者下床，做完检查后帮患者整理好衣被，等等，都是通过触摸传达关爱的最好例子，而对临终患者进行身体的触摸，则更是敬重生命、传递爱心的真实写照。

5. 学会解读患者的非言语行为　大部分的基本身体言语是世界通用的：高兴时微笑，悲伤或生气时哭泣或皱眉。点头表达肯定，摇头表示否定，耸肩表示不明白或不知道，等等。这些基本的身体言语恐怕没有人不明白，但是对一些非常个体化的身体言语就不尽然了。因此，要正确理解对方的非言语行为，必须把其身体言语和当时的背景环境、所处的地位等结合起来分析，才能得出较为正确的结论。

在询问病史时，医生时常会碰到患者说谎的尴尬场面，这对病史的采集以及疾病的诊断是有害无益的。那么如何识破患者的谎言呢？又有哪些非言语行为会暴露患者的谎言呢？有时候当我们看到、说出和听到虚假的事情时，我们会用手掩住眼睛、嘴巴和耳朵，这是从儿童说谎捂嘴巴的姿势转化过来的。擦眼睛是说谎者较多的另一个动作。据研究，说谎会引起脸部和颈部肌肉组织一阵刺痛，需要摩擦或搔抓才能抚平这种感觉。另外，当说谎的人感觉你怀疑他没有说实话时，他的脖子会轻微冒汗而需要拉拉领子；当一个人觉得生气或沮丧时，他也需要拉拉领子以使冷空气流入衣领和脖子之间的空隙中。当你看到患者拉领子，问一句类似"请你再讲一遍好吗"或"请你澄清这一点好吗"的话语，将使可能正在说谎的人现出原形。

在医患交谈的过程中，医生可能还会发现经常有患者做出一些防御性的姿势，如双臂交叉或锁足坐姿（二郎腿坐姿或"4"字形坐姿）。当一个人紧张或有负面的态度时，会下意识地在胸前紧紧交叉双臂，或是交叉双脚，似乎要在自己的前面（上半身或下半身）形成一道屏障，抵御迎面而来的威胁。如果患者在交谈中出现以上姿势时，医生应该意识到，自己的言谈让患者感到不舒服或者不安全，使其需要下意识地用这些防御性姿势得到一些安全感以便使交谈继续下去。那么医生就应该找找原因，是什么让患者觉得没有安全感，感到被攻击？否则交谈的结果不会使医患双方满意，甚至会引起双方的矛盾。

三、沟 通 言 语

有了态度技巧以及行为技巧的铺垫，医务人员在与患者会谈时就可以拥有一个很好的开始；如果再注意运用言语技巧，则会使整个会谈变得轻松融洽，不但有助于医患之间良好关系的建立，而且对于医生的诊治和患者的康复都有很大的帮助。因此，医务人员一定要重视言语在临床工作中的意义，善于运用美好言语，让患者感觉与医生谈话是件非常舒服的事情，是种享受，而不是紧张和害怕，是种负担。

言语沟通是一种技巧性很强的沟通方式，通常会用到提问技术、解释技术和指导技术。

（一）提问性言语技术

提问在病史采集、医患会谈等过程中起着相当重要的作用。适当的提问既可以避免让喜爱倾诉的患者反复诉说自己的不适，也可以了解紧张、羞涩、不善言辞的患者最真实的情况。正确而有技巧性的提问既不会使患者觉得不舒服、不想回答，也不会给患者反复重复自己病情的机会；既可抓住重点，又能节约时间。一般来说，常用的提问方式主要分为两种：开放式提问和封闭式提问。另外需要注意的是，在与患者交谈时，要尽量避免审问式提问，不要让患者感到自己像是犯了错误一样被医生一句一句地审问。

1. 开放式提问　开放式提问通常使用"什么""如何""为什么""能不能""愿不愿意"等词来发问，让患者就有关问题给予详细的解释和说明。开放式提问应该建立在良好医患关系的基础上，没有良好的医患关系，这种提问就容易使对方产生疑虑，有被窥探的感觉，即使当事人对问题能一一做出回答，其真实思想也许仍有很大程度的保留。另外，医生的神态、询问的语气等也是应该注意的。即使是同一个问题，由于不同的语气和神态，患者也会产生不同的感受，从而影响到双方良好关系的建立。

一般来说，用"什么"提问往往能获得一些事实资料，如："你的呕吐物里包含什么，你当时注意了吗？"而用"如何"提问往往牵涉某一件事的过程、次序或情绪性的事物，如："（问患者家属）当他出现刚才所说的症状时，你在家里是如何处理的？"用"为什么"提问则可以引出一些原因的探讨，如："你知道吗，喝酒为什么对你的胃有这么大的伤害？"当然，在问诊的时候不能仅限于用固定的某种方式提问，这会失去了解患者各个方面的机会，所以虽然同样是开放式提问，但仍然要结合起来使用，这样效果才会最佳。

2. 封闭式提问　封闭式提问通常使用"是不是""对不对""要不要""有没有"等词，而回答也是简单的"是"或"否"即可。这种询问常用来收集资料并加以条理化，以澄清事实，获取重点，缩小讨论范围。当患者的叙述偏离正题时，用来适当地中止其叙述，并避免会谈过分个人化。但是如果过多地使用封闭式提问，就会使患者陷入被动的回答之中，可能导致医生凭借自己的经验和主观印象做出诊断而忽略了患者其他方面的感受，也可能导致诊断的不准确。这种封闭式提问如果提问得不恰当，会有花费了大量时间而不得要领的尴尬情况出现，毕竟还是患者最了解自己的病情。所以，在病史采集等需要和患者会谈的时候，必须结合开放式和封闭式两种提问方式，适当地使用才能达到最好效果。同时，作为医生一定要记住：提问是为了了解病情而不是求证，要相信患者的"告诉"。

（二）解释性言语技术

在言语沟通技巧中，解释通常是医生运用自己所学的医学知识将患者的病情、症状、疑惑等解释清楚，使患者能够全面、系统、科学地重新面对病情，提高认识，促进康复。

解释是言语性技巧中比较复杂的一种，它取决于医生理论知识储备和临床经验的丰富程度。医患沟通效果的好坏在很大程度上取决于医生理论联系实际的能力。初学者切忌将理论知识生搬硬套，用书本上死板的知识去和患者或者其家属解释病情，忽视了现实中所遇到的人是形形色色的，问题是千变万化的。这样容易显得说服力不强，解释过于牵强、千篇一律，甚至张冠李戴、无法解释。例如，某男性患者因急性胰腺炎入院，医生在了解到该患者是某企业经理之后，就在向患者及家属解释胰腺炎病因时武断地认为是饮酒过度或者暴饮暴食造成的，当患者否认时也抱怀疑的态度。当患者家属确认患者无饮酒及暴饮暴食习惯之后，又将原因归结于胆管堵塞（结石或蛔虫）。虽然这些都是胰腺炎的常见病因，但未必每位患者都是由此原因导致。有经验的医生在向患者及其家属解释病因时应该结合患者各方面因素考虑，不能武断地下结论，否则可能招致患者及家属的不满，引来医患纠纷。

所以，进行解释时，首先应该了解情况，把握准确，否则可能偏离主题，显得牵强附会。同时应明确自己想解释的内容是什么，若对此也模糊不清或前后矛盾，则效果就更差。再者要把握对什么人解释，在什么时间运用什么理论怎样解释最好。影响解释效果的因素并非是单一的，它不仅取决于掌握知识的多少，还在于灵活熟练创造性地在实践中运用知识的程度。

要想做好解释工作，有许多技巧可以遵循。例如，解释要因人而异，有些患者的文化程度比较高，有一定的医学知识修养，领悟能力比较强，解释时可以深些、系统些、全面些；对于理解能力不够强、文化水平较低的患者，应尽量解释得通俗易懂，少用专业术语，多打比方，多举例子，这样更容易被患者及家属接受。当然，医生不能把解释强加给患者。又如，有些患者是学医出身，懂得一定的医学知识，对医生的解释要求自然较高，当医生给他的解释与其之前接受的医学教育观念不同时（尤其是中医与西医之间的差别很大），患者可能很难接受医生的解释。此时切不可说"你的问题就是因为你不懂，你不理解"或者"你不同意我的解释我就没办法了，到底是你懂还是我懂"等等，强迫患者接受，这样的解释效果自然不会好。

（三）指导性言语技术

指导即医生运用自己的医学专业知识直接指示患者做某事、吃某物以及一些健康方面的注意事项。指导是医生对患者影响最为直接和明显的一种技巧。譬如，眼科医生会指导患者如何注意平时生活中的用眼卫生，以防治沙眼等常见的眼部感染；皮肤科医生则会运用专业知识指导患者如何预防和治疗皮癣、皮肤干裂、青春痘等问题。外科医生还可以指导患者了解术前术后的注意事项，怎样做会使手术更加成功、预后更加好，等等。

使用指导性技巧的时候，医生应该十分明确自己对患者指导些什么以及效果怎样，叙述应该清楚，要让患者真正理解指导的内容。同时，不能以权威的身份出现，强迫患者执行，若患者不理解、不接受，效果就差甚至无效，还会引起患者的反感，甚至与医生产生矛盾，最终引发医疗纠纷。另外，还要注意指导时的言语和非言语行为，这些都会对患者产生影响。在言语行为中，应该尽量使用规范的常用语，言词简洁明了、通俗易懂，使患者更加容易接受，同时体现出医生对患者的尊重和关心。而在非言语行为中，眼神、目光的接触、姿势、体态、距离等细节都是患者比较敏感需要医生注意的地方。就像在前面非言语行为中谈到的一样，眼神应该是关切的，目光要有短暂的接触，距离可以保持在一个比较近的范围内，以体现出医生对患者的关心和照顾。姿势、体态等应自然、亲和，让患者感到温暖和被关心。在这种状态下的指导，往往会有令人满意的效果。

（四）综合性言语技术

在临床实践中，医务人员应当熟练运用的言语主要有安慰性言语、鼓励性言语、劝说性言语、积极暗示性言语和指令性言语，同时，在言语沟通的过程中要注意以下几点：

1. 使用得体的称呼语 首先，要根据患者的身份、职业、年龄等具体情况因人而异，力求恰当，难以确定时也可征求一下对方的意见，切不可用床号取代称谓，也要避免直呼其名，尤其是初次见面时呼名唤姓更不礼貌。其次，要避免庸俗化称呼，如"老板""小姐"等。最后，也不要使用歧视性绰号，如"胖子""瘦子"等。与患者谈及其配偶或家属时，适当运用尊称，以示尊重。

2. 充分利用言语的幽默 幽默在人际交往中的作用不可低估。幽默是沟通的润滑剂，幽默风趣、妙语连珠能使双方很快熟悉起来。一句使人笑逐颜开的幽默言语可以让人的心情为之一振，增强战胜疾病的信心。幽默也是化解矛盾、解释疑虑的很好手段。例如，当患者抱怨药费太贵，不愿再服药治疗时，已经与其非常熟悉的主管医生笑着说："你不用药，那怎么治病？我可不是神医噢！"再比如，当一个肥胖的高血压患者问医生："你看我什么时候锻炼比较合适呢？"医生回答："……别人在饭店款待你的时候。"医生诙谐的言语，使患者在毫不尴尬的处境下明白了节食在减肥中的重要性。当然，幽默一定要分清场合，也不能让人有油滑之感，要做到内容高雅，态度友善，行为适度，区别对象。

3. 多用称赞性言语　生活中我们经常要赞美别人，真诚的赞美于人于己都有重要意义，对患者尤其如此。能否熟练应用赞美的艺术已经成为衡量一个医务人员职业素质的标志之一。虽然赞美不是包治百病的灵丹妙药，但却可以对患者产生深刻的影响。受传统文化的影响，中国人非常看重别人对自己的评价。能得到医生的表扬，患者可以一扫患病后的自卑心理，重新评估自身在社会及家庭中的价值。赞美是一件好事，但却不是一件简单的事情。赞美要注意实事求是，措辞得当。医生对患者最好不要直接赞美，而是转成第三人称，这样可增加可信度，避免让患者感到有虚假或者吹捧的嫌疑。

4. 不评价他人的诊断和治疗　由于每个医院的条件不同，医生的技术水平不同，对同一疾病的认识不同，因而对同一疾病的处理也就不同，更何况疾病的发展和诊断治疗本身就是一个复杂的动态过程。所以在和患者的交流过程中，医生如果草率地评价他人的诊断和治疗，很容易引起患者的误会和不信任，甚至引发医疗纠纷。

5. 言语表达要简洁明确　医患沟通要求言语表达清楚、准确、简洁、条理清楚，避免措辞不当、思绪混乱、重点不突出等情况；要充分考虑对方的接受和理解能力，用通俗的言语表达，尽量避免使用专业术语。

下面是一些在医疗各环节中能起到正确沟通作用的常用语句：

· 您好，请坐，请问哪里不舒服？

· 您是第一次来我们医院看病吗？

· 您请放松，不要紧张，让我为您做个检查。

· 不要急，慢慢说。

· 放心，我们会认真研究您的病情，并制订一个适合您的治疗方案。

· 回去后请按要求服药，在这个过程中如病情有任何变化可随时来就诊。

· 您今天好些了吗？昨晚睡得怎么样？

· 服药后有什么不舒服吗？这里的环境您还适应吗？饭菜还合胃口吗？

· 今天（明天）我们为您安排了检查（检查名），请您按要求做好准备（空腹、灌肠等）。这种治疗（检查）基本上是安全的，您不必紧张。

· 这项检查需要您的配合，请深深吸气（屏气或者其他要求）。

下面是一些会伤害到患者的忌语：

· 你怎么回事，怎么连自己的病都讲不清楚！

· 把衣服脱了，动作快点，躺在检查床上！

· 你为什么不听医生的话？下次再这样就不要来看病了！

· 不检查，责任你自己负。

· 你是医生还是我是医生，到底听谁的？

· 我已经交代得够清楚了，你怎么还不明白？

· 我们只管看病，其他事情管不了。

· 你看了那么多医院不也没看好吗？我又不是神仙。

· 不要动，忍着点，哪有治疗不痛苦的。

· 这个字一定要签。否则没人敢为你开刀。

- 你家里人呢？怎么这么不负责，把你往医院一送就不管了！
- 没事不要乱跑，在自己的床上待着！
- 该说的我都说了，你们自己看着办吧！

综上所述，良好的医患关系的建立有赖于一些必要的交流技巧，但最重要的是医生真正为患者着想的心意。真诚是构建良好人际关系的基础，相信在医患关系中，医生对患者真诚的关爱，终将赢得患者的理解和信任。

拓展阅读提示

丁彬彬.《做会谈话的医生》，选自《中国医学人文》，2016，（8）：5-7.

第十二章 医务礼仪修养

礼仪修养属于公共关系学范畴，反映在气质、仪表、语言、行动等方面。医务人员加强礼仪修养，把礼仪融入医疗护理的各个环节，从而使医疗护理服务处处体现出天使的大爱、体现对生命尊严的尊重。医务人员良好的礼仪修养是做好医疗服务工作的必然要求，对于提高整体素质和服务质量，提高医院社会效益和经济效益具有十分重要的意义。

第一节 医务礼仪概述

一、礼仪的概念与内涵

（一）礼仪

所谓礼仪，就是人们以一定的态度、动作、程式、物品等，所表达出来的内心对人对己的尊敬之情。对人对己的尊敬之情即态度则是内在的，即"礼"；动作、程式、物品等都是外在的形式，即"仪"，如鞠躬、握手、献花圈、献哈达、鸣礼炮等。"礼"就是尊重，"仪"就是表达形式。一方面，礼是内在的，是人们对自己、对他人的尊重、敬意的态度，礼和"仪"是紧密联系的；另一方面，礼和仪又是密不可分的。即内在的礼只有以外在的仪的形式表现出来时，才是真正的礼，只强调内在的礼，而忽视外在的仪，则礼无从体现；而只强调外在的仪，无内在的礼，则是一种虚假的礼。因此，礼和仪是同一事物的相互影响、相互渗透、相互制约的两个方面，只有礼和仪的完美结合，才是完整的礼仪。

（二）医务礼仪

医务礼仪是指医务人员在医疗工作中，用以维护个人和医院形象，对患者、患者家属以及医务同事之间表达理解、尊重，在各种工作场合应遵循的文明规范、准则和惯例的总和。

（三）医务礼仪的分类

医务礼仪按照行为主体分为管理服务人员礼仪、医疗人员礼仪、护理人员礼仪等。按照内容分为医疗职业交往礼仪和医疗专业活动礼仪。医疗职业交往礼仪包括称谓、介绍、电话、名片、握手、交谈、致意、迎送接待等方面的礼仪；医疗专业活动礼仪包括病人门诊、住院、治疗、转院、出院等环节的礼仪。按照发生部位分为语言礼仪、肢体礼仪、着装礼仪、面目礼仪等。医务人员在工作中需要将这些礼仪相互结合，灵活运用。

二、医务礼仪的特点与作用

（一）医务礼仪的特点

医务礼仪是礼仪大家族里的一个重要成员，它与商务礼仪、科技礼仪、体育礼仪、军事礼仪等礼仪相比，不但在适用对象、适用范围上存在着显著的差异，而且还具有以下重要特征。

1. 规范性 医务礼仪本身就是医务人员必须严格遵守的行为规范中的重要组成部分。在许多具体问题上，它都以各种法律、规章、制度、守则等形式，对医务人员可以做什么，不该做什么，禁止做什么，给予明确的肯定或否定，为医务人员的待人接物、律己敬人提供了一个规定的模式或标准，医务人员必须无条件地加以遵守。各行其事，自搞一套，或是只遵守个人适应的部分，不遵守不适应自己的部分，都难以为社会和医疗对象所接受。

2. 强制性 医务人员礼仪的许多内容既然是以法律、规章、制度、守则等形式出现的，那么，对于全体医务人员而言，就具有强制的约束力，对不遵守者就必须予以惩处，以确保医务人员礼仪的尊严。如因出言不逊对患者造成伤害甚至事故者，应根据有关规定，给予处分。

3. 丰富性 医务人员交往的场合和种类繁多，既有职场中的交往，又有日常交际活动；既有本国本民族的交往对象，也有少数民族或外籍服务对象，因此礼仪的表现形式也多种多样，对礼仪的要求也就更为严格。

4. 可行性 医务人员礼仪注重的是切实有效，可行实用。因此，它绝非言之无物、不着边际的泛泛空谈，而是"言之有物""行之有礼"的具体规范，能够被医务人员广泛地运用于医疗实践，并受到医疗对象的认可。

（二）医务礼仪的作用

"人无礼不生，事无礼则不成，国无礼则不宁。"礼仪是人类社会为维系社会正常生活而共同遵循的最简单、最起码的道德行为规范。它属于道德体系中的社会公德内容，是人们在长期共同生活和相互交往中逐渐形成的，并以风俗、习惯和传统等形式固定下来。

礼仪的作用概括地说，是表示人们不同地位的相互关系和调整、处理人们相互关系的手段。礼仪的作用表现在以下几个方面：

1. 尊重作用 尊重的作用即向对方表示尊敬、表示敬意，同时对方也还之以礼。礼尚往来，有礼仪的交往行为，蕴含着彼此的尊敬。

2. 约束作用 礼仪作为行为规范，对医务人员的行为具有很强的约束作用。礼仪一经制定和推行，久而久之，便形成为行为规范。任何一个生活在某种礼仪习俗和规范环境中的人，都自觉或不自觉地受到该礼仪的约束。自觉接受礼仪约束的人是"成熟的人"的标志，不接受礼仪约束的人，社会就会以道德和舆论的手段来对他加以约束，甚至以法律的手段来强迫。

3. 教化作用 礼仪具有教化作用，主要表现在两个方面：一方面是礼仪的尊重和约束作用。礼仪作为一种道德习俗，它对全社会的每个人，都有教化作用，都在施行教化。

另一方面，礼仪的形成、礼仪的完备和凝固，会成为一定社会传统文化的重要组成部分，它以"传统"的力量不断地由老一辈传继给新一代，世代相继、世代相传。在社会进步中，礼仪的教化作用具有极为重大的意义。

4. 调节作用　礼仪具有调节人际关系的作用。一方面，礼仪作为一种规范、程序，作为一种文化传统，对人们之间相互关系模式起着规范、约束和及时调整的作用；另一方面，某些礼仪形式、礼仪活动可以化解矛盾、建立新关系模式。可见礼仪在处理人际关系中，在发展健康良好人际关系中，是有其重要作用的。

（三）医务礼仪的现实意义

对于社会来说，礼仪是精神文明建设的重要组成部分，是社会的文明程度、道德和生活习俗的反映；对于医务人员个人来说，礼仪是思想水平、文化修养、交际能力的外在表现；从人际沟通的角度来看，礼仪是人际交往中的一种艺术，也可以说是一种交际方式或交际方法。在医疗工作中，医务礼仪可以有效地润滑和和谐医患之间的关系，增进医患双方的相互理解和信任，促进医患工作的顺利进行。因此，学习必要的礼仪常识，有助于促进医务人员的社会交往，改善医务人员的人际关系。

医务人员文雅健康的风姿、稳健适度的步伐、规范专业的操作、自然亲切的微笑、体贴关切的语言，有助于稳定患者的心态，激发患者追求美好生活的欲望。这对于恢复患者的身心健康，将产生无可替代的积极影响。因此，规范医务人员的行为，加强礼仪修养，已成为日常医疗工作中不可或缺的重要环节。

人们不仅需要对身体疾病的医疗康复服务，更需要心理社会的完美健康保障，这就要求医护人员不仅要有精湛的医疗、护理技术，还要具备良好的道德品质和礼仪修养，才能提高医疗服务的质量，满足现代人的身心健康需要。因此，医务人员学习必要的工作礼仪，培养优良的礼仪修养，是现代医学和社会进步的必然要求。

三、医务礼仪的基本原则

（一）真诚尊重原则

真诚尊重是礼仪的首要原则，只有真诚待人才是尊重他人，只有真诚尊重，才能创造和谐愉快的人际关系，真诚和尊重相辅相成。真诚是对人对事的一种实事求是的态度，是待人真心实意的友善表现。真诚和尊重首先表现为对人不说谎、不虚伪、不骗人、不侮辱人；其次表现为对于他人的正确认识，相信他人、尊重他人，包括尊重不同民族、不同文化背景和风俗习惯。

（二）平等适度原则

礼仪行为总是表现为双方的，这种礼仪施行必须讲究平等的原则。平等是人与人交往时建立情感的基础，是保持良好的人际关系的诀窍。平等在交往中，表现为不要骄狂，不要我行我素，不要自以为是，不要厚此薄彼，更不要傲视一切、目空无人，更不能以貌取人，或以职业、地位、权势压人，而是应该处处时时平等谦虚待人。适度原则即交往应把握礼仪分寸，根据具体情况、具体情境而行使相应的礼仪，如医务交往时，既要彬彬有礼，又不能低三下四；既要热情大方，又不能轻浮诌谀；要自尊却不能自负；要坦诚但不能粗鲁；要信人但不能轻信；要活泼但不能轻浮；要谦虚但不能拘谨；要老练持重，但又不能圆滑世故。

（三）自信自律原则

自信是医务交往中一份很可贵的心理素质。一个有充分自信心的人，才能在交往中不卑不亢、落落大方，遇到强者不自惭，遇到艰难不气馁，遇到侮辱敢于挺身反击，遇到弱者会伸出援助之手。自信但不能自负，自以为了不起、一贯自信的人，往往就会走向自负的极端。自律原则正是正确处理好自信与自负的又一原则。在医务交往中，在心中树立起一种内心的道德信念和行为修养准则，以此来约束自己的行为，严以律己，实现自我教育、自我管理，摆正自信的天平。

（四）信用宽容原则

信用即讲究信誉的原则。守信是中华民族的美德，在社交场合，尤其讲究一是要守时，与人约定时间的约会、会见、会谈、会议等，决不应拖延迟到。二是要守约，即与人签订的协议、约定和口头答应他人的事一定要说到做到，所谓言必信，行必果。宽容的原则即与人为善的原则。在医务交往中，宽容是一种较高的境界，宽容即容许别人有行动和判断的自由，对不同于自己或传统观点的见解的耐心公正的容忍。宽容他人、理解他人、体谅他人，千万不要求全责备、斤斤计较，甚至咄咄逼人。

第二节　医务人员仪表礼仪

仪表即人的外表，包括容貌、姿态、风度等方面，是人的内心修养的外在表现。对医务人员的容貌适当地加以修饰十分必要，既能体现自尊自爱及严谨的风格，又表示对患者及他人的尊重，更体现的是医务人员良好的精神面貌和积极向上的工作态度。医务人员的仪表礼仪主要包括以下几个方面。

一、静态仪表礼仪

静态礼仪指的是一个人静止状态下所展现的整体外观礼仪。

（一）容貌修饰

面容清洁，发式大方，勤洗澡，勤理发，勤换衣，勤剪指甲。男医务人员不留长发，不留大鬓角，不留小胡子；女医务人员服务时不化浓妆，不留披肩长发，不留长指甲，不佩戴耳环、手镯、项链，不使用香味很浓的化妆品。

（二）着装配饰

按照职业要求穿着统一规定的工作服，佩戴服务证号、标志，服装整齐干净，纽扣齐全。皮革保持油光发亮，鞋跟高度要适宜。不准许赤背赤脚，敞胸露背，穿拖鞋、背心。禁止奇装异服、浓妆艳抹、珠光宝气。

二、动态仪表礼仪

动态礼仪指的是一个人的举止和表情礼仪。

（一）站姿

站姿是身躯站起来说话的姿态，主要通过肩、腰、腿、脚等动作变化来传情达意。站姿要正直。医务人员站姿的基本要求是：从正面观看，其身形正直，头、颈、身躯和双腿应与地面垂直，两肩相平，两臂和手在身体两侧自然下垂；从侧面观看，下颌应微收，眼平视前方，胸部稍挺，小腹收拢，整个形体显得庄重、平稳。两脚间的距离以不超过一脚为宜，如果叉得太开就不雅观。站立时间较长时，可以以一腿支持，另一腿稍稍弯曲。站姿还要适应语境的要求，同其他语言配合。

（二）坐姿

坐姿是通过坐来传情达意的姿态。坐姿要端正。在身背后没有任何依靠时，上身应正直而稍向前倾，头平正，两臂贴身自然下垂，两手随意放在自己腿上，两腿间距与肩宽大致相等，两脚自然着地。背后有依靠时，在正式社交场合，不能随意地把身子向后仰靠，显出懒散、轻慢的样子，也不能背朝谈话对象，把整个身子侧转于一方，表现出嫌弃、轻蔑、不屑理睬的样子。就座以后，不能两腿摇晃，或一条腿随意搁在另一条腿上。无论男女，都不宜把腿分得很开，女性尤应注意。女性穿裙子时，侧坐比正坐姿态优美，但在答礼时必须正坐。

（三）步姿

步姿是通过行走的步态来传情达意的。医务人员步姿的基本要求是：身体直立，两眼平视前方，两腿有节奏地交替向前迈步，并大致在一条等宽的直线上。走时应步履轻捷，两臂在身体两侧自然摆动。在前往病房抢救患者时，应该要疾走，以示争分夺秒。行走要步子轻而稳。迎接患者走在前，送别患者走在后。同行不抢道，客过应让路，不在患者间穿行。工作车、治疗车应放在走道一边，不可堵塞通道。患者就寝后，医务人员不得在走道上跑动。走姿潇洒自然，给人以轻捷、欢悦之感。

（四）举动

在患者面前不应打喷嚏、打哈欠、挖耳鼻、剔牙齿、打饱嗝、哼歌嬉闹、高声喊人、放声大笑，工作中禁止抽烟喝酒吃东西。

第三节　医疗职业交往礼仪

交往礼仪是人们在社会交际场合中形成的，并被大多数人所认同的交际准则和规范，深受历史、文化、宗教、时尚等因素的影响，是一种极其丰富的文化现象。交往礼仪是任何一个步入社会交际生活的医务人员所必须掌握的基本礼节，主要包括以下几个方面。

一、致意礼仪

人们在日常的交往中，见面时要相互致意，通常称为打招呼。礼貌地致意不仅是人们见面时必须遵守的礼节，而且这种礼节的动作规范程度如何，会给人或友好、愉快的感觉，或生硬、冷漠的印象，如果严重失礼则会被对方斥责为缺乏文明或没有教养。普遍的、较为常用的致意礼节有握手礼、注目礼、点头礼、鼓掌礼、鞠躬礼、拥抱礼、脱帽礼、作揖礼、接吻礼、叩手指礼等。

（一）握手礼

握手是一个十分常用的动作，贯穿于人们交往、应酬的各个环节。人们在日常交往过程中，习惯以握手相互致意。据有些研究者考证发现，握手起源于古代，人们见面时要伸出双手，互摸右手，以表明自己没有握着武器，是一种友善的表示。这种见面摸手的习惯沿袭至今就成了今天的握手礼。医务人员在病房工作时一般不用握手礼，而在日常交往的其他场合，则应遵守握手礼的一般规则。

1. 谁先伸手规则　握手时遵循"尊者决定"原则，即双方握手时，先确定握手双方彼此身份的尊卑，然后以此决定伸手的先后。应由位尊者首先伸出手来，即尊者先行，位卑者在此后予以响应。

按照这一原则，晚辈、下级、学生见到长辈、上级、老师时，应当先行问候，待后者伸出手来，再趋前握手。社交场合的先到者与后到者握手，应由先到者首先伸出手来；女士与男士交往时，应由女士先伸手。若位尊者无意握手，可以微微欠身，或用点头、寒暄来代替。在接待来访者时，客人抵达后，应由主人先伸出手来与客人相握，而在客人告辞时，则应由客人首先伸出手来与主人相握。前者表示"欢迎"，后者则表示"再见"。

2. 先后顺序规则　在社会交往中，如果一个人需要同许多人握手，那么最有礼貌、符合礼节的握手顺序是：先女士后男士，先长辈后晚辈，先老师后学生，先上级后下级、先已婚者后未婚者。在官员界接待场合，握手的顺序应当是：按照行政职务由高到低排列顺序，依此一一握手。总之，在公务场合，握手的先后次序取决于职位、身份；而在社交、休闲场合，则主要取决于年纪、性别、婚否。

3. 握手姿态规则　向他人行握手礼时，只要有可能，就应起身站立。除非是长辈，否则坐着与人握手是不合适的。握手时彼此之间的最佳距离为1米左右，握手时需用眼睛注视对方，面带微笑，口道问候，自然大方，腰板挺直。只有遇到长者、身份较高者，上身才略为前倾，头要微低一些。一般人握手时要脱去手套，否则将是十分失礼的表现。按国际惯例，身穿军服的人可以戴着手套与人握手；地位高的妇女可以戴手套与人握手。

用右手握手是历史上沿袭至今并约定俗成的，最常用的握手方式是手掌垂直于地面，它称为"平等式握手"，表示自己不卑不亢；握手时掌心向上，表示自己谦恭、谨慎，这一方式叫"友善式握手"；掌心向下，则表示自己感觉甚佳，自高自大，这一方式叫"控制式握手"。一般情况下，一只手握手足矣，只有在遇到长者、身份较高者，最受人们尊重的人，才可以双手捧接握手，即用右手握住对方右手后，再以左手握住对方右手的手背。这种方式有时亦称为"手套式握手"，也适用于亲朋故旧之间，用以表达自己的深情厚谊。

4. 握手力度和时间规则　握手时，握力要适中，不轻不重，恰到好处。如果是一般关系、一般场合，双方见面握手时只需稍稍用力握一下即可放开，握手的全部时间控制在3秒钟以内；如需要向交往对象表示友好，应当稍许用力，握力2kg左右为宜；如果关系亲密，场合隆重，所用的力量可稍许大一些，并上下轻摇几下，但时间不宜过长。在与异性及初次相识者握手时，则千万不可用力过猛。

5. 握手禁忌规则　在人际交往中，握手虽然司空见惯，看似寻常，但是由于它可被用来传递多种信息，因此在行握手礼时应努力做到合乎规范，并且避免违反下述失礼的禁忌。

不要用左手与他人握手，尤其是在与阿拉伯人、印度人打交道时要牢记此点，因为在他们看来左手是不洁的。

不要在握手时争先恐后，而应当遵守秩序，依次而行。特别要记住，与基督教信徒交往时，要避免两人握手时与另外两人相握的手形成交叉状，这种形状类似十字架，在基督教信徒眼中是很不吉利的。

不要戴着手套握手，在社交场合女士的晚礼服手套除外。

不要在握手时戴着墨镜，只有患有眼疾或眼部有缺陷者能例外。

不要在握手时将另外一只手插在一袋里。

不要在握手时另外一只手依旧拿着香烟报刊、公文包、行李等东西而不肯放下。

不要在握手时面无表情，不置一词，好似根本无视对方的存在，而纯粹是为了应付。

不要在握手时点头哈腰，滥用热情，显得过分客套，让对方不自在，不舒服。

不要在握手时把对方的手拉过来、推过去，或者上下左右抖个没完。

不要在与人握手之后，立即揩拭自己的手掌，好像与对方握一下手就会使自己受到感染似的。

军人戴军帽时，必须先行军礼，然后再行握手礼。

（二）点头礼

点头作为一种致意的方式，它适用于肃静的公共场所，如病房、图书馆、音乐厅、会场、剧院等不宜与人交谈之处；也用于比较随便的场合，如在病区走廊上行走遇到相识的人或在同一场合已多次见面者，此时即可点头为礼；此外，对仅有一面之交者在社交场合相遇，也可点头或微笑示意。

点头致意的正确做法是：面向对方，面部表情自然大方，头部向下微微一动即可。

（三）注目礼

注目礼是以注视受礼者，并用目迎、目送来表示敬意的一种礼节。在升国旗、接受检阅、开业挂牌、教师上课走进教室、上级领导进入室内等场合，在场的人员应行注目礼。行注目礼时，行礼者应面向受礼者，或将头转向受礼者，呈立正姿势，抬头挺胸，双手自然下垂或贴于身体两侧，表情庄严，注视受礼者并目迎目送，待受礼者还礼后目光平视或将头转正，至此礼毕。

（四）招手挥手礼

招（挥）手作为一种致意的方式通常适用于与人打招呼和迎送时。招手的正确方法是：伸出右手，右臂伸直高举，掌心向对方，轻轻摆手。招（挥）手时，一般应空手，送行时，当被送者渐渐远去，也可挥动帽子、纱巾等物，以使其容易看见。

（五）鞠躬礼

鞠躬礼是东方国家常用的礼节，是人们在生活中用来表示对别人恭敬而普遍使用的礼节。它既适用于庄严肃或欢乐喜庆的仪式，又适用于一般社交场合。在我国，鞠躬礼用于演讲或领奖前后、举行婚礼、悼念活动、演出谢幕等场合。

鞠躬礼分为两种，一种是最恭敬的鞠躬礼，即三鞠躬，应脱帽，身体立正、目光平视，双手自然下垂，行礼时身体上部向前倾15°～90°，具体的前倾幅度依行礼人对受礼人的尊敬程度而定，鞠躬后即恢复原态，这样连续3次。另一种是日常见面使用的鞠躬礼，行礼时，微笑低头，双手分别置于双腿的正面，身体上部向前倾15°～90°，双手的手指尖垂直至大腿中部为止，随即恢复原态，只做一次。礼毕抬起身时，双眼应有礼貌地注视着对方。对行礼者，受礼者应随即还礼，但长辈对晚辈，上级对下级还礼可用欠身、点头即可。

15°礼：常用在单位里碰到客人时，表示"欢迎光临"，此时的目光应看到客人的胸部；

30°礼：向别人表示感谢，目光要看到对方的腰部；

45°礼：眼睛要注视对方的足部，一般用在道歉；

90°礼：仅用于忏悔、追悼等场合。

（六）鼓掌礼

鼓掌作为致意的一种礼节，是表示赞许、欢迎、致谢、祝贺、钦佩的礼貌举止。在社交场合或其他正式场合里鼓掌，通常有一定的规范。一般两臂抬起，手掌放在齐胸高的位置，张开左掌，用合拢的右手四指轻拍左手手掌中部。节奏要平稳，频率要一致，应随众自然终止。鼓掌要热烈，但不可"忘形"，一旦"忘形"，鼓掌的意义就发生质的变化而变成喝倒彩，鼓倒掌。如果这样，是极为失礼的。

二、称 谓 礼 仪

称谓，指的是人们在日常交往应酬中所采用的彼此之间的称呼语。在人类交往活动中，无论是以口头语还是书面交往，称谓都是开路先锋，它是沟通人际关系的第一座桥梁。心理学家研究表明，人们对别人如何称谓自己是十分敏感的。适当的称谓，能使交往双方产生心理相容感，交往起来就顺利；如果称谓不当，彼此间的心理距离就会拉大，产生沟通障碍。在人际交往中，选择正确适当的称谓，反映着自身的教养、对对方的尊敬程度，甚至还体现着双方关系发展所达到的程度和社会风尚。

（一）国内习用的称谓礼仪

1. 通称 我国人民在交往中历来十分重视称谓。在中国，改革开放前，最常用的称呼是"同志"，不论对方年龄、性别、职业、地位如何，均可用此称呼，在前面加上姓氏或名字即可。在前东欧社会主义国家，也有这种称呼的习惯。改革开放以来，"同志"这一称呼显得太单调，与当今社会纷繁复杂的人际关系不相适应，涉外行业如旅游、饭店、合资企业、独资企业、新闻界、体育界等多改用"先生""小姐""女士"等国际称呼惯例。在中国、日本等亚洲国家，对某些身份较高的女性，也可以称之为"先生"，如我们称原中华护理学会理事长林菊英女士为"林先生"。

2. 敬称他人及家人 交往中体现对他人的尊重和自己的礼貌修养，在称呼他人及其家人时，常用您、尊、贵、令、兄、公、玉、金等词，以表明说话人的谦恭和客气。如称对方单位为贵校、贵院、贵厂，称对方身体为贵体、玉体，称对方亲属为令尊（父亲）、令堂（母亲）、令郎（儿子）、令爱（女儿）、令正（妻子），称对方的意见为"尊见"等。

3. 谦称自己及家人 在敬称对方的同时，国人讲究谦虚地称谓自己和家人。如称自己为"卑职"；称自己的见解为"愚见""鄙见"；称自己的著作为"拙文"；称自己的住处为"寒舍""斗室""陋室"；称比自己辈份高、年长的家人，常冠以"家"字，如"家父""家兄"；称比自己辈份低、年龄小的家人，则常冠以"舍""犬""小"字，如"犬子""小女""舍弟"；称与自己关系较远的长辈和平辈时，常用"敝"字，如"敝表兄"。

4. 职业称 在与一些职业特征比较明显的对象交往时，为了表示对对方职业和劳动技能的尊重，通常称其职业或在姓氏后加职业。如"李医师""方护士""王老师"。

5. 职衔称　对国家干部和有明确职衔的人士，交往双方通常都用职衔称。如局长、处长、科长、厂长、书记、主任、上校、警官、法官、老板等。可以在职务前加上姓氏，例如："朱院长""李处长""张主任"等。也可以在职务之前加上姓名，这仅适用于极其正式的场合。例如："×××厅长""×××校长"等。

6. 姓氏称　这是我国在称谓方面与国际惯用称谓的又一不同点。即在称谓对方时，若对方与自己比较熟悉且是同辈人，常用"老＋姓"呼之，如老刘、老孙；若对方比自己年龄小、身份低，则称"小＋姓"，如小林、小周；若对方是比自己年龄大的男性，且属德高望重者，则称"姓＋老"，如钱老、徐老。

7. 亲属称　在非正式场合的民间交往中。有时对非亲属人士以亲属称谓称之，如"董奶奶""苏爷爷""江大妈""李姨""吴姐"等，能给人以亲切、热情、敬重之感。在临床医疗工作中，对年长者使用亲属称，使人倍感亲切。这种称谓，还常常反映出人们之间的亲密程度。

医务人员在工作中，应参照上述国际、国内惯例，礼貌地称谓医疗对象。

（二）称谓避讳

恰当地使用称谓可体现出一个人懂礼节、有礼貌。有些称谓在特定的场合使用可能是亲切的、自然的，而在其他一些场合使用则被认为是无礼的或令人不快的，所以应当有所避讳。

1. 忌用绰号　绰号，又叫"外号""诨号"，"绰"有宽余之意，绰号即为人的多余之号，是人本名以外别人根据其某个特征另起的名字，大多以比喻的手法，精炼地概括出该人的特征，故生动、形象、易传。如"黄胖子""李结巴""吴大侃""张老鸢"等。绰号大都含有憎恶、调谑、嘲讽之意，有时也有亲昵、敬畏之意。俗话说：足怕走斜道，人怕起绰号。给别人起绰号并公开或私下称呼是对他人的不尊，是极为无礼的行为。

2. 忌用小名　小名，又叫乳名，使用的权利只在长辈，而且只限于家庭范围，成年之后，便不应再唤其小名。公共场合称他人的小名，是对他人的不尊重。

3. 慎用昵称　昵称，是一种亲热的称呼，一般用于长辈对晚辈，朋友、恋人、夫妻之间称呼，大多是取名字中的一两个字，或另有约定，只限用于特定场合或特定时间，在正式场合不宜使用。

4. 禁用蔑称　蔑称，是蔑视交往对象的一种称谓，如称农民为"土老帽儿"，称军人为"大兵"，称外国人为"洋鬼子""鬼佬"等。使用蔑称，虽然未必称在其人当面，但也产生恶劣影响，在正式场合应绝对禁止。

（三）准确把握称谓的要求

1. 请记住别人的名字　一位心理学家说过，在人们的心目中，唯有自己的名字是最美好、最动听的。如果连别人的名字都记不住，那么所谓"尊称"等也就成了虚妄空洞的东西。医务人员在从事医疗工作时，应努力记住医疗对象和其他交往对象的名字，并在此基础上冠以尊称，做到了这一点，无异于在人际沟通中加上了一个成功的砝码。

2. 使用称呼就高不就低　例如某人在介绍一位教授时会说："这是……大学的……老师"。学生尊称自己的导师为老师，同行之间也可以互称老师，所以有这方面经验的人在介绍他人时往往会用受人尊敬的衔称，这就是"就高不就低"。

3. 因人而异使用称谓

（1）要根据双方交往的深度、关系远近程度有区别地选择称谓。一般说来，交往时间越长，程度越深，关系越近，对称谓就越讲究，因为此时的称谓，已经成为人们之间关系的"晴雨表"或"温度计"。

（2）要注意称谓的感情色彩，给不同交往对象以亲切和被尊重之感。称谓的不同，其所包含的感情色彩就不同。如对同一交往对象，用通称、职衔称、敬称、亲属称等分别称之时，其感情色彩是决然不同的。在这里，亲属称给人既亲又敬之感；敬称则敬之有余而亲情不足；而职衔称和通称，则只是公事公办的惯称，其中的亲和敬就大打折扣了。

（3）要注意民族和区域的界限，根据交往对象的称谓习惯选择称谓。由于民族、宗教、文化等因素的不同，人们对不同称谓的感受会有所不同，人们总喜欢按自己的习惯被他人称呼。另外，由于交往场合的不同，也要求人们因地制宜，采取合乎时宜的称谓。

三、介 绍 礼 仪

由于人际关系日益广泛，在社会活动中就会经常结识一些新的交往对象，这就离不开自我介绍、为他人介绍等。无论哪种介绍，都必须遵守一定的礼仪规范。

在社交场合中，介绍有多种多样的方式：按社交场合来区分，有正式介绍和非正式介绍；按介绍者主体来区分，有自我介绍和他人介绍；按被介绍的人数来区分，有集体介绍和个别介绍；按被介绍者的地位、层次来区分，有重点介绍和一般介绍；按被介绍对象的性质和介绍采取的形式来区分，又有社交性介绍、商业性介绍、家庭成员介绍等。现就医务人员常用的介绍方式进行阐述。

（一）自我介绍

自我介绍，就是由自己担任介绍的主角，将自己介绍给其他人，以使对方认识自己。

1. 自我介绍的时机　医务人员在接触新的医疗对象时，应首先进行自我介绍。在社交场合，如医务人员本人希望结识他人，或是医务人员本人认为有必要让他人了解或认识自己时也可主动自我介绍。

2. 自我介绍的内容　确定自我介绍的具体内容，应根据实际需要、所处场景，具有鲜明的针对性，切不可"千人一面"，一概而论。在一般性的社交场合，介绍内容要少而精，往往只介绍姓名一项即可。例如："您好！我叫张媛。"工作中的自我介绍，是以工作内容为介绍的中心，包括本人姓名、工作单位、担负的职务或从事的具体工作三项，它们称为工作式自我介绍的"三要素"。如"你好，我是××市人民医院外二科医生范大军。"或"您好！我叫陈东，是您的主管医生。"

如果希望寻求与交往对象进一步交流与沟通，希望对方认识自己、了解自己，与自己建立联系的自我介绍，其介绍内容就应广泛些，包括姓名、工作、籍贯、学历、兴趣、与交往对象某些熟人的关系等。它们不一定要面面俱到，而应依照具体情况而定。

3. 自我介绍的礼仪要求　自我介绍时，应先面带微笑，温和地看着对方说声："您好！"以引起对方的注意，态度务必自然、友善、亲切、随和。要充满信心和勇气，敢于正视对方的双眼，显得胸有成竹。介绍时语气要自然，语速要正常，语音要清晰，这对自我介绍的成功十分有好处。引发他人进行自我介绍时也要注意：一是引发对方做自我介绍时应避免直话相问，缺乏礼貌，如："你叫什么名字？"而应该尽量客气一些，用词更敬重些："请问尊姓大名？""您贵姓？""不知怎么称呼您？""您是……"等。二是他人做自我介绍时要仔细聆听，关注对方的姓名、职业等。如果没有听清楚，不妨在个别问题上再问一遍。三是等一人作了自我介绍后，另一人也作相应的自我介绍，这才是礼貌的。

（二）他人介绍

他人介绍又称第三者介绍。它是经第三者为彼此不相识的双方引见、介绍的一种方式。他人介绍通常都是双向的，即将被介绍双方均作一番介绍。有时，也可进行单向的他人介绍，即只将被介绍者中的某一方介绍给另一方，其前提是前者了解后者，而后者不了解前者。在他人介绍中，为他人做介绍的人一般由社交活动中的东道主、社交场合中的长者、家庭中聚会的女主人、公务交往活动中的公关人员（礼宾人员、文秘人员、接待人员）等。

1. 介绍的顺序　顺序在介绍礼仪中十分重要。今天的时代，虽然不是"三纲五常"的时代，公关场合人格平等，但是，人与人之间仍然有许多必不可少的先后关系的礼节。按国际惯例，在介绍过程中，先提某人的名字乃是对此人的尊敬。如"×××，请允许我来介绍一下，这位是×××。"在这里，前一个×××即为尊者，而后一个×××则是被介绍的对象。也可以使用虽不正式但属于正确的介绍词。如"××小姐，您认识××先生吗？""小×，来见见×××先生好吗？"

在为他人介绍时，先把谁介绍给谁？是一个比较敏感的礼仪问题。处理这一问题时，要遵守"尊者优先了解情况"这一国际公认的规则。它的含义是，在为他人作介绍时，先要确定双方地位的尊卑，然后先把位卑者介绍给位尊者。这样可以使位尊者优先了解位卑者的情况，以便在交际中掌握主动权。根据这一规则，介绍的顺序应是：①先将男士介绍给女士；②先将年幼者介绍给年长者；③先将职务低的介绍给职务高的；④先将客人介绍给主人；⑤先将晚到者介绍给早到者。在这五个顺序中，如果被介绍者之间符合其中两个以上的顺序，一般应按后一个顺序介绍。例如，当一位年轻女性来拜访一位年长的男性的时候，就应先将这位年轻的女性介绍给年长的男性主人，而不是相反。在集体场合（如会议）向公众做介绍，则应先介绍位尊者，后介绍位卑者。

2. 介绍的内容　在为他人作介绍时，介绍者对介绍的内容应当字斟句酌，慎之又慎。根据实际需要不同，为他人介绍时的内容也会有所不同，以下五种形式可供参考：

（1）标准式：适用于正式场合，内容以双方的姓名、单位、职务为主。例如："我来给两位介绍一下，这位是××医院医务部赵主任，这位是××医学院口腔系张主任。"

（2）简介式：适用于一般的社交场合。其内容往往只有双方姓名一项，甚至可以只提到双方姓氏为止，接下来则由被介绍者见机行事。例如"我来介绍一下，这位是张先生，这位是王小姐。"

（3）推荐式：它适用于比较正规的场合，多是介绍者有备而来，有意将某人举荐给另一方，因此，在内容方面，通常会对前者的优点加以重点介绍。例如："王院长，这位是××医院的郑刚医生，是一位心血管方面的专家，有许多论文在专业期刊上发表，常受邀到其他医院去讲课。"

（4）强调式：它用于各种交际场合。其内容除被介绍者的姓名外，往往会强调一下其中某位被介绍者与介绍者之间的特殊关系，以便引起另一位被介绍者的重视。例如"朱院长，这位是凌玉，在贵院手术室工作，是我战友的女儿，父亲是烈士，请院长多多关照。"

（5）礼仪式：适用于正式场合，是一种最为正规的他人介绍，其内容略同于标准式，但语气、表达、称呼上都更为礼貌、谦恭。例如"×局长，您好！请允许我把××医院的××院长介绍给您。×院长，这位就是××市卫生局的×××局长。"

3. 他人介绍的礼仪要求

（1）被介绍者在介绍者询问自己是否有意认识某人时，一般不应加以拒绝或扭扭捏捏，而应欣然表示接受；实在不愿意时，则应说明原由。

（2）在作他人介绍时，应有礼貌地平举右手掌示意，且眼神要随手势投向被介绍者，而不应用手指指划划，或眼手不协调。

（3）当介绍者走上前来，除长者、尊者可就座微笑或略欠身致意外，一般均应起立，面含微笑，大大方方地注释介绍者或者对方，神态庄重、专注。

当介绍者介绍完毕后，被介绍者双方应依照合乎礼仪的顺序进行握手，并且彼此问候对方。此时的常用语有："你好""很高兴认识你""久仰大名""认识你非常荣幸""幸会，幸会"等。必要时还可作进一步的自我介绍。

（4）在宴会桌、会议桌前也可不起立，被介绍者只需略欠身微笑、点头有所表示即可。

（5）作为介绍者，介绍时应熟悉被介绍双方的情况，否则就是失礼行为。万一有所遗忘，则可这样处理："许先生，请您认识一下这位钟先生，钟先生的工作单位在……"这时被介绍者往往会主动把自己的工作单位告诉对方。当然，作为介绍者应尽量避免出现这种被动、尴尬的场面。

（三）名片介绍

在现代生活中，一个没有个人名片，或是不会正确地使用个人名片的人，就是一个缺乏现代意识的人。现代名片是一种经过设计，能表示自己身份、便于交往和执行任务的卡片，是当代社会人际交往中一种最经济实用的介绍性媒体。

1. 递交名片的礼仪　名片一般由本人当面递交，递交时，应郑重其事，最好是起身站立，双手持名片两端，将名片正面面对对方，上身呈 15° 鞠躬状，将名片交给对方。不可用左手递交名片，不可将名片举得高于胸部，不可以手指提夹着名片给人。将名片递给他人时，口头上最好有所表示，可以说"请多指教。""以后保持联系。""我们认识一下吧。"与他人交换名片，应讲究先后次序，或由近到远，或由尊而卑，切勿挑三拣四，采用"跳跃式"。当然也没有必要广为滥发自己的名片。

2. 接受名片的礼仪　当他人表示要递名片给自己或交换名片时，应立即停止手中所做的一切事情，起身站立，面含微笑，目视对方，接受名片时，应双手捧接，或以右手接过，切勿单用左手接过。

接过名片后立即要用半分钟左右的时间，从头至尾认真看一遍，若有疑问，则可当场向对方请教，此举意在表示重视对方。若接过名片后看也不看，拿在手里折叠，或弃之桌上，或装入衣袋，都属失礼。

接过他人名片时，应口头道谢，或重复对方使用的谦词敬语，如"认识您很高兴。"

"以后我会多向您请教。"不可一言不发。在收了别人的名片后，也要记住给别人自己的名片，因为只收别人的名片，而不拿出自己的名片，是无礼拒绝的意思。最好在收好对方名片后将自己的名片递过去，不要左右开弓，一来一往同时进行交换。

3. 索取名片的礼仪　如果没有必要，最好不要强索他人的名片。需要索取时，可采用下列方法：①主动递上自己的名片，此所谓"欲将取之，必先与之"。②询问对方："今后如何向您请教？"此法适用于向尊长者索要名片。③询问对方："以后怎样与您联系？"此法适用于向平辈或晚辈索要名片。

四、电话礼仪

在日常生活中，电话已经成为现代人不可缺少的交际工具。要正确利用电话，不只是熟练地掌握使用电话的技巧，更重要的是自觉维护自己的"电话形象"，要想有"带着微笑的声音"或者通过电话赢得信任，就必须掌握使用电话的礼节与技巧。即注意打电话的语言、内容、态度、时间等，自觉做到知礼、守礼，待人以礼。

（一）打电话的礼仪

使用电话时，发起者一方称为发话人，通常居于主动、支配地位。发话人在打电话时，要做到：

1. 注意时空选择

（1）注意时间选择：打公务电话，尽量要公事公办，不要在他人的私人时间里（尤其是节假日）去麻烦对方。选择通话的最佳时间一般应按照国际惯例，除非十分必要或事先有约定，早晨7：00以前、晚22：00以后和用餐时间都不应给别人打电话，以免影响别人的休息和进餐。如果确有急事要事，迫不得已在上述时间打了电话，一定要在通话开始的时候向受话人道歉"对不起，请原谅，打扰您休息了。"或者说："实在抱歉，在此时打扰你。"这样的电话，通话时间越短越好。在他人上班时间内，原则上不要为了私事而妨碍对方工作。在开始通话时，先问一下对方，现在通话是否方便，倘若对方不方便，可约另外的时间，届时再将电话打过去。

（2）注意空间选择：在公众场所打电话对别人是一种噪声骚扰，如影剧院、会议中心、音乐厅、餐厅、商场等。另外要注意私人电话在家里打，或用自己手机打，办公电话在办公室打，勿占小便宜。

2. 注意内容简练　在通话时，要求发话人内容简练。每次通话前，应做好准备，将通话要点理清楚，接通电话问候完毕即开宗明义，直言主题，不说废话不啰嗦。每次通话的长度应有所控制，基本的要求是：以短为佳，宁短勿长。在电话礼仪里，有一条"3分钟原则"，它的主要意思是：在打电话时发话人应有意识地将每次通话的长度限定在3分钟内。

3. 注意表现文明　发话人在通话的过程中，自始至终都要待人以礼，表现得文明礼貌，尊重自己的电话形象。在通话时，发话首先要向受话人问候一声："您好！"然后再言其他，切勿一上来就以"喂"与对方打招呼。在问候对方后要自报"家门"。自报有四种模式可以借鉴：①报本人全名；②报本人所在单位；③报本人所在单位和全名；④报本人所在单位、全名和职务。其中第一种模式主要用于私人交往，后三种模式适用于公务交往，最后一种模式最为正规。在准备终止通话时，应先说一声"再见"，使自己待人以礼的形象显得有始有终。

　　碰上要找的人不在，需要接听电话的人代找或代为转告，留言时态度更要文明礼貌，不可使用"让×××听电话!"这样的命令句。若拨错了电话号码，应对接听者表示歉意，不要一言不发挂断了事。

　　通话时，声音应尽量放轻一些，尤其是在病区值班时接听电话，音量要适中，语气应当热情。也许是受过去老式电话的影响，有的人养成了打电话大喊大叫的习惯，这样既不文雅，也没必要。

　　4. 注意礼貌终止　打电话由谁先终止的问题可分三种情况区别处理。一是按社交礼仪的标准化做法，地位高者先挂；二是一般情况下由发话人终止通话，这也是电话礼仪的惯例；三是由被求的人先挂。先挂断者可采用暗示法终止通话，标准的做法就是重复要点，如："刘主任，那我们这次就说定了，下个星期三下午两点半我到您那儿，接您来我院讲课。多谢了!"

　　（二）接电话的礼仪

　　1. 接听要及时　电话一响，应立即停止手中的活，尽快接听。不要让铃响过许久才去接听，显得妄自尊大；也不要铃声刚一响起就接听，显得操之过急。在电话礼仪中，有一条"铃响不过三"的原则，即接听电话时，以铃响3次左右拿起电话最为适宜，铃声要响到6声以上才接的话，第一句话要说"抱歉让您久等了"。另外要注意不要随便叫人家接听电话，尤其不要让孩子、秘书去代听已经有约在先的电话。

　　2. 接听要礼貌　拿起话筒后，即应向发话人问好，然后自报"家门"。例如："你好!这里是内一科。"一则出于礼貌，二则说明在接听，同时也可让发话人验证一下是否拨错了号。自报"家门"所说的内容，可参照发话人自报家门的模式酌定。在私人寓所接电话时，为了自我保护，可以用电话号码作为自报家门的内容，或者不必自报家门。

　　通话时，要聚精会神地接听，随时视情况用"嗯""好""是的""知道了"这类的短句作答，以示有效的呼应，表示你在专心聆听。不要边听电话边与人交谈、看书报、看电视、听广播、吃东西，不要对发话人表示"电话来得不是时候。"万一在不宜接听电话的时候有人来电话，应向对方说明原因，表示歉意，并再约一个具体时间，由自己主动打电话过去。约好下次通话时间后，即应遵守，在下次通话开始时，勿忘再次致歉。

　　在接听电话时，适逢另一个电话打进来，切忌置之不理，可先对通话对象说明原因，要其勿挂断电话，稍停片刻，然后去接另一个电话。通话结束时，不要忘记说声"再见"。若接到误打进来的电话，要耐心向对方说明，如有可能，应向对方提供帮助。

　　3. 代接要热情　在日常生活中，经常会为他人代接代转电话，这时也需要礼尚往来。接电话时，假如对方所找非己，不要口出不快，拒绝对方的请求，或托辞不找。在代接电话时，不要充当"包打听"，如询问"你们两人是什么关系?""你找她有什么事?"等。这是一种刺探他人隐私的行为，即使是出于好奇，也是应该避免的。当发话人要求转告某事给某人时，要守口如瓶，切勿广而告之；当别人通话时，不要在旁倾听，更不要插嘴。

　　若发话人要找的人不在，可在向其说明后问一下对方是否需要代为转达。例如："对不起，张医师手术去了，今天上午不会回来，需要我转告些什么吗?"如对方有请求，即应热情相助。对发话人要求转达的具体内容，最好认真做好笔录，在对方讲完之后，再重复一遍，以验证自己的记录是否正确。接听后要尽快设法找到本人传达电话内容，以免误事。

（三）手机礼仪

1. 手机放置　手机常规放置的位置一是随身携带的公文包或手袋里，二是上衣的内袋里，也可以放在不起眼的地方，不要放在桌子上或挂在脖子上。

2. 拨打手机　给对方打手机时，是否通话应该由对方来定为好，所以"现在通话方便吗？"通常是拨打手机的第一句问话。在一些场合，比如在剧院打手机是不合适的，在情非得已的情况下，请使用静音的方式发送手机短信比较妥当。在医院某些场所打手机时要注意是否影响医疗设备的正常使用。

3. 铃声设置　在会议中、会见客人或病房查房时，应将手机设置在振动状态，这样既显示出对别人的尊重，又不会打断讲话者的思路。那种在会场上铃声不断的人，并不能表明"业务繁忙"，反而显示出缺少修养。

4. 短信收发　短信反映了发信者的品位和水准，发手机短信尽量是有效或有益的信息，不要编辑或转发不文明的短信，尤其是那些迷信的或者带有讽刺伟人、名人的短信。

5. 保护隐私　手机是个人隐私的重要组成部分，为了尊重他人，体现自己的涵养，不要接听他人的移动电话，不要翻看他人的手机中的任何消息，包括通讯录、短信、通话记录等；一般情况下，不要借用他人的手机打电话，不得已需要借用他人手机打电话时，请不要走出机主的视线，并且尽量做到长话短说，话毕要表示感谢。

第四节　医疗专业活动礼仪

医疗专业活动礼仪和医疗职业交往礼仪有部分交叉，如迎来送往等是社交活动中不可缺少的重要内容，也是医疗工作中的每天要进行的实践活动。医务人员文雅健康的风姿、稳健适度的步伐、规范的操作、自然亲切的微笑、体贴关切的语言，将极大地影响患者，稳定患者的心态，激发患者追求美好生活的欲望。这对于建立良好的医患关系、恢复患者的身心健康，将产生无可替代的积极影响。所以规范医务人员的行为，加强礼仪修养，提高人员素质，塑造良好形象，已成为日常医疗工作中不可或缺的重要环节。

一、办公室接待礼仪

（一）接待的礼仪

办公室是工作和接待的重要场所，因此，办公室的布置不仅要充分考虑工作人员的兴趣爱好和文化修养，也要充分考虑到各种层次的来访者对办公室工作环境的看法。应保持办公室优雅、整洁，并备好茶叶、水具、开水，不要待客人来访时才匆忙去打开水或买茶叶，这样不仅耽误时间，而且也显得对客人不够尊重。

对来访的客人，无论职务高低、是否熟悉，都应一视同仁，热情微笑相迎，请客人坐下时，应让其坐上座，主人在一旁陪同。上茶时要浓度适中，量度适宜。通常说"浅茶满酒"就是要求上茶时不要倒满杯，一般要求在六七成满较为合适。端茶时要用双手。交谈时，办公室工作人员应当不时为客人续茶。

在接待客人时应尽量使用接待敬语，有时称之为客套话。如"您好！请问……"。若是较为熟悉的来访者，则可以使用有规则的客套话，如表现对对方关心的客套话，表达对对方了解的客套话，表现对对方赞赏的客套话等。

（二）送客的礼仪

对已表示要离开的客人，工作人员要起身热情相送。若客人要到其他场所去，要告知其详细的地点，如有可能可电话事先联系。客人辞行时，应与客人握手道别。根据来访者的身份、地位和背景，来具体决定送至办公室门口还是大楼门口等。

二、接待门诊、急诊患者礼仪

门诊是医院的窗口，门诊护士特别是分诊、接诊、导医、咨询护士更是医院形象的使者。当患者来到门诊就诊时，医务人员应热情迎接，诚恳地作自我介绍。如"阿姨，您好！我是门诊的导诊护士，请问您哪里不舒服？""需要我为您做些什么吗？"面对站立的患者应起立回答患者的问题，指出方位时要等对方明白了，才能回工作地点，必要时应将患者送达目的地或介绍给另一位工作人员。

对重症患者或用轮椅、平车推入的患者，医务人员应立即上前迎接。对危重病人医务人员要迅速而镇静地将病人推入抢救室，果断地采取措施，尽快向家属或知情人询问有关情况，同时做好亲属的解释安慰工作。

三、迎送住院患者礼仪

接待入院患者时，医务人员要起立面对患者，微笑相迎．边安排患者落座，边予以亲切的问候和自我介绍："您好！我是您的主治医生×××，请先把病历交给我。"同时双手去接病历，以示尊重。如果同时还有其他医务人员在场，也应抬起头来，面向患者，亲切微笑，点头以示欢迎。

得知患者痊愈出院时，应予以真诚地祝贺，比如："××先生，祝贺您康复出院，您气色显得更好了，真为您高兴。出院后如何进行康复锻炼您还记得吗？希望您还能按我们指导的方法，坚持锻炼和调养，您会恢复得更好的。"患者离开时，热诚地送上一段距离，并嘱托："请走好""请慢走""请多多保重"等。但切忌说"欢迎下次再来"。一般可送至病区门口待患者走出视线，或送至电梯待门关闭后，或送至汽车上待马达发动时方可转身返回。

四、检查、治疗礼仪

（一）准备

整理检查、治疗室；检查各种检查、治疗仪器的性能；调整心理状态和整理衣着外表；了解病人基本情况。

（二）接待

接待病人要面带微笑、声调柔和、语速适中，目的是减轻病人的紧张情绪；要作自我介绍；要核对病人信息；要协助病人上检查床或治疗床。

（三）操作

对初诊病人，在治疗时要事先告知下一步操作及其感觉，让其有心理准备；对复诊病人则要询问目前情况、了解治疗效果。在治疗过程中，应多和病人说话，一方面可以分散其的注意力，减轻治疗中的不适感，另一方面可以介绍治疗仪器的原理及效果，增强病人坚持治疗的信心。

（四）结束

协助病人整理衣物，下检查床或治疗床。感谢病人的配合，并告知下一步该做什么，提醒病人遵照医嘱的重要性。

拓展阅读提示

高焕云.《安全礼仪，为医务工作保驾护航》，选自《医务礼仪》.金盾出版社，2015年6月，高焕云主编.

下篇　自觉夯实人文素质底蕴

第十三章　人文课程学习

人文知识积累是人文素质培养的前提条件，人文课程学习是人文知识积累的重要途径。人文课程学习一般被赋予计划性、规定性等要求。

第一节　思想道德修养类课程学习

高校思想政治理论课是大学生思想政治教育的主渠道，其实效性直接决定了当代大学生思想政治素质的高低。1999年江泽民同志在第三次全国教育工作会议上指出："要说素质，思想政治素质是最重要的素质，不断增强学生和群众的爱国主义、集体主义、社会主义思想是素质教育的灵魂。"2004年，中共中央、国务院在《关于进一步加强和改进大学生思想政治教育的意见》中提出，加强和改进大学生思想政治教育，提高他们的思想政治素质，把他们培养成中国特色社会主义事业的建设者和接班人，对于全面实施科教兴国和人才强国战略，确保我国在激烈的国际竞争中始终立于不败之地，确保实现全面建设小康社会、加快推进社会主义现代化的宏伟目标，确保中国特色社会主义事业兴旺发达、后继有人，具有重大而深远的战略意义。医学生较之其他专业的大学生，未来从事的职业对思想道德素质的要求更高。因而，加强医学生思想道德修养课程人文知识的积累尤为重要。

一、思想道德修养类的重要课程学习

2005年3月，中共中央宣传部、国家教育部按照中共中央、国务院下发的2004年16号文件，制定了高校思想政治理论课"05新方案"。其指导思想是：坚持以马克思列宁主义、毛泽东思想、邓小平理论和"三个代表"重要思想为指导，深入贯彻党的十六大精神，全面落实党的教育方针，紧密结合全面建设小康社会的实际，以理想信念教育为核心，以爱国主义教育为重点，以思想道德建设为基础，以大学生全面发展为目标，解放思想、实事求是、与时俱进，坚持以人为本，贴近实际、贴近生活、贴近学生，努力提高思想政治教育的针对性、实效性和吸引力、感染力，培养德智体美全面发展的社会主义合格建设者和可靠接班人。从2006年秋季开始，我国高校开始全面实施"4+1"新课程体系，把原来的8门课程整合为"4+1"的课程体系，即马克思主义基本原理概论、毛泽东思想邓小平理论和"三个代表"重要思想概论（2008年更名为"毛泽东思想和中国特色社会主义理论体系概论"）、中国近现代史纲要、思想道德修养与法律基础和形势与

政策，标志着我国高校思想政治理论课改革已经进入一个新的阶段。

（一）马克思主义基本原理课程

"马克思主义基本原理"课程涉及马克思主义哲学理论的一般原理、马克思主义哲学、政治经济学、科学社会主义等基本原理的相关概念和理论，其重点和难点内容在马克思主义的哲学理论部分。课程教学目标是帮助学生理解、把握马克思主义的基本概念、基本原理，学习毛泽东和邓小平哲学思想，掌握马克思主义的世界观和方法论；培养学生运用马克思主义世界观、方法论观察、分析和解决问题的能力；帮助学生树立正确的世界观、人生观和价值观，确立建设中国特色社会主义的理想信念，为自觉坚持党的基本理论、基本路线和基本纲领打下扎实的理论基础。因此，马克思主义基本理论教学不能仅仅停留在单纯传授知识的层次上，更主要的是要培养学生的思维能力、创新能力以及分析问题、解决问题的能力。

（二）毛泽东思想和中国特色社会主义理论体系概论课程

1999 年，按照教育部全国高校政治理论课调整方案，高校开设"邓小平理论"课程。2003 年，根据教育部部署，高校开设"邓小平理论和'三个代表'重要思想概论"课程。2007 年，根据教育部新的课改方案，高校开设"毛泽东思想、邓小平理论和'三个代表'重要思想概论"课程。2008 年，教育部将"毛泽东思想、邓小平理论和'三个代表'重要思想概论"更名为"毛泽东思想和中国特色社会主义理论体系概论"。

该课程基本内容是全面论述毛泽东思想、邓小平理论和"三个代表"重要思想和科学发展观的科学涵义、形成发展过程、科学体系、历史地位、指导意义、基本观点以及中国特色社会主义建设的路线方针政策。课程内容与时俱进。教学目的是使学生了解马克思主义中国化的历史进程，认识毛泽东思想、邓小平理论和"三个代表"重要思想和科学发展观是马克思主义基本原理和中国革命与建设的实际相结合所产生的伟大理论成果，是马克思主义与时俱进理论品质最显著最集中的体现；使学生正确认识马克思主义中国化的理论成果在指导中国革命和建设中的重要历史地位和作用，掌握中国化马克思主义的基本理论和精神实质；帮助学生树立科学社会主义信仰和建设中国特色社会主义的共同理想，增强执行党的基本路线和基本纲领的自觉性和坚定性，为全面建设小康社会和实现社会主义现代化做出自己应有的贡献。

（三）中国近现代史纲要课程

"中国近现代史纲要"课程主要讲授中国近代以来抵御外来侵略、争取民族独立、推翻反动统治、实现人民解放的历史，帮助学生了解国史、国情，深刻领会历史和人民怎样选择了马克思主义，怎样选择了中国共产党，怎样选择了社会主义道路。课程教学目的在于加深学生对我国近现代国情的了解，增强学生的爱国情感和建设社会主义现代化强国的使命感，使学生能以马列主义、毛泽东思想为指导，运用辩证唯物主义和历史唯物主义的基本观点，围绕着中国人民反侵略反封建斗争和发展资本主义的基本线索，深刻认识这一时期生产力和生产关系状况、资本主义对我国的侵略、人民反侵略反封建斗争、资产阶级维新改良与民主革命运动、中国共产党领导的新民主主义革命等重大历史问题，培养学生运用马克思主义的立场、观点和方法分析和解决问题的能力，增强执行党的基本路线和基本纲领的自觉性和坚定性，积极投身全面建设小康社会的伟大实践。

（四）思想道德修养与法律基础课程

"思想道德修养与法律基础"课程为大学本科一年级学生必修的公共基础课，是高校政治理论课主干课程之一，在人才培养过程中，对其世界观、人生观、价值观和法制观念的形成和发展，具有重要的地位和作用。课程教学目的在于以马克思主义和"三个代表"重要思想为指导，以大学生健康成长问题为主线，以人生观、价值观、道德观、法制观教育为重点，遵循大学生思想道德形成、发展的基本规律，针对大学生成长过程中经常遇到的思想、政治、道德、法律、心理等问题，综合运用马克思主义理论及其他多学科知识，努力提高大学生思想道德素质，使之形成崇高的理想信念，弘扬伟大的爱国主义精神，树立牢固的社会主义荣辱观，培养良好的思想道德素质和法律素质，从而成为"有理想、有道德、有文化、有纪律"的社会主义新人。

（五）形势与政策课程

形势与政策课程是高校思想道德修养课的重要组成部分，是对学生进行形势与政策教育的主渠道、主阵地，是每个学生的必修课程，在大学生思想政治教育中担负着重要使命，具有不可替代的重要作用。形势与政策教育要坚持以马克思列宁主义、毛泽东思想、邓小平理论和"三个代表"重要思想为指导，牢固树立和认真落实科学发展观，紧密结合全面建设小康社会的实际，针对学生关注的热点问题和思想特点，帮助学生认清国内外形势，教育和引导学生全面准确地理解党的路线、方针和政策，坚定在中国共产党领导下走中国特色社会主义道路的信心和决心，积极投身改革开放和现代化建设伟大事业。

二、思想道德修养类课程对医学生的价值

价值是一种关系范畴，是客体与主体需要之间的一种关系。思想道德修养课程的人文知识价值就是其对社会和人的发展需要的满足，相对于医学生而言，主要表现为政治价值、知识价值和道德价值。

（一）政治价值

思想道德修养课程的人文知识有着极其确定的政治性。思想道德修养课程人文知识的政治性，要求我们对该类人文知识的教育要始终服务于党的利益，始终服务于广大人民群众的利益。这是思想道德修养课程人文知识在医学教育中的政治价值的最终体现。我国的医学教育既是教育事业的重要组成部分，也是卫生事业的重要组成部分。中国特色社会主义教育事业和医疗卫生事业的根本宗旨决定了医学教育必须坚持社会主义方向，培养为中国特色社会主义服务的医学人才。因此，思想道德修养课程的人文知识在医学教育中的政治价值，就是要用马列主义、毛泽东思想特别是邓小平理论、"三个代表"重要思想，武装、教育、激发医学生和医学工作者，努力成为有理想、有道德、有文化、有纪律的社会主义医学人才，为发展中国特色社会主义医疗卫生事业而不懈奋斗。

（二）知识价值

思想道德修养课程的人文知识是智力开发的重要推动因素，是智力素质提高的精神动力。思想道德修养课程的人文知识能够引导、激发医学生把自己将来所从事的医疗卫生工作与共产主义远大理想以及国家的现代化建设这一伟大事业联系起来，充分发掘潜力，调动学习与研究的积极性，不断开发自己的智慧宝库。崇高的理想与远大的抱负能

够为医学生提供努力学习与积极工作的持久动力，扩大胸怀，接受新事物，学习新知识。人的智力最关键的不是所掌握的知识量的多少，而是获得知识与运用知识的能力高低。思想道德修养课程的人文知识能够增强医学生用辩证唯物主义武装头脑的自觉性，能够促进医学生主动运用科学的思维方式，提高认识能力与实践能力，将所学的理论知识与医疗卫生工作实践紧密结合，在实践中运用知识，在实践中增长知识，全面提高智力水平。

（三）道德价值

思想道德修养课程的人文知识在医学教育中的道德价值，主要体现为一种精神价值，这种精神价值通过提倡高尚的道德行为、培育优秀的道德品质、弘扬崇高的道德理想而产生。医务工作与人的性命攸关。由于这种职业的特殊性，医学生的道德素质显得尤为重要。卫生部颁布的《医务人员医德规范及实施办法》专门对医务人员的职业道德做出了明确的规定。事实证明，社会对医务人员的道德要求较其他行业的从业人员的道德要求更高。道德作为一种社会规范，它是个体智力实现社会效益的一个重要因素。思想道德修养课程的人文知识教育是将这种社会规范渗透到个体的工作、学习、生活中去的有效途径。通过这种渗透，形成社会舆论和人们的信仰与习惯，进而形成社会风气。我们对医学生进行思想道德修养课程的人文知识教育，尤其是对他们进行医德、医风教育，就是要将医德规范渗透到他们的学习、工作和生活中去，逐渐将这种外在的规范培养成为他们内心的信念与行为习惯，不断提高他们的道德判断能力、道德选择能力和道德实践能力，最终促使医学生的道德素质不断提高。

第二节　医学与人文社会科学交叉类课程学习

古希腊哲学医学家希波克拉底在《论可贵的品行》中有这样一段话："同时又是哲学家的医生，犹如众神。医学和哲学之间没有大的不同，因为医生也应当具有优秀哲学家的一切品质：利他主义，热心，谦虚，高贵的外表，严肃、冷静的判断，沉着、果断、纯洁的生活，简朴的习惯，对生活有用而必要的知识，摒斥恶事，无猜忌心，对神的信仰。"这段话反映了西医之父希波克拉底对哲学之于医学和医生的重大意义的强调。我国的医学人文教育中应当并已经强调了哲学以及其他人文社会科学对于医学的重要作用。

一、医学与人文社会科学交叉类的主要课程

目前，对于医学生而言，医学与人文交叉的课程主要是哲学类的，其人文知识主要包含在医学哲学、医学伦理学、医学心理学、医学史、医学美学、卫生法学、医学社会学等课程之内。

（一）医学哲学课程

医学哲学从应用研究的角度来讲，突出了反思批判的学术特征，积极发挥应用哲学的功能。医学哲学关注社会焦点，焕发医学哲学的学术活力，揭示掩映在医学现象之中的本质内涵，反思医学的感性经验和思维方式，批评偏离医学人文思想的话语和行为；医学哲学走进科研和临床，增强医学哲学和医学的亲和力，以新的理念、新的方法、新

的角度进行医学思维方法的研究、医学形而上的普遍问题的研究，使医学哲学在医学中萌生、在医学中发展；医学哲学扎根于医学教育，通过促进医学教育模式和观念的转化，为医学的明天贡献医学哲学的睿智和赤诚，使未来的医学工作者成为科学思维方法、医学人文关怀能力、医学人文精神和医学专业知识协调发展的新型人才。

（二）医学伦理学课程

医学伦理学是用伦理学理论和原则，来探讨和解决医疗卫生工作中人类行为的是非善恶问题，是运用一般伦理学原则解决医疗卫生实践和医学发展过程中的医学道德问题和医学道德现象的学科，它是医学的一个重要组成部分，又是伦理学的一个分支。医学伦理学是运用伦理学的理论、方法研究医学领域中人与人、人与社会、人与自然关系的道德问题的一门学问。医学伦理学来源于医疗工作中医患关系的特殊性质。病人求医时一般要依赖医务人员的专业知识和技能，并常常不能判断医疗的质量；病人常要把自己的一些隐私告诉医务人员，这意味着病人要信任医务人员。这就给医务人员带来一种特殊的道德义务：把病人的利益放在首位，采取相应的行动使自己值得和保持住病人对其的信任。所以，刻划医患关系基本性质的是信托模型：信托关系基于病人对医务人员的特殊信任，信任后者出于正义和良心会真诚地把前者利益放在首位。

（三）医学心理学课程

医学心理学是把心理学的理论、方法与技术应用到医疗实践中的产物，是医学与心理学结合的边缘学科。它既具有自然科学性质，又具有社会科学性质，包括基本理论、实际应用技术和客观实验等内容。医学心理学兼有心理学和医学的特点，它研究和解决人类在健康或患病以及二者相互转化过程中的一切心理问题，即研究心理因素在疾病病因、诊断、治疗和预防中的作用。如怎样克服过度焦虑，如何消除抑郁，医生与病人如何建立和谐的关系，等等。现代医学心理学强调从整体上认识和掌握人类的健康和疾病问题，主张把人看作是自然机体与社会实体相统一的存在物，是物质运动与精神活动相结合的统一体。

（四）医学史课程

医学史是一门研究医学发展过程的学科。医学史将医学置于政治、经济、宗教和文化的语境中来考察，强调了医学的发展不能脱离它所处的时代，医学思想和实践来自与之相适应的知识环境，同时又为拓展和丰富人类的知识贡献力量。因此，医学史是人类文化史的一个重要组成部分。医学史的领域十分广阔，不仅囊括了医学的各门学科，而且还涉及丰富多彩的人类医疗卫生活动。医学史是思想的历史，人类历史上生命观、死亡观、健康观和疾病观的更替，东西方医学理论的变迁，勾勒出人类思想演化的轨迹；医学史是事件的历史，从古老的钻颅术到现代的腔镜外科，从器官病变的定位到病原微生物的发现，从显微镜、血压计到CT和基因诊断，医学技术的发展为防治疾病、促进健康提供了有效的保证；医学史是人物的历史，伟大的先驱者们以自己的智慧、经验甚至生命奉献给人类健康和完美，将永远激励年轻一代在探索生命和疾病奥秘的山路上攀登。年轻一代可以从先辈的知识源泉中汲取精华，从遥远年代智者的教诲中唤起思想的共鸣。当然，医学史并非仅在于列举发现和成就的清单，也不只是为古今中外医学英雄列传。医学史应当超越简单地讲述医学故事的局限，应当分析医学与科学发展的前景、人类对医学的期望、医疗保健与社会文化之间的关系等一系列问题，使医学生对医学有更全面、更深入的理解。

（五）医学美学课程

医学美学是一门以美学原理为指导，运用医学手段和美学方式相结合的实施手段来研究、维护、修复和再塑人的健康之美，以增进人的生命活力美感和提高生命质量为目的的新兴学科。它是研究和实施医学领域中的美与审美的一般规律和医学美的创造的科学。它既具有医学人文学科性质，又具有医学技术学科的性质。它把传统的医学科学升华为一门医学的艺术。医学美学是应用美学的一般原理来研究人体美、医学审美、医学美感和在医学审美活动中所体现出来的一切医学美现象及其规律的人文学科。把美学的一般原理用到医疗卫生实践和医学科学研究之中，探索医学中美的规律，运用美的因素对人的心理、生理的影响来解决医疗卫生和医学科学发展中某些同题的交叉学科。

（六）卫生法学课程

卫生法学或称实用卫生法学是自然科学和社会科学相互渗透交融的一门新兴边缘交叉学科。从医学角度看，它属于理论医学范畴；而从法学角度看，它是法律科学中一门有关医药卫生问题的应用学科。卫生法学是研究旨在保护和增进个人和人群健康的卫生法律、法规及其发展状况和发展规律的一门法律科学。其目的在于使学生增强社会主义法制观念，了解与医药卫生有关的法律制度，明确自己在医药卫生工作中享有的权利和义务，正确履行岗位职责，进行监督执法，同违法行为做斗争。内容主要包括：卫生法学基础，医疗机构管理制度，执业医师、执业药师、执业护士管理法律制度，传染病防治法律制度，职业病防治法律制度，食品卫生法律制度，突发公共卫生事件应急法律制度，公共卫生监督法律制度，药品管理法律制度，医院管理法律制度，医疗事故处理法律制度，血液及血液制品法律制度，母婴保健法律制度，医疗废物管理制度，等等。

（七）医学社会学课程

医学社会学研究病人、医生、医务人员和医疗保健机构的社会功能及其与整个社会相互关系的一门社会学分支学科。它是社会学与医学相互渗透而形成的，有医疗社会学、卫生社会学、保健社会学、健康和病患的社会学、医学和病患的社会学、医学的社会学、医学中的社会学等不同名称。主要研究的内容有：①医学领域中的角色，主要是医生、护士、病人等角色；角色行为，包括求医行为、施医行为、遵医行为等；角色关系，包括医患关系、医际关系、医护关系、护际关系、患际关系等，以及角色组织、角色流动和角色变迁等。②医学与各种社会因素的相互作用，如医学与政治、医学与军事、医学与经济、医学与文化、医学与宗教等的相互关系。③不同类型的医疗保健机构的组织结构、服务形式和社会效用等。

（八）社会行为医学课程

社会医学是从社会学角度研究医学问题的一门学科，它研究社会因素对个体和群体健康、疾病的作用及其规律，制定各种社会措施，保护和增进人们的身心健康和社会活动能力，提高生活质量。

社会医学是随着工业化、都市化、疾病构成变化、科学技术进化和认识层次深化等过程而逐渐发展起来的。在19世纪，一批社会医学的倡导者目睹了工业化过程给人类带来与传染病、职业病、环境卫生、食品卫生、妇幼卫生等有关的一系列健康问题，开始认识到医学、健康和社会有着非常紧密的联系。

社会医学为医学的重要分支，而医学社会学是社会学的分支。社会医学从预防医学发展而来，是预防医学深化和发展的产物，并使预防医学进入一个新阶段——社会预防或社会大卫生阶段。社会医学与临床医学结合，产生大批新学科，如社会儿科学、社会康复学等。

行为医学是研究和发展行为科学中与健康、疾病有关的知识和技术，并把这些知识技术应用于疾病预防、诊断、治疗和康复的一门新兴科学领域，是适应"生物-心理-社会医学模式"转变，研究行为活动与疾病发生与预防、治疗，具有美好发展前景的新兴学科。

行为医学研究迅速发展，研究领域已分支派生出健康行为学、行为心理学、行为病理学、行为药理学（毒理学）、行为遗传学、行为解剖学、行为流行病学、行为诊断学、行为评估学、行为治疗学、行为护理学、行为康复学、行为预防学、行为保健学等许多分支学科。行为医学与心身医学、医学心理学、精神医学、临床医学、护理医学、社会医学、家庭医学、医学伦理学、环境医学、旅游医学、康复医学、全科医学、保健医学、健康教育与健康促进学等有广泛的交叉和渗透。

行为医学的内容一般包括：人类行为的起源、发展、进化过程及各种行为的功能；人类行为发展规律、生理机制；人类行为与各器官生理功能、人体健康、疾病相互作用的关系；有害健康行为的发生、预防、矫正措施。主要研究对付各种疾病的行为手段和技术，包括诊断、治疗、预防和康复，满足公众的需要；社会性行为对人类健康的危害和干预措施；倡导健康的行为，通过健康教育和其他措施，把行为医学知识告诉公众，促使人类行为朝着文明、健康、和谐、美好的方向发展；不断发展、完善行为医学科学体系，包括基本理论、原理、技术、方法，吸收引进相关学科的知识技术，逐步完善自身科学体系；人类行为研究的深化，即把行为医学思想、原理、技术、方法等推广到整个医学领域乃至整个社会，如应用人类行为研究成果处理社会性行为带来的公害、污染、家庭解体、人际关系紧张、生活节奏过快、失业、犯罪等问题，将人类行为研究的成果应用于行为管理科学等领域。

社会行为医学，主要研究人们的行为对健康的影响。这些行为与社会的关系非常密切，通过社会的重视，采取全球、国家与社区干预措施，甚至国际的合作，才能加速促进人们健康行为和良好生活方式的形成，降低这些因素损害人类健康的风险。内容一般包括吸烟、酗酒、药物滥用、不洁性行为、饮食过量与饮食限制、体育锻炼行为缺失、失眠、意外伤害、暴力等问题的流行特征、健康效应、相关因素、防治对策与措施等。

（九）卫生经济学课程

卫生经济学研究卫生服务、人民健康与社会经济发展之间的相互制约关系、卫生领域内的经济关系和经济资源的合理使用，以揭示卫生领域内经济规律发生作用的范围、形式和特点的学科。

卫生经济学是多种经济学科在卫生领域中的应用，与医学、卫生学、人口学、社会学也有着密切的联系。卫生经济学在发展过程中又产生若干分支，包括医疗经济学、保健经济学、卫生计划经济学、卫生技术经济学、医院经济管理学、医学经济学等。

卫生经济学作为一门学科是在20世纪50至60年代形成和发展起来的。其历史背景是：①经济发达国家卫生费用的急剧增长。第二次世界大战以后，由于医学科研技术水平的迅速提高，诊疗手段和卫生设施设备的现代化，人口的老龄化，慢性病的剧增和人们对医疗保健需求水平的提高等原因，造成医疗卫生费用的大量增加。高额的医疗卫生费用对政府、企业主、劳动者个人和家庭都是沉重的经济负担，客观上要求分析卫生费用迅速增长的原因，寻求抑制卫生费用增长的途径。②卫生事业的社会化。第二次世界大战以后，卫生事业的规模越来越大，技术装备越来越先进，分工和专业化水平越来越高，医疗卫生事业已经发展成占用相当数量的资金和劳力的"卫生产业"部门，在社会经济生活中占有重要地位。因此，对卫生部门经济问题的研究成为经济学研究的重要课题。

（十）卫生事业管理学课程

卫生事业管理学是运用现代管理科学的理论、方法和技术，研究卫生事业发展规律和宏观卫生发展规划，寻求最佳卫生服务，科学合理地配置和使用卫生资源，最大限度满足人们对医疗卫生服务需求的一门学科。内容一般包括卫生事业管理的理论、方法、政策、资源、组织、系统、行政和绩效这些构成卫生事业管理学的基本要素，具体包括卫生管理的基本理论，卫生管理常用调查研究方法，卫生方针政策，卫生组织体系，人际交流与沟通，卫生计划的制定及其评价，卫生资源管理，卫生法规与卫生监督，疾病预防与控制管理，妇幼卫生管理，社区卫生服务管理，医政管理，初级卫生保健管理，中医药管理，城市医疗保险制度，卫生改革，农村合作医疗及国外卫生事业管理等。

（十一）医患沟通学课程

沟通是以人与人全方位信息交流所达到的人际间建立共识、分享利益并发展关系的状态。医患沟通学是以人类的共性为出发点和归宿，研究影响医患关系的诸多因素以及如何改善医患关系，研究如何将心理和社会因素转化为积极的手段与方法，融合进现代医学诊治疾病和维护健康之中，真正实现现代医学模式的一门新的应用型边缘学科。

"医"包括医务工作者和卫生管理人员及整个医疗卫生机构；"患"包括病人及家属亲友，乃至除"医"之外的所有社会人群。医患沟通是一门学问，是一门艺术，不仅仅是技巧。通过医患沟通学的研究，指导医疗服务中的沟通。涉及哲学、政治经济学、人学、社会医学、心理学、人际关系学、法学等学科，经过整合、实践而得出医患和谐共享的规律。

医患沟通是学、理、情、法相结合的艺术。医生高超的语言能力能给病人增加一种信心、希望和力量，表现在使病人的全身免疫能力、代偿能力、康复能力和各系统协调能力大大增强，往往能收到神奇的效果。医患沟通是医疗服务中人文精神的全面体现。医患沟通实际上是人与人之间的沟通，是人（医与患）对自身的认知和觉醒，提倡医患一体——人人皆患者、人人皆医者，真正做到以病人为中心。医患沟通就是要通过人与人的沟通，相互了解认知、弘扬真善美、规避摒弃假恶丑，达到医患和谐共享，以共同战胜疾病、营造健康为目标的人文精神的全面体现。

（十二）临床思维课程

临床思维是医生的大脑活动，利用基础医学和临床医学知识对临床资料进行综合分析、逻辑推理，从错综复杂的线索中找出主要矛盾并加以解决的过程。正确的临床思维是临床医师长期从事临床实践的经验总结，是临床医师的基本功，临床思维是不能用任何仪器替代的。临床思维属方法学范畴。它是一个复杂的过程，必须经过不断实践、不断总结，才能逐步掌握。

临床思维的基本条件是扎实的医学知识和丰富的临床实践，两者缺一不可。所谓医学知识，包括基础医学知识和临床医学知识。前者包括解剖学、生理学、病理学、生物化学、药理学、微生物学、免疫学等；后者包括内科学、外科学、妇产科学、儿科学、传染病学、心理学等。所谓临床实践，包括直接的和间接的实践。直接实践是亲身接触病人，观察病情，掌握第一手临床资料；间接实践是通过阅读文献及参加临床病理（例）讨论会等，从别人的实践中，间接获取经验或教训。没有这些条件就无法进行临床思维。

临床思维（诊断思维和治疗思维）的内容和方法一般包括：临床思维的基本条件，临床思维的必要前提，临床思维的原则，临床思维的方法，临床思维中应该注意的几个问题，临床思维程序，常见疾病的临床思维，思维讨论病例等。

（十三）叙事医学概要

美国哥伦比亚大学教授、内科医生丽塔·卡伦（Rita Charon）于 2001 年相继在 *Ann Intern Med* 和 *JAMA* 上发表两篇重要论文《Narrative Medicine：Form，function，and ethics》《Narrative Medicine：A model for empathy，reflection，profession，and trust》，由此提出叙事医学概念，也成为医学人文领域重要的精神事件。

叙事医学是一种能有机融合技术手段与人文关怀的医疗模式，强调临床医生具有叙事能力，并通过吸收、解释、回应患者的故事和困境，提供充满尊重、共情和生机的医疗照护。叙事医学能力包含人文阅读能力、观察鉴赏能力、反观反思能力、记叙书写能力和叙事交流能力。所有医师应该必备叙事能力。

叙事医学涉及多对基本范畴。它们既有存在递进关系的范畴，如从叙事文学到叙事医学，从文学叙事到医学叙事，从叙事疗法到叙事医学，从工具到价值，也有存在对应关系的范畴，如疾病与疾苦，理性与灵性，循证与叙事，证据与故事，观察与体验，理性与感官，救治与救赎，职业效能与职业精神等。

叙事医学的本质是提升临床医学的精神境界，超越躯体，感受身体，整合全人。叙事医学强调生命叙事与伦理叙事结合，技术叙事与人文叙事结合，以共情开启反思。这些反思包括患者反思人生，医者反思职业，并质疑生理主义、证据主义、对象化、客体化。叙事医学还强调重塑医患关系，患者也是罹难者，治疗者也是照顾者，治疗不只是技术干预，还是对话、呵护、叙事干预，最终创造和谐的医疗生态，即全人医学境遇下疾苦观、医疗观、生死观、健康观的重塑，以及情感价值共同体的缔结，共同决策模式的探索，促进现行诊疗模式与临床路径的丰富与改进，以及医师职业精神与职业价值确认，职业倦怠的克服。

叙事医学具有五个特性，即时间性、独特性、因果/偶然性、主体间性和伦理性。这五个特性对循证医学具有反思、批评与补充的意义。

叙事医学是让医学人文精神落地生根的一缕阳光，让大家看到医学人文精神回归的希望。作为加强医学人文的突破口，学校教育和毕业后教育以及医学继续教育都把叙事医学列为重要培养内容。

叙事医学能力的培养由一组课程、讲座和系列主题活动来完成。如开设医学史、文学欣赏、艺术鉴赏等课程或讲座，组织参观博物馆、艺术馆，举办工作坊，指导人文阅读，指导心得体会写作，指导临床学生使用非医学专业语言来见证、书写和描述患者的体验，进行反思性写作，撰写普通病历之外的平行病历或者影子病历。

叙事医学能力培养的方式方法灵活多样，可以与问题式学习（PBL）、案例式学习（CBL）、团队式学习（TBL）等相结合。组织人文阅读是重要的培养方法。适应叙事医学能力培养目标的阅读内容主要包括三个层面，其载体包括文本和影视。

一是医学主题文学作品。国外作品可以参照丽塔·卡伦的阅读书单，沿着她的阅读范围和选择思路予以拓展。特别是获得诺贝尔文学奖的作品更值得推荐选择，如：1929年德国作家保尔·托马斯·曼（Paul Thomas Mann，1875—1955）的代表作《魔山》，1957年法国小说家阿尔贝·加缪（Albert Camus，1913—1960）的代表作《鼠疫》，1958年苏联作家鲍利斯·列奥尼多维奇·帕斯捷尔纳克（Boris Leonidovich Pasternak，1890—1960）的代表作《日瓦戈医生》，1970年俄罗斯作家亚历山大·索尔仁尼琴（Alexander Solzhenitsyn，1918—2008）的代表作《癌症楼》，1982年哥伦比亚作家加夫列尔·加西亚·马尔克斯（Gabriel Garcia Marquez，1927—2014）的代表作《霍乱时期的爱情》等。这些作品以医学、医生、医院为主题，借助医学的场景或者医生的命运揭示人生的无常和命运的荒诞，能够帮助医学生扩展医学理解，以一种更为宏观的视角体会医学，感悟人生。

国内作品可以从毕淑敏、张海迪、池莉、余华、侯文咏、马悦凌、曹钟强等的作品中选择，如：毕淑敏的《血玲珑》《拯救乳房》《预约死亡》，曹钟强的《医恋》，铁凝的《内科诊室》，六六的《心术》，吴学军的《志忐求医》，曹志军的《大医赋》等。

二是中央电视台每年的"最美"系列人物中的医生和"感动中国"系列人物中的医生，有关他们优秀事迹的报道文字版本。从一个个鲜活的人物故事中感悟医术的精度与医德的温度，学习"叙事"的基本结构与独到技巧。

三是出自医生"反思""体会""札记""日记"一类的出版物；也可以是校内、医院内的编撰文本。这些作品的真实感更突出，触动性、启迪性更强，甚至有标杆、榜样、偶像的效果。

二、医学与人文社会科学交叉课类程对医学生的作用

（一）可以提高医学生的抽象概括能力

医学科学活动是以思维的规律去描述和解释疾病存在的规律，它的直接意义是为人类提供描述和解释疾病的不断深化的概念系统和知识体系，从而帮助人类预防和治疗疾病，延年益寿，提高生存质量。医学科学思维是医学研究和实践活动中的重要活动，即运用概念的逻辑，以思维的规律去描述生物-心理-社会医学模式演变的规律。因此，概念是进行医学科学思维的"细胞"，是医学科学思维结构的基本单位。在医学的探究中，医学概念具有十分重要的作用。但是，医学概念不是随意就能获得，它需要医学具有对人的健康和疾病的种种现象进行归纳整理、抽象概括，形成反映人体生理、心理、病理等本质和属性的概念的能力。这个能力恰可以通过对医学与人文交叉课程的人文知识的学习获得。

（二）可以增强医学生的演绎推理能力

医学研究是一种认识人体奥秘的动态过程，它要求医学生能够利用现有的知识在自己的概念中对未来研究的目标、手段等做出超前的设计，根据已知的科学事实和科学原

理，对未知医学现象的本质及其规律性做出一种假说。因此，它非常需要医学生在对医学的研究中具有超越经验常识的思维的能力，在具体事实面前能超越具体事实显现的具体意义去把握事物的本质，并通过本质演绎其发展的规律和趋势的能力。这种能力可以通过对医学与人文交叉课程的人文知识的学习得到提高。

医学与人文交叉课程的本质特征之一就是超验性。超验性是一种重要的哲学思维特性方式，所谓超验性就是超越经验和常识的思维方式，以系统化的概念体系去描述和解释经验世界。而哲学方法能在最深刻的层次上把握自然、社会和生命的奥秘，进而以超验所把握的统一性去解释人类经验中的一切事物和规范人类的全部行为。它能让医学生清醒地估计医学未来发展趋势和变化前景，了解和洞悉医学发展方向、发展特点，从而提出恰当的假说。

使医学与人文交叉课程具有超验性的根本基础是哲学思维方法之一的演绎法。演绎法是从已知的某些一般原理、定理、公理或概念出发，推出个别结论的思维方法，是从一般到个别的推理。这种推理可以在大前提的第一原理下通过一系列的间接论证得到"较远的推论"，它是发现的逻辑，"是发现真理的最有效的方法"。演绎推理在科学活动中是检验真理和预测理论的重要方法，它可以从理论演绎出已知的事实陈述（检验真理），也可以从理论演绎出未知的事实（预测未来）。在1958—1990年诺贝尔医学奖获奖项目中，就有16项之多是通过演绎推理的假说获得的。

（三）可以提高医学生把生动直观与理性思维相统一的能力

医学科学作为对人进行研究的一种活动，是以理论思维去抽象、概括、描述和解释人的健康和疾病的运动规律。尽管医学具有很强的实践性，但"没有理论这盏明灯，实践不可能走向真正完美的境地"（尼·彼德洛夫语）。理论的建立，需要在理论思维的层面上努力把生动直观的表象与极强的理性思维统一起来，即把生动直观的客观表象统一在理性思维规律的基础上，这一过程虽然是科学思维的过程，但实际上带有明显的哲学思维的特性。因为哲学的超验性又使哲学具有了无限性的特征，这种无限性使哲学思维能够面向无限的超验的存在，并以超验的无限性去看待有限的经验，使有限与无限达到对立统一。也就是说哲学思维可以以有限的现实推演无限的未来。

具体到医学科学来说，医学生要想从有限的活生生的直观达到对机体发展的无限把握，使生动直观的表象与极强的理性思维相统一，就必须要以哲学作为自己进行医学研究的方法论的基础。当这种无限性渗透到医学工作者的科学研究中并成为他们的指导思想时，就能使他们不受具体现象或具体思维结果的束缚，而展开理性的翅膀，运用逻辑思维、演绎推理、归纳论证去追寻经验无法达到的结论，超越此岸世界达到彼岸世界。

（四）能够培养医学生按辩证逻辑方式进行思考的能力

在比较成熟的医学概念框架中，我们知道它总是从最为精炼的初始概念和初始条件出发，以严密的逻辑手段推演出一系列原理、规律、定义，形成具有普遍性和预测性的结论，为思维理解、描述、刻画和揭示人体奥秘提供强有力的手段。于是我们得出结论：概念是医学科学思维的基础；逻辑是医学科学思维的主要手段，是医学研究活动由经验走向理性的重要手段。

运用逻辑方法思考问题是医学工作者医学创新的一个重要能力。因为只有运用逻辑的方法思考问题，才能保证思维的确定性，才能保证医学概念和医学判断自身的统一性，才能保证论据与论题之间保持必然的联系，揭示人的生理、病理、心理等发展变化的规律。否则就会造成思维的混乱，造成医学科学判断之间的前后脱节。不能揭示有关人的发展变化的辩证过程，也就不能在医学创新上有所成就。而要学会运用逻辑方法思考问题，提高思维能力，就只有学习医学与人文交叉课程的知识。

第三节　人文通识类课程学习

医学与文学艺术无形地联系成一个整体。古希腊名医希波克拉底就说过：医生有两件东西能治病，一是药物，二是语言。从希波克拉底这句深谙医道的至理名言中我们不难理解，为什么柏拉图早就认为希波克拉底等许多名医都是文学艺术的代表。实际上，大多数医学泰斗的特点是博览群书，学识渊博，具有文学、写生、书画、雕塑、建筑、话剧、戏剧、音乐、法律、经济和管理等多方面的知识和才能，常能利用自己丰富的知识更清晰、更生动、更确切地描述和判断观察到的临床现象，对蛛丝马迹也能透过现象看本质。由此看来，医学生还必须积累人文通识类课程的文学、历史、艺术知识，提高人文素养。

一、人文通识类的主要课程

（一）文学概论课程

文学概论是一门讲授文学基本原理及基础知识的课程，是文学理论的初步即基础部分。文学理论把人类社会历史的和现实的各种文学现象作为研究对象，努力以马克思主义哲学方法论为总的指导，从理论高度和宏观视野上阐明文学的性质、特点和一般规律，建立起文学的基本原理、概念范畴以及相关的方法，属于文艺学范畴。文学理论来源于对文学实践及其经验的概括和总结，正确的文学理论，对文学创作、批评等活动能够起有力的指导和推动作用。"文学概论"作为文学理论的基础部分，从横向看，它包括文学本质论、作品构成论、文学创作论和文学接受论等文学本体的几大部分；从纵向看，它又密切联系着文学哲学、文学社会学、文学心理学、文学符号学、文学价值学、文学信息学、文学文化学等外部交叉的多种学科知识。课程目的在于使学生初步掌握文学的基础知识和基本原理，使学生了解和把握关于文学本质、文学特征、文学功能、文学发展、文学创作、文学风格、文学作品、文学语言、文学鉴赏、文学批评的基础理论。

（二）艺术概论课程

艺术概论课程内容包括关于艺术的本质、功能、构成、创作、消费、源流等基本理论，也包括理论联系实际，运用所学基本理论理性地观察、分析、评价艺术现象。课程教学目的在于使学生了解并掌握艺术的基本原理和主要特征，认识并熟悉艺术主要门类的基本知识，从美学与文化学的角度理解和认识从艺术创作到艺术接受的全过程，进而达到提高艺术鉴赏力与艺术修养、树立健康向上的审美理想和增强人文素质的目的。

（三）大学语文课程

大学语文是高校的一门基础课，也是提高学生语文能力和综合人文素养的一门必修课。开课的主要目的：一是提高大学生汉语水平和运用能力；二是传承传统文化精髓；

三是提升精神文明；四是在改革开放的时代背景下，用中国优秀的传统文化影响世界。

大学语文教学目标的最基本方面是对具有典范性的中国古典文学、现当代文学以及外国文学的精品进行阅读、分析、鉴赏；以此作为前提，深化对博大精深的中国传统文化的正确认识；正确娴熟地进行现代汉语的口头表达和书面表达。

（四）中国通史课程

中华民族拥有五千年延绵不绝的历史传承，强大的凝聚力和生生不息的生命力是每一个中国人的精神气质和生命底蕴。历史蕴含着一个民族世代的兴衰更替，以及透过事件表象所饱藏着的成败之道与内在规律，以历史作为审视现实的一个视角，从历史中汲取智慧营养，是每一个中国人特别是大学生所必须正视的课题，学习历史具有极高的现实意义。

对于历史的记叙与编撰，形式多样，体例各异。既有正宗史著旧式的观念、晦涩的文字以及浩繁的卷帙，又有"新式中国通史"。

"新式中国通史"突破了古典模式，以"章节体"编纂为代表体裁。在史书编纂取材记叙内容上，传统通史性史书大多以记叙帝王政治史为主，而"新式中国通史"叙述内容的重点已由王朝转向国家，由传统"贵族精英"转向社会民众，由政治、制度扩展至文化、经济、社会、宗教、美术，大多不再以"褒贬人物、胪列事状为贵"。章节体裁的逐级分编、分章、分节列题形式，有利于叙述内容自由剪裁、有机编织的灵活优势，较之传统分卷更容易表述作者的意向和内容叙述的内在逻辑联系。

中国通史的出现，是中国史学史上一个革命性的前进。读史应从读通史开始。通史是史学金字塔的塔尖，是一个国家史学水平的标志，是华夏文明历史轨迹的真实再现。

中国通史编撰内容一般以五帝、夏、商、周、秦、汉、三国、晋、南北朝、隋、唐、五代、宋、辽、金、元、明、清等历史进程为经线，以政治、军事、经济、文化、外交、科技、法律、宗教、艺术、民俗等领域的事件为纬线，全景式展现中国历史。

中国通史课已成为高校通识教育的重要课程。医学生学习中国通史课程的方法是：以马克思主义理论为指导，以历史人类学、文化人类学为支撑，树立开放意识、改革意识，增强自身素质的时代性、思想性与科学性。在学习过程中，注意处理好政治经济史与文化史、思想史、社会生活史的关系，在以史为鉴的前提下，突出史学的终极关怀与现实关怀功能，使自己在中国通史课程的学习过程中在质的跃升与量的扩充上提高到一个新的层次与水平。通过学习注意增强自身对历史的认知，对民族、国家文化的认同感，提高自身的历史文化修养，扩大知识面，进一步开拓自己的知识视野。

二、人文通识课程的人文知识对于医学生的价值

医学与文学艺术等有着共同的研究对象——人。医学从生理的角度研究人体的组织构造，各种疾病的发病机制以及预防、诊断、治疗的方法，从而达到保护和增进人类健康的目的。文学艺术等则以语言、图画和雕塑等为表现手段，讴歌光明正义，同情弱小，鞭挞邪恶，揭露阴谋，斥责强暴。从社会的角度看，文学艺术能激浊扬清，催人奋发；从人生的角度看，文学艺术能陶冶性情、提高修养。医学与文学艺术虽有着共同的研究对象，但医学侧重于研究人的自然属性，为人类的健康服务；而文学艺术则侧重于探讨

人的社会属性，即人们的思想、性格、行为以及其对社会的影响。

（一）有利于医学生为未来的医疗卫生实践采用多样有效的辅助方法打下基础

实践表明，文学本身是一种辅助治疗方法甚至是一种治疗方法，因此人们使用着"诗治疗""戏剧治疗""书籍治疗"等术语，尽管称谓不同，文学已经并继续以主动和被动两种方式提供治疗。

主动方式就是通过写作表达自我行为，从而净化情感。如，用强化日志的方法取得更好的心理健康，将注意力置于自身的经历和情感并经常地记录在日志里，有助于释放感情的消极影响，使人更好地理解和处理种种问题和冲突。

文学以被动方式提供治疗，不是通过写作乃是通过阅读。以此方式读诗称为诗歌治疗，读文学称为书籍治疗。诗歌治疗和书籍治疗的"原理"就是，医生、被咨询者或教师给出正确的诗歌或文学作品处方，从而带给病人洞察力、情感净化或治愈。

在当代临床医学实践中，有越来越多的医务人员开始将音乐、绘画、舞蹈等艺术应用到对病人的康复过程中。如，采用音乐疗法配合抗肿瘤药物治疗肿瘤患者，达到优化情感效应、改善躯体症状、增强免疫功能、调动体内积极因素、提高机体的自我调节力的效果。医学生积累丰富的文学、历史、艺术等类人文知识，可以为未来的医疗卫生实践采用多样有效的辅助方法打下基础。

（二）有利于培养医学生情境分析能力和判断能力，激发学生的想象力和创造力

如果把医学视为一门解释性科学，那么事实上有明显症状的最可靠的患者才是潜在的未知领域。为此，必须关注患者的文化、社会和家庭背景，更详细地解释患者对病情的描述，以及他们对自己的体验、价值观和信仰的理解。人文通识课程的人文知识为学生提供人类学、史学和文学的工作方法，以使医学工作者根据隐含的文化背景对每一特定情况确定可能性解释的范围，有助于发展学生在决策困难时所需要的批判能力和分析能力。

此外，推理可以帮助医学生形成和分析他们自己的价值观念，想象可以使医学生更好地理解别人是如何感知和体验事情的。置身于医学文学世界可以丰富学生的阅历，使其由衷地、主动地理解别人，进而提高同情和移情能力。

再者，医学文学与创造性紧密相连，可以丰富医学实践的知识、强化各方面的关系。创造性通常使医生具有灵活性，可以很快地发现解决问题的新方法。

（三）有利于改善医患关系

为缓和医患矛盾，医疗卫生行业采取了很多自律性措施，着力提高医务人员的医德和公德心。站在人文学的角度，人类在与疾病斗争的过程中形成的医疗道德是医务人员的一种意识形态，是情感、意识和品质。在医疗活动中，医德集中体现了人类整体的健康利益，而不是立足于医疗卫生工作者的个体利益。医德能否实现是以医务人员个人或多或少的自我牺牲和必要的节制为前提的，关键在于医务人员的良心和责任感。就此而言，提高医务人员的医德有赖于全社会道德价值观和人文底蕴。只有把人文精神融入医学实践中，医务工作者才能发自内心地体贴和关心患者，为解除患者的疾苦努力钻研业务，寻找更多的解除患者病痛、促进健康的途径和方法，才能够得到患者的认可和尊重，使医学科学的社会服务功能最大化。以人为本的医患关系要求医务工作者平等对待患者，尊重患者的人格，掌握与患者交流沟通的技巧与态度，体现出医患间的平等与尊重，情与情的交融，心与心的互动，情与理的沟通。因此，加强人文通识课程的人文知识的学习，为学生将来构建平等、尊重、合作、和谐的医患关系打下良好的基础。

拓展阅读提示

王辰.《要成良医，必修人文》，选自《健康报》，2016-9-18.

第十四章　专业课程人文渗透

医学生学习医学专业课程始终是根本任务，是培养医学基本理论、基本知识、基本技能的主渠道。结合专业课程学习，渗透人文教育，是培养医学生人文素质的"长线"途径和有效方式。

第一节　人文渗透教育概述

一、课堂渗透教学的原则

渗透，比喻一种事物或势力逐渐进入到其他方面。课堂渗透教学就是在一门课程课堂教学中利用有关素材、揉进或链接其他学科知识、进行相关内容的教学方式，从而达到更广泛的教学目的。在医学专业课程课堂教学中进行人文素质渗透，就是利用专业课程中蕴含的人文素材，通过挖掘、提炼等深入加工，采取糅合、链接等方式，进行人文素质教育，从而达到拓展人文知识、提升人文素养、优化人文形态的教育目的。

在医学专业课程课堂教学中进行人文素质渗透应把握 4 个原则。

1. 目的性原则　结合专业课程内容蕴含的人文信息，进行世界观、人生观、价值观、爱国主义、理想信念、道德品质、精神境界、处世态度、人文关怀、辩证思维、科学精神、审美情趣等人文素质教育，其目的是要丰富学生的人文知识宽度，提高人文素养水平，为优化人文形态表现奠定基础。同时，反过来促进专业知识的学习，激发学习兴趣和热情，增强学习效果。

2. 侧重性原则　医学专业课程主要是指生物医学课程、公共卫生课程和临床医学课程。在生物医学课程教学中对人文素质教育的侧重点，是人文素养培植和人文知识扩展。在临床医学课程教学中对人文素质教育的侧重点，是人文形态优化，特别是医德风范影响。在公共卫生课程教学中对人文素质教育的侧重点，兼具人文素养培植、人文知识扩展和职业道德影响。思想道德修养课程和行为科学、人文社会科学以及医学伦理学课程，其内容直接关系人文素质教育；临床思维和沟通技能列为广义上的人文素质课程。所以，这些课程的教学目的主要就是提高学生的人文素质。

3. 适度性原则　医学专业课程教学的目的始终是以专业知识传授和专业技能培训为主，因此，必须把握好人文素质渗透的宽度和深度，注意内容的链接面要适度，典型举例的量要适度；解释的深度和阐发的程度应紧扣人文素质教育的具体目的和要求，防止宽泛和空洞。

4. 关联性原则　医学专业课程内容与人文素质教育内容的关联点，主要体现在两个方面：一是从学科发展的进程中（通常是绪论部分）联系到科学家的献身精神、责任感、人格魅力以及辩证思维、治学态度等人文素质内容；二是从专业课程的特定内容中（通常是分论部分）联系到人文关怀、职业道德、团队精神和工作作风等人文素质内容。要找准关联"点"，做到专业教学与人文渗透联系紧密、自然流畅、逻辑缜密，不至于死搬硬套，牵强附会。

二、在渗透教学中教师主导作用的发挥

（一）教师主导作用的发挥

教师在渗透教学中具有主导作用。教师发挥主导作用应做到以下 4 点。

1. 树立强烈的育人意识　教育大师霍姆林斯基说过："你不仅是自己学科的教员，而且是学生的教育者、生活的导师和道德的引路人。"可见，德育是专业课教师必须重视的职责。教师应当转变教育思想，更新教育观念，把教书育人当成神圣的事业，注重科学教育与人文教育相融合，在专业教育中渗透人文教育，努力成为人文素质教育的具体组织者和实施者。

2. 组织精良的传授内容　教师要具有深厚的学科理论基础、娴熟的实验技能和丰富的教学经验，具有哲学、文学、艺术、管理学、教育学、心理学等方面的知识，科学组织教学内容，充分挖掘并恰当表达蕴含在专业课中的人文内涵和观点，真正做到科学与人文相融合。

3. 展示高尚的行为风范　教师具备良好的人文素质是人文教育成败的关键。学高为师，身正为范。教师的思想境界、学识修养、治学态度、敬业精神、道德情操和人格魅力通过潜移默化的作用，直接影响学生的价值取向。

4. 采用恰当的方法手段　方法和手段决定人文渗透的效果和效率。教师应合理利用传统与现代教育技术，能够将专业课程内容与人文素质内容紧密结合，逻辑严密地表达出来；能够使本学科及其相关学科发展史上的科学家"鲜活"起来，立体地走到学生面前；能够将枯燥乏味的课程内容讲得生动、幽默、有趣，让学生愉快地学习；能够将各种人文信息在哲学、文学、艺术等知识的支撑下"串接"起来，故事化、形象化地传授给学生、感染学生。

在专业课程中进行人文渗透方法有 4 点思路。

1. 链接名人故事　医学的发展是一代代科学家不断探索创新的结晶，在漫长的发展进程中涌现了许许多多的名人典范，他们的科学素养和人文素养相得益彰，是人文精神教育的生动教材。医学上一些理论的发现与建立，一些技术的创立与进步，其背后蕴藏着一个个富有热爱祖国、团结协作、追求真理、敢于挑战等人文精神的动人故事，在教学中链接这些故事，以起到透过理论和技术领悟人文精神的目的。

2. 联系现实问题　医学专业课程中许多内容涉及疾病流行与传染、生活方式与致病因素、社会发展与疾病谱变化等现实问题，利用教学专题或主题，结合现实问题，延伸拓展教学内容，以起到培养忧患意识、责任意识等教育作用。

3. 运用特定仪式　医学专业课程需要利用尸体和动物作为教学手段和教学材料，通

过举行向尸体默哀、向动物告别等特定的仪式，培养敬重生命、感恩戴德的人文情怀。

4. 利用教学形式　医学专业课程教学需要分班分组分队进行授课、实验、实习等教学活动，需要教师身手示教，学生分工合作。利用这些教学形式所展现的人文形象，让师生感悟团结协作、敬业奉献的精神和严谨细致、认真负责的作风。

（二）临床教师在医德医风教育中的基本作用

临床带教老师既是临床医生，又是临床教师，是人文素质教育的第一要素。临床带教老师的言行举止对医学生有着潜移默化的影响和深刻的感染力。

1. 传播作用　临床教师要帮助医学生树立正确的世界观、人生观和价值观，引导他们的思想品质、道德规范和行为准则向健康方向发展，这是培养医学生高尚医德的重要基础。临床教师恰当地运用医德正反两方面的经验教训向医学生讲解职业道德知识及遵守医德的重要性，鼓励他们要扎扎实实地学好专业知识，始终遵循救死扶伤、实行人道主义的基本医德原则，使医德教育既真实生动，又具有说服力，使学生易于理解、接受。要教育医学生认清他们作为 21 世纪社会主义建设者和接班人将承担的社会责任；帮助他们克服个人主义、拜金主义和急功近利的思想，激发他们对人类健康事业发展的责任感；要以白求恩精神教育学生热爱医学专业，遵守职业道德，对技术精益求精；要教育学生懂得医生的职业特殊性决定了实行人道主义是医德的主体，处理好市场经济条件下按劳分配与医德的关系和功利主义与医德的关系；要培育他们认真负责、自我牺牲、待病人如亲人的敬业精神、奉献精神和人道主义精神；要激励学生立志为振兴祖国的医疗卫生事业而努力奋斗。

2. 示范作用　医学生的学业进入临床课见习阶段后，便开始了从学生到医生这一角色转变的重要过程。在此过程中，随着医学生开始接触社会、接触医院、接触病人，也就进入了他们世界观、人生观、价值观和医学道德形成的重要时期，开始了他们对医德理论、医德规范从理性认识到感性认识的过渡。在此阶段，医学生的思想观念尚未成熟，可塑性很大，很容易受正反两方面意识形态的影响，这就迫切需要学校和教育工作者适时对医学生进行正面教育、积极引导和正面示范，帮助他们树立正确的世界观、人生观、价值观，这对他们高尚医德的形成具有关键性影响。临床教师的大课堂授课、小讲课、带见习和带实习等活动都是向医学生示范医德规范的最佳时机和最好课堂。临床教师通过在医疗活动中的言谈举止表现出来的高尚医德和严谨医风是医学生医德教育的活教材。

3. 督导作用　良好医德的形成需要在长期的医疗实践中砥砺和锤炼。由于医学生的世界观、人生观和价值观尚未成熟，医德理念尚不稳定，市场经济的负面效应难免对他们的思想产生不良影响。因此，临床教师应牢固树立"以人为本"的教育思想，特别是"以人的可持续发展为本"的先进管理思想，切实发挥人文素质教育主导者的监督检查作用。

第二节　主要生物医学课程人文渗透要点

生物医学课程，通常包括人体解剖学、组织学与胚胎学、生物化学、生理学、分子生物学、细胞生物学、病原生物学、医学遗传学、医学免疫学、药理学、病理学、病理生理学等课程的内容，还包括体现这些生物医学内容的整合课程等形式的课程。这些课程所蕴含的人文因素在具有本课程个性的同时，也因为同属于形态或功能的类别而具有一定的共性。通过相互联系，借用"互文见义"的修辞理解，整体把握生物医学课程的人文因素。

一、形态学课程人文渗透要点

（一）人体解剖学人文渗透要点

人体解剖学是一门研究正常人体形态、结构与功能的重要生物医学课程。

在人体解剖学教学中渗透人文教育，重点在于：增强辩证唯物主义观念，培养感恩与敬重的人文情怀，塑造敬业与负责的道德品质，激发追求真理、求实创新的科学精神，培养人体形态审美情趣，培养团队合作精神。

人体解剖学蕴含着丰富的唯物主义辩证法思想。对立统一规律即矛盾规律，是唯物辩证法的本质和核心，人体本身就是一个矛盾统一体，例如机体同时具有交感神经和副交感神经；椎骨具有共性，各部椎骨又有其个性，反映了矛盾具有普遍性和特殊性；大脑是意识器官，反映了物质第一性，意识第二性；佝偻病时，会出现串珠胸、肋骨外翻等解剖结构改变，反映了器官功能的改变可导致形态结构改变，说明了物质是运动的。

教学中要体现人体解剖学的美学价值。如人体躯干、头面、体腔内器官存在相当部分的对称美；人体各部分之间的比例关系符合 0.618 黄金分割率，如肚脐是人体的黄金分割点，而咽喉和膝盖分别是人体上部和下部的黄金分割点；人体形体体现着较多的曲线美，包括男性和女性特有的体态等。

人体解剖学的学科特殊性，必然要求学习过程中会接触人体的组织、器官和尸体，因此，人体解剖学的教学绕不开伦理学。尸体作为曾经活着的人，尽管生命已经消失，但人的价值特性没有消失。尸体解剖时，要怀着科学的态度，认真仔细地进行，对产生的组织碎片，不应随意丢弃，要统一妥善处置。解剖学实习时，要怀着敬仰的态度，轻拿轻放，一丝不苟，学习完毕后妥善处置保管，在实际行动中体现对死者的尊重，践行尊重他人、生命至上的唯物主义伦理观。

（二）组织学与胚胎学人文渗透要点

人体组织学与胚胎学是一门重要的形态学科。组织学主要介绍人体四种基本组织及各系统、器官的光学显微镜下的微细结构、电子显微镜下的超微结构及这些结构与功能的关系。胚胎学是研究个体发生的科学，主要介绍人胚胎早期发育及各器官、系统的发育过程。

在组织学与胚胎学教学中渗透人文教育，重点在于：组织学和胚胎学的教学内容不仅是一个自然科学知识体系，更重要的是通过知识反映出它包含的科学思想方法，反映其文化价值，从而为临床教学打下良好的基础。

在讲授人体胚胎学时，让学生了解胚胎发育过程中的神奇和奥妙，会让学生更加珍惜生命存在的价值和意义，更加懂得回报给予他们生命的父母。在讲述组织学技术简介的"组织工程"和"胚胎发生总论"这些章节时，要联系当今备受争议的试管婴儿技术或者克隆技术，有人预言这些技术将打开潘多拉的魔盒，让人世永不得安宁，借此让学生讨论科学技术进步引来的伦理问题。在组织学和胚胎学实验课上，让学生了解多数的实验标本都取材于正常人体，来源非常困难，几乎不可再生，标本的制作需要教师花大量的时间和精力，让学生明白学习资源的难能可贵，鼓励他们珍惜保护切片，同时唤起学生对器官捐献者和切片制作者的尊重和感恩。

（三）病理学人文渗透要点

病理学是一门研究疾病本质和发生发展规律的学科，以解剖学、组织胚胎学、生理学等多门课程为基础，又为临床病理工作提供必要理论，具有理论与实践高度结合的特征。

在病理学教学中渗透人文教育，重点在于：教育学生学习和研究病理学，必须坚持辩证唯物主义的世界观和方法论，用对立、统一的法则认识疾病过程中各种矛盾发展的辩证关系，学会用发展的观点看待疾病。

教师要注意在专业课程中发掘人文教育的素材。例如，在讲良、恶性肿瘤的区别时，利用临床案例说明临床上将良性肿瘤误诊断为恶性肿瘤，会给患者及家属造成严重的精神打击，导致过度医疗，带来额外的经济负担；同时，如果将恶性肿瘤误诊断为良性肿瘤，会使患者丧失最佳治疗时机，甚至死亡，由此教育学生在以后的临床工作中一定要具有高度的责任感。又如，在进行病理标本的制作和观察时，有些标本又脏又臭，部分还带有肝炎、结核等传染病菌，学生心存恐惧，往往敬而远之。病理学教师要以身作则，本着不怕脏、不怕累的医学奉献精神，认真解剖、精心制作、细致观察，教师的一言一行对学生会起到潜移默化的示范作用。人文知识融入病理学课堂教学当中，最终会内化为学生的精神力量。

二、机能学课程人文渗透要点

（一）生理学人文渗透要点

生理学研究人体正常生命活动规律，涉及人体机能、思维、神经、精神、心理等正常范畴的内涵，是重要的生物医学课程。

生理学知识是随人类社会的发展尤其是医学实践和科学研究而不断积累而来，医学中关于疾病的理论研究都是以人体生理学为基础，二者相互促进、检验，并进一步丰富和发展各自的理论。所以，要用统一辩证思维观念来看待生理学与医学的关系。在生理学教学中渗透人文教育，重点在于：培养认真负责、严谨细致的职业素质；促成科学、健康的生活方式；培养爱护动物、尊重生命的人文精神；培养勇于探索、献身医学的科学精神。

在生理学教学中可以借力于生理学诺贝尔奖：如1904年巴甫洛夫的消化生理学研究，1991年内尔等发明膜片钳技术并发现细胞膜单离子道功能，2000年卡尔松等发现在人类脑神经细胞间信号传递等，这些科学家的杰出贡献、研究故事和人生哲理都值得学习，对学生人生观的形成有正面促进作用。

生理学是一门实验科学，其实验对象多半是动物。因此在生理学实验教学中要爱护实验动物：做好术前麻醉、减少痛苦，在保证教学和科研效果的前提下最大程度减少动物总量，实验完毕后采用痛苦最小的方式结束实验动物的生命，以体现对实验动物的尊重和临终关怀。

课程教学中要发掘人文教育的素材，如：在讲授"静脉血压、窦弓反射"时，强调随着年龄增加，大动脉血管壁的弹性纤维被胶原纤维取代、位于颈总动脉分叉处的压力感受器敏感性降低，对血压突然变化的调节能力也随之下降，因此，老年人生活节奏要慢一些，不宜情绪激动。提醒学生尊敬和关爱老人，关注银发群体，正视中国乃至全世界所面临的老龄化现状，激发学生的学习热情。

（二）药理学人文渗透要点

药理学是研究药物与机体相互作用及其规律和作用机制的一门学科，为防治疾病、合理用药提供基本理论、基本知识，是基础医学与临床医学以及医学与药学的桥梁，是生命科学的重要组成部分，是重要的生物医学课程。

在药理学教学中渗透人文教育，重点在于：增强民族自豪感和历史责任感；树立人与自然和谐相处观念；感受以身试药的奉献精神；进行用药安全性教育和法制观念教育；培养辩证唯物主义世界观；领略药物发明的美妙。

药理学课程的特点为其融入医学人文教育提供大量"契机"及结合点。介绍药物时列举我国的杰出贡献，如人工合成结晶牛胰岛素、紫杉醇、喜树碱等；介绍药物发现史，培养学生善于发现、勇于探索的创新思维；强调中国传统医学的贡献，如《神农本草经》《本草纲目》等经典著作的意义，华佗的"麻沸散"的发明比西方的麻醉药早一千多年，以此激发学生的民族自豪感；讲述阿片类镇痛药时插入鸦片战争背景，激发学生的民族自尊心，振兴中华的历史责任感和使命感；糖皮质激素教学中可结合抗击"非典"的战役，使学生充分认识到科教兴国、科技强国的重要性，使学生领会救死扶伤的责任。

在讲述药理学专业知识的同时，教育学生利用辩证思维进行分析，任何事物都有两面性，药品是一把双刃剑，既有治疗作用也有不良反应，如果用药不当或错误，可致病人的病情加重，甚至导致残疾或死亡，以此增强学生的职业责任感。医德的教育在药理学教学中非常重要，针对目前的药品回扣，"大处方""滥用抗生素"等不合理用药现象让学生思考讨论，可使学生认识到未来职业的道德规范，从而达到人文思想教育使医学生全面发展的目标。

（三）病理生理学人文渗透要点

病理生理学是以人体疾病为研究对象，研究疾病发生的原因和条件，研究整个疾病过程中的患病机体的功能、代谢的动态变化及其发生机制，从而揭示疾病发生、发展和转归的规律，阐明疾病的本质的科学，为疾病的防治提供理论基础。

在病理生理学教学中渗透人文教育，重点在于：贯穿辩证唯物主义观点和方法论；培养严肃认真的科学态度；提高综合分析能力。

在病理生理学教学中，唯物辩证法的基本规律贯穿其中，包括量变质变规律、对立统一规律、因果联系规律。如各型休克早期，有效循环血量减少和肾血管收缩，出现功能性急性肾衰竭。但若肾缺血时间过长，引起肾小管坏死，就会转化为器质性急性肾衰竭，量变导致质变。缺氧可以对人体造成一系列的损伤效应，但一定范围内的缺氧，刺激机体做出代偿性适应，如呼吸加深、加快，心输出量增加，毛细血管增生，红细胞增多等，从而提高机体对缺氧的耐受性。根据该原理，人可以通过运动训练使机体呼吸功能和心血管系统功能得到增强，利用对立统一的规律，变不利为可利用，也是医疗原则之一。创伤失血性休克时，创伤作为始动因素引起失血，后者是前者的结果，但血容量减少又可作为新的病因，引起回心血量和心输出量降低，进而导致一系列的病理生理变化，互为因果，恶性循环。因此，提醒学生始终要用辩证观点学习病理生理学，充分认识到量变到质变规律，认识疾病发展过程中的因果交替规律及可能出现的恶性循环，对于正确治疗疾病和防止疾病的恶化具有重要意义。

动物实验中，利用"空气栓塞"处死家兔，从专业知识角度分析家兔死亡的机制，同时对学生进行责任意识教育，提醒学生今后在临床为病人做静脉输液和静脉插管时，一定要有高度的责任感，避免空气栓塞导致患者猝死，使学生强化了医生的责任意识。病理生理学实验课比较多，一台动物实验往往由几位学生组成的小组共同完成，分工合作。学生分别负责实验动物的手术操作、手术协助、仪器的调试、实验数据记录，查漏补缺，共同努力，保证实验顺利进行。小组同学互相研究探讨，增强相互沟通和交流能力，学会与人相处，同时也能增强合作意识，培养团队精神。

三、其他生物医学课程人文渗透要点

（一）生物化学人文渗透要点

生物化学是一门重要的生物医学课程。生物化学所阐述的是人体物质组成、物质代谢过程、代谢平衡的调控、物质代谢与生理功能之间的关系等内容，是进一步学习其他生物医学课程和临床医学课程必备的基础知识。

在生物化学教学中渗透人文教育，重点在于：进行思想品德及职业道德教育；进行团结协作与和谐学习教育；进行实事求是与严谨治学的品质教育；进行美学教育；进行健康生活方式教育；进行思维发展教育。

生物化学是一门与健康和临床密切相关的课程，专业知识中人文素材非常丰富。三大物质代谢是生物化学的学习重点，血糖有三个来源四个去路，来源之一是长期饥饿时，非糖物质如脂肪，可以转变为糖，维持血糖的正常水平，这就是饥饿减肥的理论依据。此时可以引导学生讨论减肥的热门话题，分析减肥不当对健康的害处：闭经、胆石症、骨质疏松症和骨折、头发脱落等，并且分析其机制，既可以让学生对所学知识活学活用，又可以融会贯通。而且让学生理解美的真谛是健康。讲授钾代谢时，提到高钾快速推注是安乐死的方式之一，强调临床补钾的原则，培养学生严谨的工作作风。讲授基因信息传递中的抗代谢物时，结合临床抗癌药物的副作用，从而培养学生对患者的人文关怀。

生物化学实验吸量几乎都是微量，学生需要反复多次才能完成，借此可以锻炼学生的耐心；另一方面，由于学生知识水平的限制或操作经验不足造成实验结果错误或出现误差，老师要说明在实验中出现错误或误差是常见的事，一定要如实记录，关键是找出问题所在，累积经验。学生会养成认真负责、精益求精的工作态度，这一点对于未来的医务工作者尤为重要。

（二）病原生物学人文渗透要点

病原生物学是生命科学的一个分支，研究各种病原生物学特性、致病性、机体与病原生物的相互作用，以及特异诊断、预防及治疗，是一门重要的医学基础课，与社会及环境密切相关。病原生物学由医学微生物学和医学寄生虫学两部分组成，包括细菌学、真菌学、病毒学、蠕虫学、原虫学和节肢动物学等内容。

在病原生物学教学中渗透人文教育，重点在于：增强社会责任感；培养科学精神和爱国主义情怀；培养良好的职业道德；培养医学整体观和唯物辩证观。

在医学微生物学的发展历史中，中外许多微生物学家的事迹可以作为学生人文素质教育的生动教材。如苏格兰细菌学家弗莱明从被污染的葡萄球菌培养皿中偶然发现了青霉素的杀菌作用，最终使青霉素的发明成为医学界最伟大的创举；澳大利亚病理学家弗洛里和德国生物化学家钱恩在这个研究的基础上，经过不懈努力，开创了光辉的抗生素时代。强调科学研究需要强烈的好奇心、创造性的思维能力和积极探索的科学精神。美国青年医师Rickrtts为研究斑疹伤寒而献出生命，我国微生物学家汤飞凡在沙眼衣原体研究中为了证实沙眼的病原体而两次用自己的眼睛做实验。讲述冠状病毒、立克次体时，结合医护人员在抗击"非典"时的感人事迹，向学生强调从事科学研究需要高尚的人生观和为科学献身的崇高品质，不能因为工作有风险而放弃，因为这是职业赋予你的神圣职责。发酵和丁酸发酵等均与食品质量有关，让学生讨论食品安全和不法食品生产商的造假活动，从而树立正确的价值观。

寄生虫学同样有很多人文教育素材。讲解蛔虫时，可引入华佗在出诊的路上，用蒜和醋为穷人免费驱虫的故事，让学生明白华佗能够成为一代名医，不仅是因为医术，更重要的还有高尚的医德。讲授黑热病时，要给学生介绍钟惠澜教授的故事：他是我国热带医学奠基人之一，为了证明犬的黑热病病原体能使人致病，他在征得妻子李懿征同意后，在自己妻子身上做实验。接种三周后，从李懿征的骨髓里查到了黑热病病原体——杜氏利氏曼原虫，从而钟惠澜在世界上第一次证实了犬的黑热病病原体对人是有致病力的。这种为科学献身的精神值得我们学习。在讲授寄生虫病时，适当引入误诊病例，让学生分析误诊的原因，总结经验教训，提高学生分析和解决问题的能力。人体寄生虫的实验课，取材通常是粪便、痰液或者血液等，对于医学生来说，要克服恶心反感的情绪，在显微镜下细心耐心查找虫卵，带课教师要以身作则，言传身教。

（三）医学免疫学人文渗透要点

医学免疫学是免疫学与基础医学、临床医学和预防医学等学科交叉与渗透的一门前沿学科，它与疾病的预防、诊断和治疗密切相关，实践性、应用性强。

在医学免疫学教学中渗透人文教育，重点在于：培养敢于担当职业风险的职业道德；培养认真仔细、严谨求实的职业精神；培养辩证思维观点。

医学免疫学这门学科，要用哲学辩证的观点学习。如免疫应答可以清除外来入侵的病原体，起到保护自身作用，但在一定情况下，针对自身组织产生免疫应答就会诱发自身免疫性疾病；"抗原"既可以诱发免疫应答，又可以诱导免疫耐受；"免疫球蛋白"既可以作为抗体与外来抗原反应，又可以作为"抗原"，在异种动物体内诱导相应的免疫反应。让学生通过这些专业知识理解事物的"双重性"及"对立统一原则"，锻炼辩证的思维能力，提升未来对复杂医疗状况的分析能力。学习"超敏反应"章节时，Ⅰ型、Ⅱ型、Ⅲ型超敏反应都有特殊的"皮肤损伤"，经过详细的病史询问和仔细的体格检查可区分，从而进行正确诊断，强调作为医务工作者，基础知识和技能的重要性。讲解Ⅰ型超敏反应时，通过分析未做皮试出现青霉素过敏性休克而死亡的案例，强调遵守临床工作流程的重要性，培养学生的职业责任心，养成认真负责的工作态度。

第三节　主要临床医学课程人文渗透要点

临床医学课程，通常包括诊断学、内科学（包括传染病学、神经病学、精神病学）、外科学、妇产科学、儿科学、眼科学、耳鼻咽喉科学、口腔医学、皮肤性病学、麻醉学、急诊医学、康复医学、老年医学、中医学、全科医学、循证医学等课程的内容和临床见习，还包括体现这些临床医学内容的整合课程等形式的课程。临床能力包括病史采集、体格检查、辅助检查、诊断与鉴别诊断、制定和执行诊疗计划、临床操作、临床思维、急诊处理、沟通技能等。

一、临床医学桥梁课程——诊断学人文渗透要点

诊断学是运用医学基本理论、基本知识和基本技能对疾病进行诊断的一门学科，是基础医学向临床医学过渡的桥梁，是临床医学各科的基础，是培养学生临床思维与基本技能的重要课程。其主要内容包括问诊、查体和实验诊断。在课堂讲授、"微型医院"教学、模型上的规范化技能训练、标准化病人（SP）中的规范化技能训练、见习教学等方面，既有丰富的人文教育资源，又有足够的人文教育时机。

在诊断学教学中渗透人文教育，重点在于：培养良好的职业形象和职业态度；培养人文关怀情感和良好职业道德。

问诊是临床采集病史的简称，是诊断疾病的重要方法。在问诊的教学过程中，教师除了要讲授问诊技巧、原则和程序以外，还要将哲学的普遍联系、辩证发展、病人个体差异和过渡性语言等思维方法传授给学生。利用SP培养学生的医患沟通能力。在体格检查的教学过程中，通过教师的示范教学和SP实践，让学生了解体格检查中的人文关怀，包括被检查者态度和蔼、查询细致、检查动作轻柔、以被检查者为中心、检查过程中考虑各种不利因素对被检查的影响等。在病历书写的教学过程中，教师应该强调病历书写的原则是客观、真实和全面，叙述要条理清楚、语句通顺、流畅、字迹清晰、不能涂改，通过反面的具体案例，突出病历在医疗事故处理条例中的法律效应，增强学生的法律意识。

讲授实验室诊断时，教师不仅要阐述清楚各项技术的适应证和局限性，还应穿插医学伦理学、医学实验道德、医学经济学的内容，提醒学生在选择实验室检查时，要从实际出发，由低到高、由简单到复杂、由无创到有创，培养学生良好的医德观念。

二、临床医学主干课程人文渗透要点

（一）内科学人文渗透要点

内科学是利用现代医学的科学方法研究疾病的病因和发病机制、临床表现、诊断和鉴别诊断、治疗及预防的一门临床学科，其重点是诊断及治疗，通常包括呼吸系统疾病、循环系统疾病、消化系统疾病、泌尿系统疾病、血液系统疾病、内分泌系统疾病、代谢疾病、结缔组织病和风湿性疾病以及理化因素所致疾病等模块。内科学的内容包含了疾病的定义、病因、发病机制、流行病学、自然史、症状、体征、实验室诊断、影像学检

查、诊断、鉴别诊断、治疗、预后。内科学是一门涉及面广和整体性强的学科。它是临床医学各科的基础学科，所阐述的内容在临床医学的理论和实践中具有普遍意义，是学习和掌握其他临床学科的重要基础。

在内科学教学中渗透人文教育，重点在于：增强工作责任心；培养临床思维能力；提高沟通交流能力。

内科学教学中的人文教育与诊断学相似度高，将诊断学的知识应用到各系统的不同疾病中去，根据疾病的特点具体分析。教学过程中，提醒学生谨防"只看病"而不"看病人"，带教老师在一系列医疗活动中，应当坚持一切以患者利益为上的原则，使医学生逐步形成正确的价值观，摒弃金钱至上、物质第一、利己主义等错误的价值观。教育医学生尊重患者的人格、情感和隐私，教师要有意识地将不同的患者呈现给医学生，让他们意识到不同的患者有不同的医疗需求，需要采用不同的沟通方式。在需要患者配合体格检查时，注意征得患者同意，对患者进行保暖，并在检查结束时对患者致谢；在进行诊疗时考虑患者的心理耐受程度、尊重患者的选择及考虑患者的经济状况等。如果内科学教师在为医学生进行临床知识、技能传授的同时开展人文素质教育，展现出高超的沟通技巧、宽广的胸襟、谦逊的品德，时时传递医患之间融洽、平等、相互尊重和信任的正面信息，就能够使医学生潜移默化地去学习人文关怀。

（二）外科学人文渗透要点

外科学是医学科学的一个重要组成部分，它的范畴在整个医学的历史发展中形成，并且不断更新变化。现代外科学，不但包括疾病的诊断、预防以及治疗的知识和技能，而且还要研究疾病的发生和发展规律。按病因分类，外科疾病大致可分为：损伤、感染、肿瘤、畸形和其他性质疾病五类。临床外科学根据治疗目标的不同有着明确的分工，可分为普通外科（现专指各种腹腔、乳房、甲状腺及简单的皮肤外科）、心脏外科、胸腔外科（心脏外科和胸腔外科可合称心胸外科）、血管外科、神经外科（有时简称脑外科）、头颈外科、泌尿外科、整形外科、矫形外科（即骨外科）、小儿外科、移植外科等。广义的外科学则尚可包含眼科、耳鼻喉科、妇产科、口腔颌面外科等。

外科经常处理的问题包含了创伤、各种胸腹部急症、先天/后天性畸形、恶性肿瘤、器官移植等，在临床应用上和麻醉学、特级护理学、病理学、放射学、肿瘤学等其他医学专科工作关系极其密切。随着药物、早期诊断技术与其他医疗科技（比如介入放射学）的发展，许多疾病的治疗都转变为非外科治疗为主，然而外科手术仍然是这些治疗无效或产生并发症不可或缺的后盾，而外科微创手术（内镜手术）的领域也在蓬勃发展。

外科学是一门科学、技术和艺术的综合，蕴含着丰富的人文内涵。在外科学教学中渗透人文教育，重点在于：常怀敬畏生命之心；追求和谐协作氛围；养成良好心理素质；追求精益求精的境界。

外科手术是在人体上做有创的修复，这对于患者和家属来说都是一个让人恐慌的事情，因此无论是术前沟通、术中操作还是术后护理，都应该注意人文关怀。比如在乳腺癌手术中，在病情允许的范围内，手术医生在选择手术方式时要考虑现代女性对美学的要求，尽量采用保乳手术，避免巨大手术瘢痕，使女性患者术后在生理和心理上都得到很好的康复。

外科术后换药看似简单，但换药过程中一言一行都很考验医生的人文素养。如换药中要注意室温与患者体温差异，预告疼痛，换好药后要帮患者穿好衣服，盖好被子，安慰鼓励患者。这些"小动作，小语言"都可以很好地让患者感受到医生的责任心，也会更积极地配合治疗。

外科医生手术前刷手的讲解中，除了让学生了解到基本技能，还可以举例说明由于长期高浓度消毒药水的刺激，许多外科医生的手臂皮肤非常粗糙，甚至严重过敏，不得不戴两层手套才能够进行手术操作，让学生意识到未来职业生涯需要无私付出，才能够换来患者的健康。在外科手术中，无论是麻醉师与手术医师，还是手术小组本身，都需要团结协作，这是团队精神的很好体现。

（三）妇产科学人文渗透要点

妇产科学是一门专业性、技术性、操作性、实用性很强和涉及面较广的临床学科。随着医学科学的发展，临床学科的分工日趋细致，妇产科学课程已成为与内科学、外科学及儿科学同样重要的医学生主干课程。该课程主要包括产科、妇科、计划生育3个部分。各部分既有独立性又有连贯性，是一个不可分割的整体。该课程的教学目标是使医学生获得系统的妇产科学基础理论知识，熟悉妇产科常见疾病的临床表现和发生、发展规律，初步掌握妇产科疾病诊断、治疗的基本方法和技术，为毕业后从事临床工作打下坚实的基础。

在妇产科学教学中渗透人文教育，重点在于：在课堂教授之中渗透人文精神；在生命脆弱之时送去人文关怀；重视患者的个人需求和家庭需求。

生殖系统肿瘤的治疗中要遵循"规范化、个体化、人性化"原则，充分考虑到育龄妇女的个人和家庭传宗接代的需求。为了预防放化疗对卵巢的损害，可以进行卵巢移位或卵巢冷冻移植，以保护女性的生育和生理功能。另外，通过辅助生育技术进行卵子冷冻、卵母细胞冷冻、未成熟卵母细胞培养、胚胎冷冻等很好地保留了女性生育功能。新的治疗理念和治疗手段明显提高了妇科肿瘤患者的生活质量，充分体现了现代医学给予肿瘤患者这一特殊群体的人文关怀。

不孕不育症给患者带来巨大的精神、心理压力，容易出现抑郁、孤立、负罪感、失望、焦虑甚至恐惧等心理问题，医护人员应运用伦理学、心理学、社会学的知识，了解患者的心理、经济及家庭等问题，挖掘其不良认知，并加以分析，使其逐步恢复理性、现实的认知模式，从而减轻压力，树立信心。当前的医学水平还不可能满足所有不孕不育患者的需求，要求医务人员实事求是，引导患者理性求医，避免让患者有过高的心理期望，并可减轻不必要的经济负担。对于计划生育中辅助生殖技术仍然有很多伦理学的争议，可以让学生们讨论，进一步加强人文渗透。

（四）儿科学人文渗透要点

儿科学是一门研究小儿生长发育规律、提高儿童保健质量及疾病诊断治疗水平、全方位为儿童健康服务的医学科学。可分为预防儿科学、发育儿科学和临床儿科学。临床儿科学已派生出各专业分支如心血管病学、血液病学、神经病学、肾脏病学、内分泌学和遗传病学等。自胎儿至青少年是一个体格、心理、智力不断成熟的过程，机体在解剖、生理、病理、疾病的发生发展以及防治方面与成人相比有明显不同，且在不同年龄阶段各有其特点。

在儿科学教学中渗透人文教育，重点在于：给予特别的爱心真心耐心；培养特殊的沟通能力；营造特定的人文氛围；锻炼细致的操作技能。

孩子是家庭的核心，一旦生病，家长会对孩子的病情高度关注与紧张，容易焦虑；其次患儿病情瞬息万变，容易产生医疗纠纷；儿科医生所面对的患儿大多数不能表达或不能正确表达自己的不适，因而要求儿科医生不仅要具有扎实的临床基本功、敏锐的洞察力、高超的采集病史技巧与语言沟通技巧，还要具有较高的人文素质。

带教教师在介绍有关医学理论知识时可适当结合人文教育。如在生长发育这一章的教学中加入对生命、对父母亲的赞美，可以激发学生对人生价值的思考，学会感恩。肾病综合征的治疗中，提及家长对激素的抵触情绪，启发学生思考怎么沟通提升患儿治疗的顺应性。讲解性早熟时，与学生讨论环境对生活的影响；讲解生长激素缺乏症时，告诉学生很多家长希望通过打生长激素让孩子长高达到自己对孩子身高的期望值，启发学生思考如何看待和分析这种社会现象，儿科医生又该如何应对。

儿科实践教学中，展示儿科门诊和病房充满童趣、温馨、舒适的就医环境，告知学生这样充满人文的细节安排会减少患儿的紧张与恐惧感，有利于其配合治疗及疾病恢复。带教老师查房时以身作则，不仅关心患儿的病情，还要关注家长的情绪，适当普及一些育儿知识。儿童节和圣诞节，让学生参与医患联欢会活动，鼓励见习学生主动陪伴住院患儿做各种有创性检查和操作，学生们在亲眼目睹患儿进行骨髓穿刺、腰椎穿刺等各种有创操作后，深刻感受到患儿所承受的生理上的痛苦和精神上的恐惧，从而增加爱护患儿的意识以及努力学习医学知识、攻克医学难关的决心。

三、临床医学其他课程人文渗透要点

（一）传染病学人文渗透要点

传染病是由各种病原体所引起的一组具有传染性的疾病。病原体在人群中传播，常造成传染病流行，对人民的生命健康和国家经济建设具有极大危害性。传染病学是研究病原体侵入人体后，所致传染病在人体发生、发展、转归的原因与规律，以及不断研究正确的诊断方法和治疗措施，促使患者恢复健康，并控制传染病在人群中的发生的一门临床学科。在传染病学教学中渗透人文教育，重点在于：消除恐惧心理、排除歧视行为；肩负社会责任、关注现实问题、建立法治观念。

讲到病毒性肝炎时，结合乙型肝炎、丙型肝炎等可以通过血液传播的特点，分析我国打击非法采血、推行无偿献血的政策，鼓励学生积极参与无偿献血，为社会献爱心。讲授"狂犬病"时，由于其发病的死亡率近乎100%，告知学生为何要对家养宠物进行登记管理及预防接种；在讲授"艾滋病"时，结合其传播途径，如性接触、血源传播等，分析可能导致感染的高危行为，适时进行健康性教育，使学生自觉做到珍爱生命，远离毒品；许多传染病来源于野生动物，教育学生爱护自然环境，爱护野生动物。

传染病容易引起公共卫生事件，在教学中，应特别注重帮助学生建立法制观念，教育学生作为医生，是法定的传染病报告人，必须按照《传染病防治法》的规定，及时准确地报告疫情。这不仅是作为一个公民应该履行的义务，更是作为一名医务工作者的法律责任。

（二）口腔医学人文渗透要点

口腔医学交叉学科多，对操作技能的要求高，治疗过程需要有患者积极的配合，患者治疗目的除了功能的恢复，对美观的要求也很高，这要求口腔医生还要具备较高的审美艺术和人文素质。所以对医学生，尤其口腔医学生的培养，要注重人文素质的培养。

口腔正畸的教学中，提醒学生注意部分少儿正畸的时机往往选择不对，应该注意健康宣教，和家长有效沟通。一些牙齿排列基本整齐、咬合关系正常、无功能障碍的患者，为了拥有更加完美的面型而选择正畸治疗，针对这些患者，鼓励学生注重宣教和沟通，明确患者的预期治疗效果。同时根据每一位患者的不同情况，结合各种美学数据制定个性化的治疗方案。

在口腔修复学的教学中，提醒学生为缺牙患者设计治疗方案时，不能忽略患者的美学心理需求，仅仅为患者恢复咀嚼功能。如烤瓷牙比色设计，要与患者的性别、年龄、性格等个性特征协调，否则会显得很"假"，不能完全达到患者要求做"假牙"的初衷。牙体修复治疗方案的设计中，要告知学生考虑多种因素，如全瓷牙虽然可以达到最完美的美学修复效果，但是较高的费用并不是所有患者都能接受的，对于经济条件不容许的患者，应当建议其选择性价比较高的非贵金属烤瓷修复。不能为了赚取更高的经济利益而剥夺患者的知情和选择权利，注重对学生医德的培养。

（三）耳鼻喉学人文渗透要点

大多数患者认为耳鼻喉科的病是小病，因此在疾病的诊疗中病情出现变化，家属容易不理解，产生纠纷，耳鼻喉科的"医闹"发生频率也是很高的。因此，教学中也要进行人文渗透。

鼻出血学习中，一定要向学生强调鼻出血的复发性。反复出血会让患者精神紧张、心理压力大，可能会拒绝鼻腔填塞止血。启发学生思考如何应对这种临床常见的情况。咽喉鱼刺是耳鼻喉常见急诊，一般鱼刺取出，患者痛苦立即消失，但也常见找不到鱼刺而万分痛苦的患者，医师应不厌其烦，耐心细致地做好解释工作，消除患方的偏见和疑虑。

气管异物是非常危险的急诊，在教学中要鼓励学生们教会亲朋好友海姆利希手法进行自我急救，同时鼓励学生平时多健康宣教，如告知自己的亲戚不要给5岁以下的小儿喂食豆子、果冻等危险食物。

（四）眼科学人文渗透要点

人从外界环境接受各种信息时，80%～90%的信息从视觉通道输入。眼睛是心灵之"窗"，人们对眼睛都非常重视，对于眼科的患者及家属，人文关怀是非常重要的内容。讲解眼部肿瘤章节时，提醒学生治疗方案要让患者或家属有充分的知情权，如治疗脉络膜黑色素瘤，传统较为安全的治疗方法为眼球摘除，但眼球摘除从功能及心理上对患者都有重大的伤害，因而在保证患者生命的前提下，提供其他治疗选择，如肿瘤局部切除、经瞳孔温热疗法、化疗、免疫疗法等。讲解屈光不正的治疗进展时，如准分子激光、角膜塑形镜等，既要肯定技术的进步，也要强调治疗的局限性，更要加强医德教育，告诫学生将来不能为了追求经济利益而放宽治疗指征，不同性别、年龄、职业等因素的需求不同，个体对治疗手法的要求期望也不尽相同，治疗方案制定过程中要注意沟通。

实践教学中可以让学生角色扮演，体验盲人的痛苦和不便，从而激发学生对患者的同情和理解，提高学生要求进步的源动力，更加努力学习医学知识。

（五）医学影像学人文渗透要点

医学影像学科的发展时间虽然才 100 多年，但在发展的道路上出现了许许多多影响深远的人物和事件，医学史教育对培养医学生的人文素质具有不可替代的重要作用。如在讲授《医学影像学》总论时简要介绍伦琴的生平以及 X 线的发现过程，CT、MR 和超声诊断仪的研究和发明过程；在讲授《介入放射学》时引入介入放射学先驱者德国医生福斯曼"舍身试导管"的故事；在讲授《核医学》时介绍居里夫人的事迹，她放弃专利申请，毫无保留地公布了镭的提纯方法，她说："没有一个人应该因为镭而致富，它是属于全人类的。"将这些具有励志教育作用的名人名言和医德教育渗透在教学中，在学生心中播撒正直、无私、创新、献身的道德种子，培养他们甘于寂寞、勤于思考、勇于探索、敢于挑战的科学精神，使学生更全面、深刻地了解医学发展的轨迹，理解医学科学的本质和内涵，增强学生的责任感、使命感和自豪感。

医学影像学科具有显著的设备依赖性，所以要教育学生避免陷入机械唯物论和技术至上论。再先进的医疗设备也不能替代临床判断。影像诊断过程中，要从整体上去认识疾病，从患者的生理、病理、心理、社会等各个角度来综合考虑其临床和影像表现。从人的整体上考虑问题，不仅体现了医生从医的人本精神，也是现代医学影像学的必然要求。

医学影像设备不断发展，影像技术日益进步，检查手段越来越多，这就要求学生必须了解各种影像学检查手段的适应证与禁忌证、优势与局限，在实际工作中应因人、因病、因时、因地制宜，制定个体化的影像学检查路径，合理选择最佳检查方法，最大限度地缩短检查时间，降低医疗费用，避免无谓的资源浪费，既符合卫生经济学的规律，又保证了影像诊断总体水平的逐步提高。如急性或超急性期脑梗死以 MRI 检查最为敏感，而急性期脑出血则以 CT 检查更佳。

（六）中医学人文渗透要点

中医学是在人文文化的土壤中诞生成长的，这种人文文化决定了中医理论是与自然、人文哲学分不开的。中医崇尚整体观念，强调"天人相应，形神合一"，人文从来都是中医的一个重要组成部分。

"医乃仁术"是中国传统医学对医学的最佳诠释。孙思邈在《大医精诚》中说："见彼苦恼，若己有之，深心凄怆。"这种大爱之心，对所有患者的病痛感同身受，施以深切的同情与救助，这是对病人最好的关爱、最好的尊重，是中医人文精神的最佳体现。在中医学教学中，教师要强调祖国医学的博大精深，利用中医学的教学平台让学生同时学习中国传统文化，厚植爱国情怀。

拓展阅读提示

郎景和.《医学需要人们为之动情》，选自《健康报》，2007-12-24.

第十五章　课外阅读感悟

提高人文素质需要丰富的人文知识，加强人文修养需要一定量的课外阅读。医学生开展丰富的课外阅读，有组织的学校教育，形式多样的社区活动，个人的自主学习，都是有效的途径和方法，对于增加人文知识、感悟人文精神、提高人文素养，具有不可替代的作用。

第一节　阅读范围与阅读意义

一、医学生阅读范围

医学生与其他学科门类的大学生一样，课外活动兴趣丰富多彩，范围广泛，种类繁多。当代大学生最喜欢的课外活动一般顺序为：体育运动、阅读、文娱活动、聊天聚会、逛街旅游和其他。其中大学生课外阅读范围一般是书籍、报纸和杂志。

（一）书籍

书籍在狭义上的理解是带有文字和图像的纸张的集合。广义的书则是一切传播信息的媒体。书籍是图书的重要组成部分，在中国原指典籍。图书包括书籍、画册、图片等出版物。书籍是用文字、图画和其他符号，在一定材料上记录各种知识，清楚地表达思想，并且制装成卷册的著作物，为传播各种知识和思想、积累人类文化的重要工具。它随着历史的发展，在书写方式、所使用的材料和装帧形式，以及形态方面，也在不断变化与变更。

书籍的历史和文字、语言、文学、艺术、技术和科学的发展，有着紧密的联系。随着科技的进步，书籍逐步使用轻便、耐久、易于记载、易于复制文字和图画的材料，通过不断完善的技术手段，不受时间、空间的限制传递信息，具有宣告、阐述、贮存与传播思想文化的功能。20 世纪以来，书籍已成为传播知识、科学技术和保存文化的主要工具，是人类进步和文明的重要标志之一。随着科学技术日新月异的发展，传播知识信息手段，除了书籍、报刊外，其他工具也逐渐产生和发展起来。但书籍的作用，是其他传播工具或手段所不能代替的。在当代，无论是中国，还是其他国家，书籍仍然是促进社会政治、经济、文化发展必不可少的重要传播工具。

医学生阅读书籍的范围主要有：文学类，社会政治法制类，历史人物类，英语类，计算机类，经济类，专业辅导类，生活类，科技类，军事类，其他。

　　文学作品是课外阅读的重点。文学作品指散文或诗歌或小说或戏剧等形式的作品，尤指形式或表达优美并表现具有永久或普遍兴趣的作品。文学是一种社会意识形态，是在一定的社会经济基础上形成发展起来的、一定时代社会生活的反映；它是用具体生动感人的形象，而不是像哲学、社会科学那样用抽象的概念去反映社会生活；它是语言的艺术，以语言为工具来塑造艺术形象，反映社会生活。因此，文学作品是以语言为工具，以各种文学形式、形象反映生活，表达作者对人生、社会的认识和情感，以唤起人的美感，给人以艺术享受的著作。文学作品的基本特点是用形象反映社会生活。在文学作品的创作过程中，作家始终进行的是形象思维的活动（或方式）。首先，作家运用各种艺术手段把从生活中得到的大量感性材料熔铸成活生生的艺术形象；其次，始终离不开想像（幻想、联想）和虚构；第三，始终伴随着强烈的感情活动。

　　（二）报纸

　　报纸是以刊载新闻和时事评论为主、定期向公众发行的印刷出版物，是大众传播的重要载体，具有反映和引导社会舆论的功能。

　　报纸通常散页印刷，不装订，没有封面，有固定名称，面向公众，定期连续发行。现在多数报纸每日出版一次或数次，也有每周出版几次或每周出版一次的。日报的普及，标志着一个国家或地区的新闻业得以成熟。

　　初期的报纸和杂志是混同的，有新闻，也有各种杂文和文学作品，简单地装订成册。对于这个时期的报纸和杂志，通常笼统地称"报刊"。

　　报纸可以作为商品，也可以作为政治斗争的宣传品。报纸的职能是：主要的报道职能，随之而来的辩论职能（即传播观点的职能），附带的是娱乐职能。

　　报纸的分类：依照出刊期间的不同，可分为日报、周报、双周报或更长时间的报纸。依照出刊时间的不同，可分为日报、早报、晚报；依照政治立场的不同，可分为左报、右报；依照媒体形态不同，则可分为印刷报章、网络报章、电子报、电子手帐版报章等。

　　报纸的优点：可随时阅读，不受时间限制，不会如电视或电台节目般错过指定时间报道的讯息；互相传阅，读者人数可以是印刷数的几倍；即使阅读或理解能力较低的人，亦可相应多耗时间，吸收报章的讯息；因特网的崛起，网上版报纸的传阅力较传统印刷品报章强。报纸以其权威高度、思想深度、信息广度、亲切程度而受到广泛重视和关注。

　　报纸的缺点：受截稿及出版因素的影响，不能提供最新资讯，不能即时更正讯息；纸张过多带来携带及传阅的不便；图片和文字在电视台和电台的影音片段比较下，震撼力和感染力较低。

　　医学生阅读报纸的范围推荐：《参考消息》《中国青年报》《光明日报》《人民日报》，本专业类报纸，体育类，晚报类，文摘，其他。

　　（三）杂志

　　杂志是期刊的一种，是一种有固定出版周期、固定名称，并用期号连续不断的形式，间隔地、不断出版发行的出版物。

　　杂志的分类：按内容分为综合性期刊与专业性期刊；按学科分为社科期刊、科技期刊、普及期刊。社科期刊又分为新闻类、文艺类、理论类、评论类等；科技期刊可分成理科类、工科类、天地生化类等；普及期刊可分成知识类、娱乐类、科普类等。按照杂志的出版周期，杂志可分为周刊、旬刊、半月刊、月刊、双月刊、半年刊、年刊等。任何一种杂志以自己的"ISSN"（国际标准连续出版物号）进行出版。

医学生阅读杂志的范围推荐：文摘类的《读者》和《青年文摘》等，青年类的《中国青年》《大学生》等，专业类，以及体育、婚姻、家庭、生活类，社会法律类，影视类，其他。

二、阅读意义

阅读是一种源自于书籍，又不限于书籍的人类行为。书籍和阅读能带给我们心中对理想世界的坚持，带给我们思想和心灵的升华与净化，进而改变我们的生活轨迹，提高我们的生活质量。

欧阳修说："立身以立学为先，立学以读书为本。"读古人之书好比与先贤对话，读今人之书好比与智者交谈。人的一生是有限的，直接向别人学习的经验也是有限的，但是通过读书间接向别人学习则是趋于无穷的。阅读对人类的身心发展都具有积极的意义。

（一）阅读是人们获得知识的主要手段

俄国作家赫尔岑说："书——这是一代对另一代精神上的遗训，这是行将就木的老人对刚刚开始生活的青年人的忠告，这是行将去休息的站岗人对未来接替他的站岗人的命令。人类的全部生活，会在书本上有条不紊地留下印记：种族、人群、国家消失了，而书却留存下去。书是和人类一起成长起来的、一切震撼智慧的学说，一切打动心灵的热情都在书里结晶成形，在书本中记述了人类的狂激生活的宏大规模的自白，记述了叫做世界史的宏伟自传。"

书籍，是人类知识储存和传授的极有力的工具。从书籍里，人们可以迅速汲取人类几千年进化所积累的知识；能冲破时空的局限看到世界，使视野的广阔增加万倍，能超越独自思维的"单信道"联系，从几辈人那里获得大量信息。高尔基说："书籍是人类进步的阶梯。"只有知识才是有用的，只有它才能够使我们在精神上成为坚强、忠诚和有理智的人，成为能够真正爱人类、尊重人类劳动、衷心地欣赏人类那不间断的伟大劳动所产生的美好果实。人类的进步，离开了书籍便不可想象。在现代科学飞速发展、知识爆炸的时代，人们获得知识的一个重要手段，只能是阅读书籍。热爱书吧——这是知识的源泉！

（二）阅读是使人们变得聪明智慧的有效方法

苏联教育家苏霍姆林斯基曾说过："让学生变聪明的方法，不是补课，不是增加作业量，而是阅读、阅读、再阅读。"苏霍姆林斯基通过观察发现：一个善于思考的学生，在脑力劳动上所花费的时间，大约只有三分之一用于阅读教科书，其余三分之二的时间都是用在阅读非必修的书籍上，也就是课外阅读上；而那些除了教科书以外什么都不读的学生连教科书也读不好。因为通过课外阅读学生的思考被激发了，而思考会变成一种激发智力的刺激。阅读能使智力的发展一日千里。这也表现在课外阅读与记忆力的保持与提高的关系上。苏霍姆林斯基揭示出课外阅读与增强记忆力之间成正比关系。因为通过课外阅读对课内的有关知识进行了延伸，为课堂学习奠定了一定的智力背景。这时的识记就成为有理解的阅读，成为一种思维分析过程，而不是死记硬背。

阅读除了能够使人们增长知识、培养美德、提高能力外，还能促进他们智力的开发。这是因为阅读是由感知、思考、推理、想象等一系列心智活动和行为构成的，同时还有阅读需要、动机、兴趣、态度等各种意向因素的渗透。所以，它不但有助于人们心理素质的培养，而且有益于人智力的开发。多阅读可以实现自我超越和改善心智模式。培养阅读能力、阅读动力和阅读毅力，也就是培养了人们对所学知识的理解能力，对各种信息的融合能力和对各种资源的整合能力。可以说，阅读是人类认识自然和社会，不断完善和发展自我的必由之路，是人类进步的阶梯，是人们成长的途径。

（三）阅读是人们形成世界观的内在需要

人们世界观的形成不是天生自然的，而是通过外在教育和自我教育形成的，自我教育的重要途径就是阅读。歌德说："读一本好书就是和许多高尚的人谈话。"所以多读书、读好书，特别是一些好的人文书籍对于人世界观的形成有极其重要的意义。英国 19 世纪著名的学者约翰·卢伯克爵士曾说："借着书的帮助，人类度过了多少难关，抚慰了多少忧患和悲戚，使忧伤的时光重沐愉悦的阳光，借着书的启示，我们获得了完美而爽朗的思想，使得个人能够超越自己。"是的，书是人类永远的朋友。它提供给我们美好的景象，它提醒我们痛苦的存在，它使我们保持乐观、善良与宽容的品质，它既是我们瞭望世界的窗口，亦是前人为我们垒起的一座精神圣殿。每一本优秀的书籍，都是智者留给我们的最珍贵的财富，而我们只有通过阅读才能获取这笔无价之宝。

余秋雨先生曾经这样评论过书籍的功能，他说："只有书籍，能把辽阔的时间浇灌给你，能把一切高贵生命早已飘散的信号传递给你，能把无数的智慧和美好对比着愚昧和丑陋一起呈现给你。区区五尺之躯，短短几十年光阴，居然能驰骋古今，经天纬地，这种奇迹的产生，至少有一半要归功于阅读。"刘海宁先生也说："阅读是一项长期的、日积月累的、潜移默化的精神活动。阅读影响着一个人素质中最基本、最核心的部分——价值观、审美观、道德观和人生观。阅读既是一个人了解世界和思考世界的过程，又是一个人心灵自我观照的过程，即通过阅读来反省自我、提升自我，从而养成内省和深思的习惯，因而它对于人的成长至关重要。"

（四）阅读是人们提高生命质量的重要方式

阅读能力和阅读水平体现一种信息知识素养，即个人获取信息、分析信息、评价信息、综合信息、表达信息的思辨能力。联合国教科文组织在《学会生存》中明确提出：作为一个世界公民最起码的受教育要求是让自己学会听、说、读、写、算等五大本领。其中阅读被列为写、算的前提和听、说的基础。我国政府从民族兴旺发达的战略高度提出了"建设学习型社会，倡导全民阅读"的风尚，即建设全民学习、终身学习的"学习型社会"。阅读作为人类特有的文化传播活动，是人们接受教育、开发智力、获得知识信息的最根本途径。通过阅读，人们可以了解社会、认识自然、观察现象、品味人生、丰盈心灵、排遣寂寞、享受闲暇、启发智慧，阅读既是个人生活、学习和工作品质提升的方式，也是社会交流和人际沟通的桥梁；通过阅读，人们观念得以与时更新，素质得到整体提高，认识达到和谐统一，国家国力获得全面增强。在当今信息时代，国与国之间在经济、政治、军事和文化等实力的竞争中，人的创新能力的较量和比试已成为决定因素，而创新能力的强弱归根于阅读能力和阅读水平的高低。因此可以说，阅读是人们提高生命质量的重要手段和途径之一，是民族发展后劲的力量之源，是国家竞争实力的创新之基。

此外，阅读还有形成技能、寻找范例、娱乐消遣、满足需要等作用。

第二节 阅读类型与阅读方式

一、阅 读 类 型

阅读通常分为两种类型，一种是消遣型的，一种是获得型的。两种类型目的不同，对阅读者的作用、意义各有侧重。

（一）消遣型阅读

消遣型阅读如同其他休闲消遣方式一样，是人类为调节高度紧张的身心、消除工作疲劳而进行的一种精神活动。消遣型阅读对于医学生的知识素养、审美能力不做过高要求，只要具备现实的、经验性常识的人皆可从事此项阅读活动。医学生并不试图对阅读材料进行深度切入和阐释，也不是出于审美目的，更不是为了求得对阅读文本深度阅读和思考后所获得的富有创见的新思想、新观点，而是表现为阅读过程中的平面化和消遣性。对阅读材料的选择，医学生更多是从感觉和兴趣出发，而很少考虑文本的思想价值和艺术价值，很少考虑文本之间的连续性和系统性。

（二）获得型阅读

获得型阅读又可分为消遣对立式阅读和消遣延伸式阅读两种类型。

1. 消遣对立式阅读 面对阅读文本，医学生所持的态度是通过阅读获得知识，启迪心智。在阅读过程中不以对于文本所传达出的表层或浅层意蕴作简单的认知和掌握为满足，而是渴望获得新的审美感受和生存启示，进而使自己的精神境界和思想飞升到前所未有的高度。这种阅读的超现实功利性使得阅读于医学生而言成为一种不可或缺、无可替代的高级精神活动。这一种阅读由于有着较为明确的目的，医学生在进入对文本接受之前，会做一些相关的准备工作，比如了解与文本有关的知识信息，在对阅读文本的接受过程中，注意提炼、吸收和消化文本传达出的新信息，进而将之与自身固有的思想经过冲突、并存而达到融合的程度。阅读过程中的知识接受、能力培养、精神升华、行为矫正同时并重。

2. 消遣延伸式阅读 消遣延伸式阅读即在对于文本的阅读过程中，原本持有的消遣性目的逐步为从文本中获得更高的精神享受和审美感受的期望所取代。这一种获得型阅读较之前一种，目的性淡化，对于医学生的自律性要求不高，医学生对于文本由浅入深的认知、把握和再创造是由其自身在阅读过程中的不断变化的欲求逐步引领和导入的。因此，就医学生在阅读过程中的心理状态而言，更显放松，与阅读客体之间更富有张力，因而主体对于客体即阅读文本的能动性也更为突出，更易臻于对于文本进行创造性阅读和阐释所获得的自主自由状态。当然，这种阅读对于医学生的自身素养、知识储备的要求更高。因为在阅读过程中，要想从文本中获得感觉之上的理性、表层意义遮蔽之下的深层内蕴，没有足够的知识储备和审美能力是难以达到的。

二、阅 读 方 式

书海无涯，人生有岸。古往今来，人类的文化宝藏极为丰富，而一个人的精力毕竟有限。只有结合自己的情况，有针对性地选择书目，采用不同的阅读方法对待不同类型的书籍，才能达到事半功倍的效果。在信息时代，面对海量书籍，更需要运用科学方式去阅读。英国学者培根说："阅读的方式不一，有些书必须浅尝即止，有些书必须囫囵吞枣，少数的书必须咀嚼再三，彻底消化。"常用的阅读方式是精读与泛读。

（一）精读

精读就是常说的"啃"。所谓"啃"，即咀嚼消化，强行吸收。这是针对在专业学习中必须掌握和精通的书籍而言。这类书籍由于具有一定的专业性、学术性和思想性，在理解上往往存在一定难度。但为了适应专业学习、职业培训和精神境界提升的需要，又必须进行阅读。

1. 研读　指对需要掌握的书籍细读多思，反复琢磨，务求明白透彻的一种阅读方法。日本作家池田大作说，精读一本书，深深挖掘下去，就能寻根求源，探得其中之奥妙，这是一种好的读书方法。研读时一定要善于钻进去，正如作家冯亦代所说："我在看书时，每逢看到好处，不免自己的身心也进入书中的'角色'。"唯有入心入境，开动脑筋，才能抓住要领，理解书中"微言精义"所包含的丰富而深邃的内涵。

2. 复读　对不甚理解的书籍可以回头再读，对已经掌握的重要书籍，也可反复阅读，"温故而知新"。德国哲学家叔本华认为："温习乃学习之母。任何重要的书都要立即再读一遍，因为读第二次时，在各处都会有与读第一次时不同的情调和心境，因此，所得的印象也就不同，此犹如在不同的照明中看一件东西一般。"重复学习，不仅有利于加深对知识的理解，同时也能强化记忆。

3. 展读　是把精读的文章或书籍作为出发点，然后向四面八方延展的阅读方法。这是著名语言学家夏丏尊提倡的一种读书方法，可以借此有效地扩大知识面。例如阅读了鲁迅的小说《孔乙己》后，可再阅读鲁迅其他描写底层知识分子的作品，如《白光》《幸福的家庭》《在酒楼上》《孤独者》《伤逝》等，以比较这些人物形象的异同；同时，为了更好地了解鲁迅生平，还可阅读萧红的《回忆鲁迅先生》、王晓明的《鲁迅传》等。这样，不仅能迅速扩大阅读视野，而且也能反过来加深对原作品或作者的认识。

4. 写读　即边读边写或读后即写的一种阅读方式。俗话说："好记性不如烂笔头。"古人亦云："不动笔墨不读书。"读书若与作眉批、记摘录、写心得、发感言结合起来，手脑并用，不仅能积累大量的材料，增强阅读能力，而且能有效地提高写作水平，将书本知识转化为个人的技巧和能力。写读的方式有：索引式、摘录式、提要式、提纲式、心得式等。

（二）泛读

泛读即"吞"。所谓"吞"，即生吞活剥，囫囵吞枣。这是针对只需泛泛了解的书籍和资料而言。一个人要想见多识广，如果每天不能"吞食"一定量的书籍，知识是很难丰富起来的。通过"狼吞虎咽"式的阅读，可以用最快的时间了解书籍大概，获得基本印象。

1. 跳读　就是将无关紧要的内容放置一边，只抓住书中关键词、重点句或主线的一种跳跃式阅读方法。鲁迅曾说："若是碰到疑问而只看那个地方，那么无论到多久都不懂的，所以，跳过去，再向前进，于是连以前的地方都明白了。"这种阅读方法节省时间，能在跳跃抽提的过程中获取最有用的信息，把握文章主脉和筋骨。

2．速读　即一目十行、快速浏览的阅读方式，又被称为"扫描式阅读法"。虽然是快速浏览，但由于这种方法时间短而精力集中，因此阅读量大，并能迅速获知文章的基本面貌和整体印象，取得"鸟瞰全景"的效果。

3．略读　这是一种粗略读书的方法。阅读时可以凭兴趣随便翻阅，略观大意，或者抓住自己关注的部分，大致了解。鲁迅主张在消闲的时候，为博采众长可以"随便翻翻"，尽管这种"蜻蜓点水"式的方法不能对书籍作全面深入地了解和把握，但仍能从信手的翻阅中获得点滴信息和大略印象。

阅读的方法还有很多。根据个人爱好以及阅读环境的不同，可以采取其他行之有效的阅读方法。

第三节　读书与领悟

读书贵在领悟。消遣型阅读是为了消磨时间，调节高度紧张的身心，消除工作疲劳，医学生不需要对所读之书有多高的领悟。获得型阅读则不同，要求医学生必须对所读之书有一定的领悟，没有领悟便没有收获；领悟程度不同，收益也不一样。不同的领悟程度决定了不同的阅读境界。关于阅读的境界，主要有以下几种归纳。

一、基于人生过程的阅读境界

古人曾以赏月来做比喻：第一种境界指少年读之，如隙中窥月。"窥"得一鳞半爪，喜不自禁，但终究属囫囵吞枣。第二种境界指中年读之，如庭中望月。"望"得书中一轮圆月，就有了整体感，知人论世可避免偏颇和偏见。第三种境界指老年读之，如台上玩月。台上"玩"中品味契合，物我交融，自身境界渐高，看似悠闲洒脱，而内蕴着多少超脱和感悟。

二、基于学问目标的阅读境界

清代大学问家王国维则引用三句古词来形容阅读的三种境界：第一种境界是"昨夜西风凋碧树，独上高楼，望尽天涯路"，形容学海无涯，只有勇于登高远望者才能寻找到自己要达到的目标；第二种境界是"衣带渐宽终不悔，为伊消得人憔悴"，比喻为了寻求真理或者研究一个问题的答案，废寝忘食、夜以继日地工作，就是累瘦了也不觉得后悔；第三种境界"众里寻他千百度，蓦然回首，那人却在灯火阑珊处"，比喻经过长期钻研，正在难以解脱之际，突然找到了答案时的心情。

三、基于方法形态的阅读境界

从阅读的方法和形态来看，阅读可分为"吞""啃""品"三种境界。

（一）"吞"

"吞"即生吞活剥，囫囵吞枣。"吞"虽为知识积累的必经之途，但毕竟是读的低级阶段；虽然广收博采但难免盲目，进食过速导致肿胀。这个过程是日后学富五车、满腹经纶必不可少的前奏，古今中外有许多名人大家都是进入中年后凭反刍青春岁月里泛读的书籍而成名成家的。

（二）"啃"

"啃"即咀嚼消化，强行吸收，是志存高远的人生必经的头晕脑涨、寝食不安的智慧之路。"啃"是在"吞"之基础上的知性提高，这是将死的知识活化成血肉的过程。咬烂磨碎骨头，获取钙质，这当然谈不上享受，但却是巅峰人生必须付出的艰辛，也是任何一位学有所成的人都不能避免的里程。

（三）"品"

"品"，是成熟聪颖的心灵与星空的娓娓絮语。月下折枝，花前怜玉，豁然贯通的人生不胜惋惜地告别了青春光阴，庄严地踏上了奉献岁月。浮躁尽除，功利淡化，读书便成了颐养灵性的乐事。

"吞"至其博、"啃"至其深、"品"至灵性。若无博与深，则灵性无其根本。举凡大家鸿儒，书读到"品"之份上，往往将"吞""啃""品"三字当成进一步治学的相济并用的三种方法："吞"文字，"啃"新意，"品"韵致；或者是：泛读的"吞"之，精读的"啃"之，需细细体会的则"品"之。

四、基于阅读目的的阅读境界

从阅读目的看，阅读可分"为知、为己、为人"三种境界。

（一）为知

指读书是为了积累知识，增长学问、见识和智慧。读书人应该把读书当成一种永不疲倦的事业来对待。博学从而多才，这是"为知"的需要，也是读书人最基本的要求。

（二）为己

就是古人所说的修身、正己——培养自己的人格、道德和情操。"独善其身"，练好"内功"，提高自身的素质和修养，从而有益于身心，这是古今读书人共同追求的目标。读书固然要博览，但所读之书也要尽可能有所选择，有所为有所不为。

（三）为人

指读书要"为黎民百姓"，即周恩来少年时代"为中华之崛起而读书"的志向。"风声雨声读书声，声声入耳；家事国事天下事，事事关心"，深刻阐明了"为人"是读书人志存高远、胸怀天下的最高境界。

五、基于主动被动关系的阅读境界

从阅读者与书的主动与被动、肯定与否定的层次关系来看，阅读可分为"被书所读、读书是书、读书不是书"三种境界。

（一）被书所读

"被书所读"即沉湎于书中内容，被书中内容情节所吸引、为书中人物的前途命运而悲喜忧伤。这是阅读的最低层次，也即初级阅读水平。俗话说"会看的看门道，不会看的看热闹"，这一境界就是阅读"看热闹"的层次水平。比如读武侠小说、言情小说之类，不作那么多考虑，只是获取休闲或心理自娱。这一境界又可以称作娱乐境界：人在文中，跳不出文章的圈圈。

（二）读书是书

"读书是书"能够透过生动的故事情节、人物的悲欢离合，去思考文章的内容、故事的意义，透过人物的命运了解作者的思想、意图，从作者的思想意图上去看文章的内容情节和人物命运如何发展，设计、构思、表达是否合理合适，由对文章的直接感受，上升到理性思考。阅读中有了自己对文章的认识理解，加入了自己的思考，这是阅读的中级水平。通过苦读能够跳出"看热闹"的圈圈，达到了看"门道"的境地。

（三）读书不是书

"读书不是书"即通过阅读建构思想体系，这一境界属于超越了对文章进行品评欣赏的层面。阅读能够随作者意图去思考欣赏，但情感仍为作者所左右，故仍属于稍高的中级阅读水平。如果读书超脱了文章，超脱了作者，能从更广阔的空间去阅读，达到了阅读上的自由，不受文章的限制，不受作者的左右，实现了阅读认识的自我，才是阅读的最高境界。这一境界阅读的立足点高、眼界宽广、认识更客观公平。书读至此已达读书的极致，读书的智慧、认识都达到了最高境界。这一境界可称作批评之境，也可叫做自由之境。

读书之人多如牛毛，但大多数都停留在第一境界，仅少数不甘人生庸碌者可进入第二境界。进入第三境界者，非志强智达者不能。但凡能进入第三境界者，必是成功地穿越了第一与第二境界的人。

第四节　阅读指导与阅读习惯

一、阅　读　指　导

阅读指导是指针对人们的阅读动机、阅读内容、阅读技能等方面给予积极影响的一种教育活动，是指点人们阅读的实践活动和引导人们阅读心理的行为过程。当今人们阅读的目的与动力有着强烈的现实需求，这种需求深刻而广泛地影响着人们的阅读价值观。人们越来越讲究利益、效益，而缺乏质感和内涵；越来越讲究功利、实际，而缺乏目标和方向；既有对自身现实阅读的不满，又有对未来阅读抱有更高的期待。因而，讲究阅读方法、获得阅读指导、提高阅读质量，成为人们的迫切需要。

（一）阅读指导原则

阅读指导应遵循阅读的客观规律，坚持科学的指导原则。

1. 思想性原则　要以新时代中国特色社会主义思想来指导阅读活动，力图使整个社会的阅读活动沿着健康向上的轨道发展，力图代表先进文化的前进方向。

2. 科学性原则　加强对阅读的科学研究，采用科学的方法进行阅读指导，使人们掌握有效、高效、特效的阅读方法。

3. 专业性与普及性结合的原则　要满足人们对于阅读的多元需求，适应社会及个人阅读需求的变化，促进大众阅读爱好与社会发展需要相一致。

（二）阅读指导途径

1. 倡导阅读文化经典　医学生从紧张忙碌的应试学习中解脱出来，进入到相对自由的环境里，可支配的课外时间增多；一些医学生喜欢读书，但缺乏理性而盲目滥读；一些图书无益甚至有害，这类书比较容易满足一些医学生追求轻松和刺激的心理需求。因此，提倡和引导医学生多读书、读好书势在必行。应当强化弘扬优秀文化精神产品的意识，把提倡经典阅读作为重要内容纳入文化素质教育和思想政治工作的轨道和永久的"议事日程"，坚持不懈地在校园中推行。通过定期讲座、报告等方式对医学生进行"怎样读"的引导，帮助医学生养成有选择、有计划、有追求的理性阅读习惯，将阅读文化经典变成自觉选择。

2. 开展多样读书活动　应组织开展多种形式的阅读活动。提高现有学生社团的活动质量，形成阅读品鉴经典、以读促写的良好风气；根据学生的爱好和要求，成立规模不等的读书会，为其提供辅导和交流的场所和机会；在学校的宣传媒体上创办读书专栏，设立好书新书推荐榜，交流读书经验；举办读书征文活动并在学生中评选"读书标兵"；净化校园网络环境，把提倡和推荐给学生读的文化经典全部上网，让文化经典影视剧占据"网上影剧院"的主要席位，增加学生了解和欣赏名著的渠道。

3. 发挥人文教育课程导读功能　重视和发挥人文教育课程对文化经典的导读功能，增设以文化经典导读为主要内容的选修课，在相关的人文课程中安排文化经典导读的内容。教师在授课过程中，找准理论与经典的关联点，推介重点篇目及其内容；学生以课程作业的形式接触部分"原版经典"，通过阅读原文加强思想体验和自主思维。举办较高水平的经典导读、鉴赏讲座，促进人文教育课程教学与校园文化活动紧密结合。

二、阅读习惯

习惯，就是在长时期里逐渐养成的一时不容易改变的行为、倾向或社会风尚。阅读习惯的养成，对于个人是修身益智的终身大事；对于一个国家、一个民族，则是关系国家前途、民族命运的国家大事。良好的阅读习惯，不是顺其自然就可形成的，必须悉心培育，需要国家、社会团体、家庭和个人共同努力，形成合力。

（一）养成阅读习惯的必然性

人类知识总量的翻番周期愈来愈短，从过去的 100 年、50 年、20 年缩短到 5 年、3 年。人类现有知识只占知识总量的 5％，其余 95％ 现在还未创造出来。在农业经济时代，人类只需要 7 到 14 岁的学习就能胜任日后的工作；在工业经济时代，人类的学习时间延伸为 5 到 22 岁；在知识经济时代，人类只有坚持终身学习，才能适应时代的发展和社会的需求。这表明，历史绵延很久的"一次性学习时代"已告终结，学历教育已被终身教育取代。联合国教科文组织在《学习生存》一书中，提出终身学习是生存概念的观点。从"终身学习"的观念来看，传统的"一张文凭，终身管用"的旧观念已经改变，人的学习过程不会只在课堂内、学校里进行，大量有效的信息、大量需要的知识和技能都要通过人们未来的阅读、自我学习来获得。所以，时代要求人们必须终身学习，养成终身阅读的良好习惯。

（二）养成阅读习惯的现实途径

1. 良好社会氛围的推动　全社会正在营造"读书好、好读书、读好书"的良好氛围。2009 年 4 月 23 日"世界读书日"，温家宝总理专程到商务印书馆和国家图书馆，与编辑和读者交流读书心得，并提倡读书好、好读书、读好书，推动全民族养成读书的良好习惯。温总理说:"我非常希望提倡全民读书。我愿意看到人们在坐地铁的时候能够手里拿上一本书。"这是一个大国总理来自内心的声音,也是一个具有悠久阅读传统民族迎接伟大复兴的深切期盼。2014 年 2 月 22 日,世界读书日前一天,国务院总理李克强给北京三联韬奋书店全体员工回信,肯定创建 24 小时不打烊书店这一创意,指出这是对"全民阅读"活动的生动践行,希望三联韬奋书店把 24 小时不打烊书店打造成为城市的精神地标,让不眠灯光引领手不释卷蔚然成风。新闻出版等有关部门切实履行改善全民阅读条件、引导全民阅读风尚的职责,积极协调社会方方面面把全民阅读工程引向深入。各类群团组织和非政府组织,应充分发挥联系面广的优势,积极开展丰富多彩的阅读活动。出版发行单位和图书馆,积极参与到全民阅读活动中来,多出好书,多卖好书,多借好书,组织推荐优秀图书,积极捐赠优秀图书,为全民阅读提供优秀图书。城市、社区和乡村把全民阅读活动作为先进文化建设的重要方面,作为基层群众文化活动的重要内容,创造方便群众阅读的设施条件,积极开展读书比赛、读书演讲等活动。学校和家庭发挥青少年阅读指导者的作用,积极开展健康有益的课外活动,家长有意识地培养孩子养成读书的习惯,并带头读书,为孩子树立榜样。科研学术机构把阅读学作为一门科学提上日程,深入研究全民阅读的特点和规律,为全民阅读活动提供决策依据和科学指导。各类传媒大力宣传全民阅读的意义和内容,广泛交流各地开展全民阅读活动的有益经验,为全民阅读活动营造浓厚的社会氛围。

2. 优秀图书作品的吸引　出版界多出好书,为全民阅读提供精品力作。现在,我国年出书品种已达 20 多万种,图书质量有了很大的提高,一大批思想性、艺术性、科学性俱佳的作品,吸引着广大公众手不释卷,并不断提高阅读的深度和品位。

3. 阅读推广活动的引导　开展丰富多彩的阅读推广活动。2009 年 6 月,新闻出版总署等部门以"向青少年推荐 100 本好书"等方式积极引导青少年阅读,受到广大青少年的欢迎。中央电视台"百家讲坛"栏目,推出了一批销量几百万册的畅销书,开创了电视与图书互动的新模式,激发了国民的阅读热情。各种民间团体和基层组织发挥了积极作用,广泛开展读书征文比赛、优秀图书推荐、作品朗读会、图书捐赠等生动活泼的读书活动,使全民阅读工作开展得有声有色、卓有成效。

4. 新型阅读方式的推广　认真研究并积极推广数字阅读等新型阅读方式。手机阅读、手持阅读器阅读、在线阅读等各种方式的数字阅读迅速发展,并受到社会各界特别是青少年的青睐。数字阅读不是对传统阅读方式的否定,而是对传统阅读方式的有益补充。紧跟各种数字阅读的新趋势,在坚持不懈扩大纸质图书阅读的同时,促进数字阅读健康发展。

5. 个人科学阅读的坚持　一本好书能让人获得极大的满足,阅读带来的乐趣和享受令人陶醉,应当努力培养自己的阅读习惯。

(1) 找时间读书:每天空出一小段时间来读书,哪怕就读那么几页,坚持下来就是一本了。著名数学家苏步青说过:"我用的是零头布,做衣服有整料固然好,没有整段时间,就尽量把零星时间利用起来,加起来可观得很。"写下皇皇巨著《物种起源》的生物学家达尔文说:"我从来不认为半小时是微不足道的很小的一段时间。"

(2) 随身携带一本书:等车时、睡觉前甚至如厕时都可以用来看书。

(3) 列一份读书清单:列一份关于你想读的书的清单,看完了就从清单中清除,再将新的加入。

（4）找个地方读书：离开任何能引诱你的事情（电脑、电视、音乐……），在没有打扰的情况下读书。没有条件时，就创造条件。

（5）做读书笔记：读书时做笔记会促使你思考。

（6）去图书馆借书：这是大家共有的机会。

（7）把读书当作享受：不要把读书当作任务、负担，要把读书当成一种享受，把它视为人生的盛宴，不为读书而读书。

（8）分享你读过的书：你有什么感想，有什么赞扬或者批评，分享给大家，和大家相互交流。

阅读习惯的养成，需要我们有坚强的意志、顽强的毅力和持之以恒的决心，从最基本的、最细小的细节做起，一点一滴，日积月累，循序渐进，自觉养成阅读的良好习惯，一辈子受用不尽。

拓展阅读提示

李飞.《协和医学院教师呼吁：别让医学生的课外阅读成为空白》，选自《健康报》，2016-6-12.

第十六章 校园文化熏陶

大学校园文化是社会文化的重要组成部分，是大学师生的精神家园。大学校园文化，是一所大学的灵魂，是激发大学活力的源泉，是构成高校办学实力和竞争力的重要因素。大学校园文化建设，对于丰富师生的精神文化生活、培养高尚的道德品质、提高综合素质、适应社会需要，具有十分重要的意义。

第一节 校园文化的内涵及特征

一、校园文化的内涵

关于文化的定义，《辞海》的解释为：指人类在社会历史发展过程中所创造的物质财富和精神财富的总和，特指精神财富，如文学、艺术、教育、科学等。作为一种历史现象，每一社会都有与其相适应的文化，并随着社会物质生产的发展而发展。

大学校园文化是学校特有的一种文化现象，是在学校这一特定的文化氛围里，以广大师生为主体所创造的精神财富及其承载这些财富的规章制度、实践活动和物质形态的总和。

校园文化作为社会亚文化现象，是指课堂教学以外，以校园为活动背景，以校园精神为主要特征，以广大师生为主体共同参与的一种校园文化氛围。它包括校容校貌、校风学风等文化环境和校园内举办的各种政治性、思想性、知识性、趣味性和艺术性等系列文化、体育、娱乐活动，广大师生共同的思想行为、价值取向，以及学校的规章制度和校内交往的人际关系等。

二、校园文化的层次

校园文化的内涵可分为四个层次：第一层是物质文化，第二层是制度文化，第三层是行为文化，第四层是精神文化。

（一）校园物质文化

校园物质文化是校园环境建设的一部分，是校园硬件环境的配备与展示，是指学校各类物质设施构成的器物和环境等，它是校园文化的外在表现和客观标志，包括校园的地理位置、地形风貌和校园的各种建筑、教学科研设施、文化娱乐设施、生活设施以及校园的绿地、道路等硬件工程等，是校园文化的历史积淀和样式，是一种人文景观，以其独特的物质文化结晶影响着受教育者，起到陶冶情操、净化心灵的作用。

（二）校园制度文化

校园制度文化是国家根据社会对学校发展的客观要求和学校根据自己的办学理念、办学规律和实际需要制定的，以条文形式存在的，要求其成员共同遵守的行为规则的文化形式。它是学校精神文化的产物，是学校物质文化的工具，是学校一切文化活动的准则，是历史传统与时代特征的统一，是以文字表达的学校规章制度所体现的文化，是校园人的活动准则。它保证学校各项工作得以正常有序进行，规范着学校成员的行为和作风，也是精神文化在学校管理工作上的体现。它很大程度上体现着学校的校风、校纪，具有强制性、组织性和秩序性。

（三）校园行为文化

校园行为文化是校园文化的动态层面，是在一定的校园物质文化、精神文化和制度文化的熏陶下，内化为个人素质后通过师生员工的行为而表现出来的一种文化形式。它是校园文化中最活跃的层面，是师生价值观的外在反映，是师生员工在教学、科研、学习、娱乐中产生的动态文化，包括领导干部的行为、教工的行为、学生的行为等。

（四）校园精神文化

校园精神文化是一种内隐的、以意识形态存在和发展于大学校园的文化形式，是校园文化的灵魂和核心。一所学校的办学理念、文化传统、人文精神和学校每一个成员的世界观、人生观、价值观以及渗透其中的校训、校风和学风等，是校园精神文化的基本组成部分。校园文化建设的长远着力点应当是精神文化建设。校园精神文化集中反映一所学校的办学宗旨、培养目标及其独特风格，体现了一所高校的历史传统、精神氛围、人文景观和目标要求，最具凝聚力和生命力。校园精神文化的本质是学校在长期的发展过程中积淀而成的相对稳定的、具有特色的并为全体师生员工所认同、追求、遵守的理想、信念、价值观、传统和行为准则等组成的体系，它是校园文化的精华，体现了校园文化发展过程中理性与感性、共性与个性、隐性与显性、历史性与现实性、深刻性与大众性的统一。

三、校园文化的内涵关系

（一）物质文化是大学校园文化建设内容的基石

在校园文化建设中，精神文化是目的，物质文化是实现目的的途径和载体，它是校园文化的显性文化，是推进学校文化建设的必要前提，是校园文化建设的重要组成部分和重要的支撑。

校园物质文化作为一种物质的客观存在，能为人们的感官所直接触及，具有直观形象的特点，这种直观的物质文化包含了设计者、建设者和使用者的价值观、审美观，具有相当的持久性。它包括校园的地理位置、地形风貌等自然环境和校园的各种建筑、教学科研设备、文化设施和生活设施以及校园里大小园林、草地、花坛、道路等硬件工程的合理布局。

良好的、富有个性的校园建设，一方面可起到美化环境、装饰校容作用，另一方面其独特的物质文化形态和完善的校园设施将对在师生员工中开展丰富多彩的寓教于文、寓教于乐的教育活动提供重要的阵地，使师生员工教有其所、学有其所、乐有其所，在求知、求美、求乐中受到潜移默化的启迪和教育，影响学生，起到陶冶情操、净化心灵的作用。

（二）制度文化是大学校园文化建设内容的本体

健全学校规章制度，塑造良好的校园制度文化，也是校园文化建设的重要内容。校园制度文化作为校园文化的内在机制，包括学校的传统、仪式和规章制度，是维系学校正常秩序必不可少的保障机制，是校园文化建设的保障系统。

制度文化建设实际上包括制度建设、组织机构建设和队伍建设三个方面。组织机构建设和队伍建设是确保制度建设落到实处，并使其真正起到规范校园人言行的关键环节，校园文化组织机构的健全和完善，校园文化队伍的勤奋与能干，对正常开展校园文化活动，加强校园文化建设，具有十分重要的、决定性的作用。

校园制度文化环境是依据学校有意识选择的，具有强烈的规范性、组织性、秩序性，属于校园范围内必须强制执行和严格遵守的文化类型，如培养目标、校规、校纪、教学及管理制度以及相应形成的严密的组织机构。这种具有强制性的制度文化环境，一经学校成员的高度认同，不仅能促进良好品行和价值观念的形成，更能凝结为一种无需强制就能在代代学生中自然传承的精神文化传统。

（三）行为文化是大学校园文化的载体

校园行为文化是推进校园文化建设的良好载体。行为文化是校园文化在学生包括老师身上的具体体现，主要指师生的行为习惯、生活模式、各类群体（社团）活动以及在此基础上表现出来的校风、学风等。如果说物质文化、制度文化的建设主要是从校方着手狠抓落实、学生协同营造，那么在行为文化、精神文化的建设中，学校只是倡导者，教师是主导者，学生则完全成了主体，只有把三者协调起来，把主体与主导者参与校园文化建设的积极性调动起来，尤其是让学生积极主动参与到行为文化的建设中去，才会极大地促进学生的全面发展，丰富大学精神。

（四）精神文化是大学校园文化建设内容的核心

校园精神文化，是一种内在的理性文化，既是校园文化的深层面，又是校园文化的精神核心、校园文化建设所要营造的最高目标。和谐宽松的文化精神环境可以通过潜移默化把外在的要求内化为校园文化主体的自我要求，激发学校师生的求知欲望，逐步建立起正确的人生观、世界观，塑造优良的个性品格。

校园文化的凝聚即学校精神，也称校魂。它的形成需要长期的历史积累，根植于深厚的文化土壤，是一个由外到内、由浅至深的发展过程。它作为校园文化的内在核心，具有强大的凝聚力和向心力，一旦良好的学校精神形成，它将构成一股巨大的推动力。

四、大学校园文化的特征

与其他亚文化相比，大学校园文化具有四个方面的特征。

（一）传承性

校园文化是随学校发展逐步积淀而成的，具有明显的历史传承特征。文化作为人类精神的载体，它独特的品质在于，虽然随着经济、政治的发展与更替，它的整体状貌会发生相应的演变，但其某种精神气质却一定在经济、政治的变迁中传承下来。大学校园文化的形成不是一朝一夕完成的，大学从创立起就不断吸纳社会文化，将之进行归整，使之成为自身文化的重要组成部分，并作为一个相对稳定的构成分子予以保留，在漫长的发展过程中经过数代人的不断调整、升华，成为大学文化的精髓。大学校园文化只有在认真继承以往思想精华的基础上，才能秉持和延续自身的精神品质和个性风貌。

（二）包容性

大学"囊括大典，网罗众家"。一般而言，大学师生的来源受地域的限制比较小。在当今高等教育国际化、大众化的趋势中，大学的大门已经向越来越多的人敞开，大学中人群的构成具有很强的包容性。而且，大学承袭着"学术自由和学术自治"的优良传统，是各种思想观念、价值取向、兴趣信仰的交汇地和"思想自由、兼容并包"的场所。如果从大学所从事的活动和发挥的功能来看，绝大多数大学仍然是一个小而全的独立实体，教学、科研、后勤服务、产业开发等样样俱全，社会上存在的许多文化在大学内部都存在。大学作为社会的缩影，是一个容纳多种文化因子的动态系统。在这个充满生机和活力的文化体中，正是凭借兼容并包的精神气质，不同脉络理路的学科专业才得以相依并存，不同生活背景的学生才能够和谐共处，不同学术观点的专家学者才可以融合汇聚，充分体现兼容并包、海纳百川的特征，使校园文化充满"包容、大气"的特质。

（三）规范性

文化生存是人类生存的基本方式。学校是一种典型的文化环境，校园文化具有一种无声的渗透感染力，对置身于这一环境的人有无形而又强烈的熏陶、濡染、塑造功能。校园文化作为一种管理文化，就是通过制度等强制性的硬规范和校风等不具有强制性的软规范，对学校进行有效管理。校园文化可分为隐形文化和外显文化两个层次。隐形文化主要是观念和风气；外显文化包括学校规章制度、学校文化标志和文化活动。不论何种层次的校园文化，规范性是它们的共同特征。校训、校歌、校徽、校风、校规，它们精炼、严肃、规范地表达出学校的教育环境特征，以一种无形的力量规范着全校师生的行为。而校园建筑、雕塑、仪式和校园活动等具有典型性、审美性、文化性特征的器物层面的校园文化同样具有严格的规范性。校园文化的规范性是建设秩序化校园、塑造师生精神人格和素质的基础。

（四）创新性

大学不仅吸收不同的文化，也进行理智的批判和选择。这本身就是一种进步和创新。大学不仅拥有具有文化创造精神与能力的人，而且存在着多种文化之间的接触与渗透，这为校园文化的创新提供了要素上的保证。校园文化作为主体文化、主流文化属于社会的先进文化，它对社会文化必须具有超越性。校园文化的超越性主要体现在两方面。一是从校园文化与其他社会亚文化的关系来说，校园文化源于社会文化又不同于其他社会亚文化，对于社会文化中的消极文化和无法与自身相容的文化，校园文化就像一张过滤网，以其广大的排斥力和吸容力兼容并蓄，在冲突中创新文化价值，推动社会文化的进步；二是从校园文化自身来说，校园文化的超越性体现在文化的自我更新与持续发展能力上。文化创新是文化持续发展的前提，创新强调与时俱进，随着社会的进步完善校园文化的内涵；校园文化的超越性是持续发展意义上的超越性，它根植于社会政治经济、根植于社会大背景当中，校园文化的发展和建设应该与时俱进，符合时代发展的方向。作为大学校园文化最热情的需求者和最积极的创造者，青年大学生始终为大学校园文化的蓬勃生机和旺盛活力增光添彩。大学校园文化则因青年学生积极开展的课堂文化、社团文化、寝室文化等文化活动而充满青春活力。

第二节 大学校园文化的功能与作用

校园文化作为一种社会亚文化，在宏观上被社会主文化所控制和引导，处于从属地位。但是，校园文化对社会文化并不是简单地认同和被动地接受，而是根据社会发展与进步以及一个时期的社会生产、生活水平，进行新的选择、整合或排列，即吐故纳新。校园文化由此而具有了多种功能和作用。

一、大学校园文化的功能

（一）导向功能

每一个社会都存在着文化规范和文化价值的复杂体系，它自觉不自觉地规定着某些个人和整个集体的行为。学校教育具有明确的方向性，每所学校都有自己的目标定位和共同愿景。校园文化建设始终围绕着人才培养和发展目标，并服务于这些目标的实现。在现实的校园文化中，从物质环境到制度理念，从集体规范到人际关系，从人们的举止仪表到教室的装饰布置，都给生活于此环境中的校园人一个具体可感的参考系，并传递出一定的价值观信息，从而使校园人积极地从周围环境中接受那些大家所公认的或学校倡导的价值观和行为准则。校园文化对其主体的导向是多方面的，概括起来主要有目标导向、价值导向、动机导向、需要导向等。如大学的培养目标、校训、校风，就是一面鲜明的旗帜，它引导着大学生成长成才的道路和方向。

（二）约束功能

一切文化对其主体都具有约束支配功能，校园文化也不例外。校园文化的约束功能主要体现在制度文化对其主体的约束和精神文化对其主体行为习惯的规范和支配上，此外还有道德约束和舆论约束等。一方面，学校的各项规章制度维护了学校正常的教学秩序和生活秩序，促使学生养成文明的举止和良好的行为习惯；另一方面，学校的独特节日、典礼、仪式等，以学校群体价值观和群体行为规范的方式感染与熏陶着学生。

（三）凝聚功能

校园文化是学校师生共同创造和认同的价值观念，从而对师生形成一种无形的向心力。师生认识并体验到彼此具有共同的理想追求、价值观念、道德情操和行为规范，会使生存于同一所学校的人们彼此之间产生强烈的认同感，进而升华为强烈的校园归属感、责任感和荣誉感，从而把师生员工紧密地联结在一起。

（四）激励功能

优良的校园文化，作为校园内价值体系的精华，具有催人奋进的积极作用，能够推动人们积极进取，育人成才，战胜困难，开拓创新。特别是在学校遇到曲折或挫折时，它会给人们以信念的支撑，会成为人们追求理想、追求发展的力量源泉。

（五）塑造功能

校园文化为大学生提供了展示各方面才华的舞台，是大学生个性自由发展的广阔天地，浸染其中的大学生可以充分发挥想象力、创造力，使他们各自的管理能力、社交能力、自主能力和创造能力在不同程度上得到发挥，从而最大限度地展示自我个性、体现各自优势、挖掘不同潜能，完成大学生塑造自我的过程。

（六）示范功能

校园文化居于一个地区文化的最高层次，其文化人的思维方式、情感方式、行为方式、文化模式等在该地区人群中具有一定的引导示范效力，对于周边社区及人群的文化发展、价值取向、消费观念、继续教育等方面都具有不可低估的作用。

二、大学校园文化的作用

（一）大学校园文化是大学核心竞争力的基础元素

各个高校由于地域背景、办学历史、学科条件、专业设置、组织体制、师生来源等方面的差异，客观上具有自己的个性。学校核心竞争力正产生于学校在个性基础上形成的比较优势，即在办学思路、办学特色、办学质量上与众不同，胜人一筹。比较优势必须来自创新，创新必须依托文化。这里所说的"文化"，并非指某种知识的含量或技能，而是指以学校理念、价值观体系为本质内容的校园文化。文化素质的高低决定创新能力的强弱，从而决定比较优势有或无、大或小，有了比较优势才能确定核心竞争力。反过来说，如果学校素质不高，缺乏创新能力，就失去比较优势，就无法形成核心竞争力。可见，校园文化是学校核心竞争力的基础元素。在同样的专业设置、学科建设、教学活动、管理体制、业务范围下，不同的校园文化，会造就不一样的发展思路、发展观念、发展战略，从而能够最大化地加强学校的凝聚力和向心力，最有效地团结和激励师生，从而形成学校的核心竞争力。

（二）大学校园文化是实施人文素质教育的重要载体和途径

校园文化建设能营造良好的人文教育环境。科学先进的思想政治环境、文明浓郁的精神文化环境、祥和具有感召力的物质文化环境、科学进取的学术创新环境，能潜移默化地引导学生树立正确的人生观、价值观，提高道德修养和审美意识，纯洁品性，陶冶性情，崇尚文明，能够活跃创新思维、培养创新精神、团队精神、铸造健康体魄和独立人格，提高技能和综合素质。开展校园文化建设能让学生置身于浓郁的人文素质环境中，通过熏陶、濡染而逐步培养和提高学生的人文素质。校园文化能让学生丰富人文知识、提高人文素养、提升人文精神，大学生的人文知识除了从课堂获取外，更多的是从健康向上的校园文化中获取的。大学生可以利用图书馆、宣传栏、校园网等文化阵地参与各种校园文化活动来丰富人文知识，培养学习人文知识的兴趣。丰富的人文知识是大学生人文素养生成的内部环境，再加上良好校园文化的外部环境，二者双向互动，大学生的人文素养随之不停地内化、外化，最终达到升华人格的目的。

（三）大学校园文化是促进教育现代化的有力保障

教育现代化已经成为面向21世纪教育发展的方向和目标。学校的课程教育、实验设施、图书资料方面的工作是教育教学的主要渠道，也是教育现代化重要的组成部分。科学的课程设置和严格的教学管理，有利于学生接受科学文化知识；课程实验、课外作业、课程学习等环节，有利于学生对所学知识的理解和运用，扩大学生的知识面，培养自学能力。对于这些教育阵地和教学环节作用的发挥，校园文化起到了不可忽视的作用。

第三节 大学校园文化建设的原则与要求

一、校园文化建设的原则

（一）坚持方向性原则

高校校园文化建设要以马列主义、毛泽东思想和中国特色社会主义理论为指导，坚持社会主义先进文化的前进方向，弘扬以爱国主义为核心的民族精神，实践社会主义核心价值观。用健康向上的思想占领校园文化阵地，注重把握校园文化活动的政治导向、思想导向和价值导向，确保校园文化建设沿着文明和谐、积极健康的轨道发展。

（二）坚持特色性原则

特色是校园文化的生命。各校地域不同，校情也各具特色。因此，应根据地域条件和行业特点，注意体现办学思想、办学传统，并结合地域文化资源，扬长避短，凝练、坚持和发展校园文化的特色。

（三）坚持整体性原则

校园文化建设是一项综合性系统工程。做到校园文化建设与学校整体建设相结合，与社会文化建设相结合，坚持统筹规划物质文化、制度文化、行为文化和精神文化等方面的建设。

二、校园文化建设的要求

（一）塑造大学精神

大学校园文化的集中体现是大学风气，最高表现是大学精神。大学精神就是一所大学体现出来的生命力、创造力和凝聚力的整体风貌，是大学内在、本质的东西。从一定意义上讲，大学精神是大学校园文化的灵魂。大学精神对学校良好的学风、教风、校风的形成，人才的培养，师生间关系的和谐，以及建设高水平大学、形成高品位校园文化等诸多方面都发生重大影响。大学校训是大学精神的集中体现，它不仅反映一所大学的学术传统和办学宗旨，也深深砥砺着一代代学子的人格品行。大学校训的形成、发展与大学校园文化传统是相通的。进行大学校园文化建设，首先要着手传承大学校训，塑造与培养积极向上的大学精神，并以此为基础建设高品位的大学校园文化。

（二）突出大学特色

大学特色是一所大学明显区别于其他大学的独有特征，大学特色是大学校园文化建设的题中应有之义。应突出大学特色，加强特色建设，不应随着时间的流逝，使大学特色随之流逝。只有通过广泛而深入的论证，确立适合本校发展的独特的办学理念，才能突出大学特色。与此同时，大学校园文化建设以围绕突出大学特色为中心而进行，这样大学特色就会有特点，培养的人才不会千人一面，才会真正成为社会有用之才。

（三）构建文化环境

校园文化环境主要包括蕴含大学历史与文化在内的教学楼、实验楼、图书馆、学生宿舍等学校建筑，宣传栏、读报栏、黑板报等各种设施，校园网、广播站、记者站、学报、小刊物等校园舆论阵地，学校在五四青年节、建党、建国、建校等重大节日举办的庆祝活动，学校在开学、毕业等重要时刻举办的典礼活动，以及在校园文化艺术节和学术科技节举办的各种具体活动。大学建立良好的校园文化环境，能够有效抵制不良文化的渗透，吸引更多的学生参加到各类校园文化活动中来，从而通过校园文化环境这种集有形与无形、显性与隐性于一体的教育方式，来提高大学生的素质与能力。

（四）鼓励社团活动

社团是大学校园文化建设中的生力军，对丰富课外活动，开阔视野，提高心理素质，培养学生表达、交际、沟通、组织、协调能力都有重要作用。高校学生会和社团是丰富大学生课外文化生活的重要平台，可以通过选拔、培养具有良好道德素质的学生干部来影响和带动其他学生，提高学生参加社团的积极性，拓宽大学校园文化建设途径。多方面开展第二课堂活动、各类社会实践活动，以及利于提高大学生心理素质的各种活动。把校园网、BBS论坛新媒体与大学生网络学习教育结合起来。在提高学生参加社团积极性的同时，活跃社团活动，从而使各类社团形成"百家争鸣，百花齐放"的繁荣景象。

第四节　大学校园文化建设的内容与路径

一、校园文化建设的内容

（一）校园物质文化建设

在校园物质文化建设方面特别是校园环境建设上，学校应注意整体规划，精心设计，合理布局，经济实用，因地、因时制宜，寓思想和文化教育于环境建设中，使艺术性与时代感结合。建设具有象征意义的标志性建筑物，给特殊建筑物命名，修建特色园景，设立宣传橱窗和板报，布置教学、办公场所，摆放寓意深刻的雕塑，悬挂名人画像、名言警句、艺术作品，用以体现全校师生的共同思想、共同情感、共同审美观。把校园建设成为古树参天、绿地成片、花丛飘香、玉亭小溪、苍山碧湖的花园式校园环境，给人以心旷神怡的无限美感。同时，不断充实、更新教学科研设备设施，改善校园网络环境和条件，使育人环境专业化、现代化。

（二）校园制度文化建设

学校制度，是大学处理与协调知识传承（教学）、知识创新（科研）、知识应用（为社会服务）、行政事务管理等各自职能完成及其相互关系的一系列约束，是为大学组织内的主体成员设计的。它由非正式约束（道德约束力、禁忌、习惯、传统和行为准则）和正式约束（宪法、法令、产权）所组成。学校制度中的正式约束是刚性的，比如大学依据我国的宪法、高等教育法、教师法、劳动法以及国家教育主管部门的有关法规，所制定的人事制度、分配制度、干部制度、教学运行制度、学籍管理制度等。在校的任何一个人，当违反了相关的制度后都必将受到相应的惩处，而这种惩处往往是通过政治上的权力削减、经济上的利益处罚、纪律上的制裁或组织上的驱逐体现的。非正式约束则是柔性的，比如，学校的办学指导思想、行为方式与交往关系、道德评价、价值观念等，违背了一定的行为准则或传统，将会受到同行的指责甚至学校的责备，而这些指责往往是通过感情的冷落或认同的疏远引发的。

大学的制度文化主要指学校的各种制度（人事制度、分配制度、干部制度、学籍管理制度）、各种管理规章与纪律，以及保证学校正常运行的组织形态、群体行为规范、习俗等方面所建构的激励环境与氛围。

大学的制度文化既是赋予学校以生命、活力并反映了学校历史传统、校园意志、特征面貌的校园精神文化的物化，同时学校精神文化的培育与成长、传承与变革也有赖于学校制度文化的理性引导与保障。

大学进行制度文化建设需要注意以下几点：

1. 营造高雅的文化环境　大学必须保持应具有的高雅的文化品位，大学制度必须为营造这一高雅的文化环境作出贡献，大学制度建设的价值引导必须体现出时代的先进性，确保大学培育心智的功能，避免急功近利对于大学学术研究的影响，使在大学环境中所处的人在高雅文化的环境中被陶冶与养育。

2. 倡导求真的科学精神　在探求高深学问的大学殿堂中，理应具有忠于真理的学术态度和科学精神。大学必须建立起博采众家之言、平等对话、辨析反思、形式丰富且宽松的制度平台，为大学人的学术诤言提供必要的制度保障，体现出对大学教师的尊重和对求真精神的崇尚。

3. 建立规范的运作意识　大学制度外在的制约是大学人养成遵从规范意识的必要，也是避免工作上的随意性、增加决策上的科学性的必要前提与基础。通过有序的制度安排和遵从有序的规范，为大学教学秩序和工作秩序的稳定和有序发展提供必要的制度保障。

4. 采用长效的激励机制　大学制度的激励机制必须审慎地处理与协调迎合市场、引导市场、远离市场三者之间的激励关系，必须着眼于长效而不能短视，必须注重于质量而不能只盯着效率和经济收益。

5. 注重和而不同的制度安排　"和而不同"的制度安排体现的是大学制度的人文关怀和情感关照，只有当学校制度对其主体成员尤其是教师的事业、生活、情感体现出了应有的人文关怀，他们才可能在忠实于事业的基础上，忠实于学校；只有当大学对于它所属的每一个学科或专业提供了适合于其成长发展的制度安排，大学才可能得以腾飞；只有当学校对于每一个学生注意了个性化培养和人文关怀，大学才能培养出全面发展的高素质人才。

（三）校园行为文化建设

校园行为文化建设主要包括以下几个方面：

一是学术文化建设。学术文化是校园文化建设的主体内容，它体现着一个学校的学术特色，反映着一个学校的学术水平。学术文化建设作为校园文化建设的重要任务，要从创办专题学术讲座、开展读书研究、鼓励学生创办校内刊物等方面下功夫，建设具有特色的校园学术文化。

二是科技文化建设。通过组织学生参加全国"挑战杯"科技作品竞赛、电子设计大赛、"互联网＋"大学生创新创业大赛等科技活动，促进学生学术科技水平的提高，从而形成浓厚的学生课外学术科技活动氛围。

三是艺术文化建设。开展形式多样的"校园文化艺术节"活动，将文化素质教育渗透到校园文化艺术活动中，使学生从中受到教育与陶冶，提高其文化艺术修养和人文素质，努力提高校园文化品位。

四是阵地文化建设。成立学生科技活动中心、学生心理咨询中心、健身健美娱乐中心、学生勤工助学指导中心、学生计算机技术指导中心、学生传媒中心和文学艺术创作中心等全校性的学生活动中心，为丰富学生的课外生活、培养学生的创新意识和实践能力提供广阔的空间。同时，抓好社团组织建设，使其在丰富校园文化、充实学生课余生活、培养学生兴趣爱好、陶冶学生思想情操、引导学生投身社会实践、提高学生专项技能等方面，发挥独特作用。

五是网络文化建设。互联网已经成为高校校园生活不可或缺的重要组成部分，它对高校师生员工的思想观念和日常生活产生着深刻的影响，但同时它使得传统的校园文化建设在思维方法和工作方式等方面面临严峻的挑战。应加强网络文化建设，建立健全网络管理制度，建立红色网站，用正确、积极、健康的思想文化占领网络阵地。

（四）校园精神文化建设

校园精神文化建设包括以下几个方面：

一是校风建设。校风建设的内容包括教风和学风，这实际上就是校园精神的塑造。校风作为构成教育环境的独特的因素，体现着一个学校的精神风貌。在校风体现形式上，校风主要表现在校训、校歌、校徽和校旗上。好的校风具有深刻"强制性"的感染力，使不符合环境气氛要求的心理和行为时刻感受到一种无形的压力，使每一位校园人的集体感受日趋巩固和扩展，形成集体成员心理特性最协调的心理相容状态；好的校风具有对学校成员内在动力的激发作用，催人奋进。

二是思维方式和情感方式的培养。思维方式的培养主要是指培养学生逻辑思维包括批判性思维和辩证思维。培养学生的良好情感方式，就是要培养学生逐步树立科学的世界观和正确的人生观、价值观，做到爱校、爱专业、爱行业，立志为祖国的繁荣昌盛多做贡献；就是要引导学生积极主动地感悟健康向上的情感需要和情感体验，积极引导学生讲正义、讲正气、讲正直，不屈从于邪恶，为了真理宁死不屈；就是要培养学生善于用理智控制情感，勇于接受磨炼，勇敢地面对困难和挫折，保持良好的竞争心态，勇敢地迎接竞争和挑战。

三是思想道德教育。思想道德教育是德育工作中的重要组成部分，思想道德教育过程就是道德品质的形成和完善过程。人们的道德品质是由道德认识、道德情感、道德行为（简称为知、情、行）这三个基本要素构成。进行思想道德教育，就是要在实践基础上帮助师生员工把知、情、行逐步统一起来，树立起坚定的共产主义理想和信念，树立起科学的世界观和正确的人生观、价值观，养成良好的道德品质和文明行为，激发起爱国、爱党、爱社会主义的情感；正确处理好个人与集体、个人与他人的关系，加强团结、互帮互助；大力发扬艰苦奋斗、励精图治、知难而进、自强不息的精神，为获得事业上的成功而努力拼搏；激发起高度的事业心和责任感，练就爱学习、爱劳动、爱学校、爱行业的良好道德品质。

二、校园文化建设的路径

（一）构筑全员共建的校园文化体系

校园文化作为一种环境教育力量，对学生的健康成长有着巨大的影响。校园文化建设的终极目标就在于创建一种氛围，以陶冶学生的情操，构筑健康的人格，全面提高学生素质。因此，要发挥学校师生在校园文化建设中的主体作用，构筑全员共建的校园文化体系。要树立校园文化全员共建意识，上至学校领导、下至每个师生员工都要重视、参与校园文化建设。校园文化在高校实现培养目标过程中的重要作用决定着它不是单靠学校内部某一部门努力就能收到应有效果，它与学校各方面工作都有关系。良好的校园文化也不只是让在校大学生受益，而且能使包括教师在内的所有师生员工受益。因此，浓郁、丰厚的校园文化所渗透、弥漫的精神氛围，需要依靠学校师生员工的共同努力。

（二）开展主题鲜明的教育活动

校园文化要以爱国主义、集体主义、社会主义为主旋律，开展主题鲜明、思想性强的纪念活动。通过演讲会、辩论会、主题班会等形式多样的校园文化活动，弘扬中华民族的优良传统和优秀的民族文化，帮助大学生确立正确的世界观、人生观和价值观，培养他们的民族情感，坚定走中国特色社会主义道路的信念，把坚持学习科学文化与加强自身的修养统一起来，把坚持学习书本知识与积极投身社会实践统一起来，把坚持实现自身价值与服务社会、服务祖国人民统一起来，把坚持树立远大理想和发扬艰苦奋斗的优秀传统统一起来，努力把学生培养成新世纪合格人才。

（三）开展丰富多彩的科技学术活动

创新素质是当代大学生必备的素质，校园文化活动应以此为重点，鼓励他们利用所学知识和技能，积极开展科技学术创作活动，引导他们崇尚科学、追求真知，培养创新精神和实践能力，从而形成良好的科技创作氛围，提高大学生的创新素质。

高校应根据大学生内在人文素养和科学素质的需要，有计划、分系列地开展专题性的学术讲座、学术研讨和学术交流活动，为大学生增长知识、拓宽视野、活跃思维提供宝贵的信息渠道、活动空间和自我实现的途径，通过广泛的学术交流活动，提高大学生的人文素养和科学素质。

高校应开展丰富多彩的校园文化艺术活动，扶持校内的艺术团建设，把军乐队、舞蹈协会、话剧社等建设好，通过举办文化艺术节、大型文艺演出及各类文艺竞赛活动，为大学生提供施展才华的机会和舞台，鼓励他们创作和生产思想性、艺术性俱佳的文艺作品，从中陶冶思想情操，提高欣赏和创造美的能力。

（四）建立行之有效的文化活动载体

1. 思想教育性的活动载体 为提高学生的思想政治素质，扩大党支部在学生中的影响，浓厚讲政治的氛围，通过成立"理论学习小组""理论学习与实践研究社团"、举办业余党校学习班等形式，组织全体党员和入党积极分子系统学习党的基本知识，鼓励学生"学理论求真知、建设校园精神文明"，引导他们通过学习理论，争做道德高尚的人、思想进步的人、人格健全的人。

2. 专业学习性的活动载体 为加强学风建设，稳定学生的专业思想，激发学习动力，通过组织课外学习兴趣小组、科技活动小组、计算机和英语爱好者协会，举办各种内容的学术报告会、征文比赛、设计比赛、科技成果展、编印杂志，大力推进"挑战杯""数学建模""互联网＋"创新创业竞赛等课外学术竞赛，提高学生的学习兴趣，浓郁校园的学术氛围。同时，鼓励学生发挥专业所长，积极加强与社会的联系，参加校外各类专业比赛，参与企业帮扶、实习实践等。

3. 文化娱乐性的活动载体　为提高学生的综合素质，通过指导学生组建各类文艺演出团体、演讲辩论团体、兴趣爱好团体等，既能丰富学生的课余文化生活，又能使他们在实践中锻炼工作能力，还可以启迪思想、净化灵魂、完善人格、陶冶情操，做到寓教于乐。

4. 体育健身性的活动载体　为培养学生的集体主义思想，增强向心力和凝聚力，针对青年学生精力充沛、普遍喜欢运动的特点，可根据学生的不同兴趣和特长，通过组建各类球队、长跑队、体育舞蹈协会、武术协会、轮滑协会等，开展经常性的友谊赛、对抗赛，使学生既能锻炼身体，又能增强团队意识。

5. 社会公益性的活动载体　为促进学生的身心健康，通过社区管理委员会、校园文明自律队、爱心社和勤工助学服务中心等，培养学生的文明行为，增强其自律意识。同时，大力倡导青年志愿者活动，整合资源，扩大志愿者服务内容的广度与深度，使学生从实践中得到锻炼。

拓展阅读提示

周嘉伟，李延青.《特鲁多墓志铭与当代医师专业精神》，选自《医学与哲学》，2019，40（17）：33-36.

第十七章　社会实践锤炼

大学生参加社会实践，了解社会、认识国情、增长才干、奉献社会、锻炼毅力、培养品格，对于加深对毛泽东思想和中国特色社会主义理论的理解，深化对党的路线方针政策的认识，坚定在中国共产党领导下，走中国特色社会主义道路，实现中华民族伟大复兴的共同理想和信念，增强历史使命感和社会责任感，具有不可替代的重要作用，对于培养中国特色社会主义事业的合格建设者和可靠接班人具有极其重要的意义。

第一节　大学生社会实践概述

一、社会实践的含义

实践，即实行自己的主张，履行自己的诺言，是人类有意识地改造自然和社会的活动。由此可见，实践有两层含义，一是个人的活动，二是社会的活动。

大学生社会实践活动，是按照教育目标的要求，对在校学生进行的有组织、有计划、有目的的深入实际、走向社会、识国情、受教育、学知识、长才干、作贡献的一系列物质与精神活动的总称。

二、大学生社会实践的基本类型

大学生社会实践划分为课程学习中的社会实践、校园社会实践、校外社会实践三种基本类型。

（一）大学生课程学习中的社会实践

大学生课程学习活动作为人类学习实践活动的重要组成部分，必然具备人类实践活动的普遍性，而且它是占用学生时间、精力最多的大学生成长成才的主导方式，理应纳入大学生社会实践的视野。大学生课程学习中的社会实践是在教学实践性理念的指导下，以教师为主导、以学生为主体、以课程资源为依托、以基础知识和基本技能的"教"与"学"为主要载体展开的促进学生全面发展的对象性活动的总和。具体而言，包括如下内涵：

其一，它以教学实践性理念为指导。教学实践性理念表明，广泛的教学活动无论是专门的实践性教学，还是传统的课堂教学，都具备鲜明的实践性，因为任何教学活动本质上都是实践活动，并直接或间接地以实践性内容为教学内容。教学的根本目的都是为了实践。

其二，它突出了教师和学生的"双主体性"，以"双向对象性活动"为内容，一是教师通过教学，使学生发生知识、技能、观念、能力、精神等的改变，从而实现对对象的改造，进而实现对象性活动；二是学生通过课程学习，以课程学习的内容为对象，不断进行"学习知识-运用知识-创造知识"循环深入的对象性活动。

其三，它以基础知识和基本技能的"教"与"学"为主要载体，基础知识和基本技能既来源于实践，也在实践中为学生所学习、运用、选择和创新，并最终服务于实践。

大学生课程学习中的社会实践活动，是大学生学习性实践的主要舞台，是以学生学习知识技能、理论联系实际的应用与创新的活动为主导的实践活动，是师生高度互动的"双向对象性活动"，是有利于师生全员参与并有效促进学生获取知识、能力、价值理念、精神资源的实践活动，是大学生社会实践在学校教学平台的基本类型。它的实现方式可以设计和归纳为：

1. 课堂实践　即根据课程性质以及相应的教学内容确定的一系列实践教学环节，强调学生在课堂学习中的主动参与、直接体验、自主思考等，具体有"课堂讨论与辩论""案例教学""现场教学""模拟教学"等方式。

2. 专业实践　主要以实践性手段对学生进行专业强化训练，理论联系实际，使学生获得在实际生活中熟练地运用专业知识和专业技能去观察问题、发现问题、分析问题和解决问题的能力，如"实验与专题调查""课程设计""专业实习"等方式。

3. 综合实践　强调调动多个课程教学的参与主体（包括教师、学生、实习机构或研究所，甚至家长等）的能动性，依托综合的各种课程资源、教学资源，以综合的实践方式，实现大学生综合实践素质的提高，如"科研课题组""大学生研究计划""毕业设计（论文）"等方式。它们共同致力于如何通过课程学习中理论与实践相结合、教师主导与学生主体相结合、专业学习和综合学习相结合、知识学习和技能训练相结合等方面来实现课程学习中社会实践活动的目标和价值。

（二）大学生校园社会实践

大学生校园活动丰富多彩，是大学校园中亮丽的风景线，是大学生学习、娱乐、交际、成长、自我展现的重要舞台。这个舞台蕴藏着丰富的社会实践资源，应当纳入大学生社会实践的视野。大学生校园社会实践是在学校的指导和规范下，由学生自主设计、发起、策划、组织和开展的，以校园为舞台，以课外时间为活动时间，以学生的需求为基础，以学生的趣缘关系为纽带，在长期互动中形成的旨在促进学生成长、社会化和全面发展的一系列活动和过程的总和。具体而言，包括如下涵义：

其一，从主体看，大学生是校园社会实践活动的主体，在学校的指导和规范下突出大学生的自我设计、自我管理、自我改造、自我教育和自我发展。

其二，从基本经验看，它是以校园为舞台，以课外时间为活动时间，以学生的需求为基础，以学生的趣缘关系为纽带，形成长效的师生互动机制。

其三，从目标看，它旨在创新大学生社会实践的方式，打造一种校园化、生活化的实践方式，实现大学生实践活动的全员性、全程性、全面性，进而为大学生真正走上"大社会"做好充分的准备。

大学生校园社会实践活动的特征是，以学生为主体，以丰富的校园资源为依托，以学生缤纷多彩的校园活动为载体，以"生-生"互动为主要互动关系，以学生的成长性实践为主导。根据大学生的成长需求和校园生活的特点，把一般性的校园活动通过社会实践的"再设计"，归纳为以下六种基本方式：

1. 文明修身类活动　它是围绕学生内在的思想道德素质、精神文明素质的提升而设计开展的主题鲜明的系列活动，如"基础文明修养活动""党团系列活动""系列纪念活动""系列仪式活动"等。

2. 学术科技类活动　是学生将书本和课堂上学到的知识（技能）应用到实践中去再学习的系列活动，如"竞赛活动""科技文化节""科研参与活动"等。

3. 文体艺术类活动　是全面提升学生人文素养、身体和心理素质以及艺术品位等方面的系列活动，如文化类：各高校的特色论坛、征文比赛、文学交流、演讲比赛等；艺术类：文艺演出、摄影展、文艺训练、书画节等；体育类：运动会、各类球赛、体育锻炼等；心理类：素质拓展计划、团队心理辅导等。

4. 社会工作与社团类活动　是学生通过担任一定的社会工作职务或加入一定的社团在校园范围内进行"自我教育、自我管理和自我服务"的综合性社会实践活动。

5. 校园志愿服务和勤工助学类活动　前者是学生回报学校进而回馈社会，并从中获得满足感和成长的动力的系列活动，如"迎新志愿服务""环保宣传志愿服务"等；后者是学生通过一定时间的劳动获取一定报酬，帮助其顺利完成学业的学生实践活动。

6. 创新创业实践活动　是旨在培养大学生创新精神和创新能力，使大学生早日成为社会需要的人才、服务社会、奉献社会的系列活动。具体形式有诸如全国性的"挑战杯"课外学术科技作品竞赛、"大学生创业计划大赛""大学生素质拓展计划"和各学校组织的校级各类创新创业活动如"创新竞赛""创业工作室"等。

（三）大学生校外社会实践

大学生校外社会实践是人们最为熟悉、普遍接受、广泛开展、日趋成熟、长期占主导地位的社会实践类型。它是按照党的教育方针和学校的培养目标，有目的、有计划、有组织地引导大学生走出校园，走进社会，联系群众，深入实际，了解国情社情，"受教育、长才干、作贡献"的一系列物质与精神活动过程的总称。具体可以从以下方面把握其涵义：

其一，它是党、国家、学校和社会各界长期高度重视的大学生社会实践类型，是教育与社会生产相结合、大学生与人民群众相结合，并充分体现教育使命和大学生使命的实践活动，因而被赋予高度的社会责任意义和政治使命意义。

其二，它是大学生"走出'象牙塔'，走进'大社会'"的实践活动，它以"最社会"的方式，促进着大学生的学习、成长和社会化，是大学生直接体察社会、真正了解社会、适应社会、走进社会所不可替代的社会实践类型。

其三，它以宏大的社会平台为依托，较之课程学习中的社会实践和校园社会实践具有突出的开放性、更大的复杂性和风险性。

大学生校外社会实践活动，以广阔的校外资源为依托，以校外调查性实践活动、服务性实践活动、生产性实践活动为主要载体，以"学生-社会"的互动为主要互动关系，以大学生的社会化实践为主导，是大学生社会实践在社会平台的基本类型。其实现方式主要有：

1. 社会调查 是大学生运用特定的方法和手段，从社会现实中收集有关社会事实的信息资料，并对其作出描述和解释的一种自觉的社会认识活动，具体如"时代建设成果考察""典型历史专题体验""走访英模热点人物""社会热点调查""专业、行业调查"等。

2. 校外志愿者服务 是学生走出校园、志愿投身社会服务的系列活动，具体如"青年志愿者扶贫接力计划""大学生志愿服务西部计划""三下乡"活动、"留守儿童关爱行动""共建和谐社区志愿服务行动""大型经济、体育、文化活动及社会公共活动场所志愿者服务"等。

3. 校外勤工助学 是指高校在籍学生在校期间，利用业余时间从事有利于培养学生劳动观念、自主意识和吃苦耐劳精神以及与专业学习相结合的科技文化服务或者其他工作，并通过合法劳动服务获取一定报酬的劳动，具体如"家教""兼职打工"等。

4. 生产实习 是在学生已学习了专业基础课和部分专业课后进行的理论联系实际、与生产相结合的系列实践活动。

第二节 社会实践对人文素质培养的作用及实现路径

一、大学生社会实践功能

社会实践活动是素质教育特别是大学生人文素质教育的重要环节。社会实践在大学生人文素质培养中的功能主要表现为以下几个方面。

（一）价值导向功能

人生价值是大学生世界观、人生观、价值观形成的核心内容。通过社会实践，"个人与社会""奉献与索取"这些价值观念对大学生来说，已经不再主观、抽象。在社会实践活动中，使大学生逐渐认识到个人自我价值的实现，将取决于自我满足于社会需要的程度，人生价值的意义在于为他人、为社会多做贡献。因此，投身于社会实践的大学生必将以自身的经历体验并体现着自我价值，不断地认同社会规范，修正价值观念。

（二）启迪益智功能

日常生活中的感性人文知识，有助于人们丰富知识、认识世界，从而提高智力水平。在社会实践活动中，大学生接触不同行业、不同层次的人和事，既可以了解他们的成长经历和成功经验，又可以学到他们思考问题、解决问题的方法与技巧；既可以了解不同地区、不同阶层的风土人情和生活方式，又可以积累为人处世之道和生活经验。总之，实践活动使大学生不断增加社会和生活知识，开阔视野，增长见识，丰富人生阅历，成熟为"社会人"。

（三）能力培养功能

人文能力是学生社会生存和发展的重要手段。社会实践活动对大学生各种能力的培养起着重大作用。首先，培养独立工作能力。在教师指导下开展的实践活动，能够培养和锻炼大学生独立思考和分析问题的能力以及独立有效地完成工作的能力。其次，培养组织协调能力。大学生作为实践活动主体，始终参与每项活动的计划、组织和实施，这有助于培养、锻炼他们的计划、组织、管理、协调等能力。再次，提高语言表达能力和人际交往能力。大学生作为实践活动的主体，在广泛而深入地接触不同行业、不同层次的人群过程中，能够培养和提高他们的人际交往与沟通能力、语言表达能力。最后，提高社会适应能力。通过社会实践活动，使大学生懂得优胜劣汰的社会法则，及时查找并弥补自身的不足与缺陷，以适应社会发展的需要。

（四）品质塑造功能

道德素养是重要的素养之一，大学生良好道德素养的形成有赖于理论灌输，更要靠道德实践的培育。社会实践活动的开展，有助于大学生自我人格和品质的锻造。其一，端正做人的态度。通过社会实践活动，使大学生直面生活，拉近与工农的距离，体验各种不同社会阶层的人的生活，从而端正自己做人的态度。其二，锤炼坚强意志。通过社会实践活动，让大学生深入工厂、农村、农户，与最基层的工人、农民共同生活在一起，有助于培养大学生吃苦耐劳和艰苦奋斗的意志与品质。

（五）精神动力功能

社会实践活动能促使人的精神境界不断提升。让大学生到改革开放的前沿地区，感受祖国改革开放以来所发生的翻天覆地的变化和所取得的伟大成就，能激发其爱国之情、报国之志以及坚定走中国特色社会主义道路的信念；让学生到贫困的老区，体验生活的艰辛和老区人民的勤劳与坚强，能磨砺意志，激发其发奋图强的奋斗精神。

（六）审美愉悦功能

审美愉悦功能表现在它可以提高大学生的审美能力，让大学生在审美体验中陶冶情操、激荡心胸。社会实践让大学生深入基层、深入工农，接触工农、了解工农、学习工农，工农群众身上那种勤劳、朴实、正直的品性使大学生学会分辨真、善、美，形成正确的审美观，从而提高审美鉴赏能力。同时，在社会实践活动中，还能使大学生感受和领略祖国大好河山的秀美，从而在发现美、感悟美、创造美的实践活动中，塑造自我美，实现更高质量的人生。

二、大学生社会实践功能实现的路径

大学生社会实践活动具有重要的人文素质教育作用，它能使学生认识国情，加强工农情感；认同社会规范，完善价值观念；磨炼坚强意志，塑造良好品质；体验社会角色，不断实现人的社会化。因此，学校要从人文素质培养的高度，切实加强对大学生社会实践活动的组织，以实现人文素质教育的功能价值。

（一）提高认识，加强领导

学校领导和广大教师要提高思想认识，转变教育观念，要充分认识大学生社会实践是学校教育不可缺少的重要组成部分，是深化教育改革、全面推进素质教育的必然要求，是培育高素质人才的一项重要举措，对于学生成长成才有着举足轻重的作用。因此，学校党政部门要加强对学生社会实践工作的领导，成立学生社会实践领导小组，由专管领导担任组长，具体负责这项工作。校团委、学工处、教务处等部门各负其责，通力合作，齐抓共管，形成合力，从领导、组织、经费上确保学生社会实践活动落到实处，收到实效。

（二）构建科学的大学生社会实践教学体系

要确保大学生社会实践活动落到实处、收到实效，实现其育人功能，学校必须高度重视和完善大学生社会实践教学培养体系，制定与学生各学习阶段和各专业特点相适应的系统的社会实践教学计划、大纲，并编写教程，规定实践课时数、学分，规定实践目的、任务、内容、形式和具体要求等。总之，要把社会实践纳入正常的教学计划，使之成为一门重要课程。

（三）充分发挥教师在大学生社会实践中的指导作用

教师是学生社会实践教育的指导者。为保证社会实践活动取得良好的效果，必须加强教师的指导。学校要动员、组织教师积极参与指导学生实践活动，对学生进行具体的、实质性的指导。具体来说，教师要在社会实践的目的、内容、形式、方法、技巧以及活动的组织、公共关系处理、活动总结、实践报告撰写等方面进行专题指导，加强对学生的教育、引导，着力提高大学生社会实践教育的质量。

（四）加强学生社会实践基地建设

为使学生社会实践活动深入开展和良性运转，学校必须积极整合各种社会资源，主动与城市社区、农村乡镇、企事业单位、部队、社会服务机构、爱国主义教育基地等加强联系，本着从学生锻炼成长、全面发展的需要出发，建立多种形式的社会实践基地，确保学生社会实践活动稳定、持续、健康地向前发展。

（五）建立大学生社会实践考评机制

建立完善的社会实践考评机制，对提高学生社会实践的效果尤为重要。为此，学校要实行社会实践合格证书制和学分制；建立科学的社会实践评估机制，根据大学生社会实践的具体表现进行严格考评，其考评成绩计入学籍档案，纳入大学生德智体综合测评体系，与学生评奖学金、评优评先进等挂钩；建立健全社会实践激励机制，应每年开展各类先进集体和先进个人评比活动，对表现突出的学生、教师个人和集体给予表彰奖励。考评机制的建立健全，有利于调动广大师生参与社会实践的积极性和主动性，使学生社会实践活动更加充满生机与活力。

第三节　大学生社会实践的指导原则

一、坚持育人为本、实践育人的原则

坚持育人为本，就是在组织大学生参加社会实践活动的时候，要把优化学生的知识结构、促进知识的转化和拓展、增进学生技能、完善个性品质、树立社会意识等作为主要目的，其他一切活动都以此为中心。为社会做贡献是衡量社会实践活动价值的一个重要方面，也是社会实践活动寻求社会支持、保证健康发展的必要条件。

所谓实践育人，是指以大学生在课堂上获得的理论知识和间接经验为基础，开展与大学生的健康成长和成才密切相关的各种应用性、综合性、导向性的实践活动，促进他们形成高尚品格、创新精神、实践能力的新型育人方式。实践育人的观念要求高校教育工作者引导大学生在社会实践中提高思想政治品德修养、社会责任感和历史使命感，激发他们的爱国主义精神，从而调动他们学习的主动性和积极性，充分发挥社会实践锻炼人、教育人、培养人的功效。大学生社会实践的目标之一就是促进自身素质的全面发展。实践活动为大学生从社会中学习知识提供了窗口，而实践过程本身也为大学生增强实践能力、树立创新意识、培养团队精神提供了机会和条件。

二、坚持理论联系实际的原则

马克思主义认为，理论的基础是实践，同时理论又为实践服务。高等学校在人才培养过程中必须遵循这一基本规律，把理论教育与实践活动紧密结合起来。毛泽东同志曾将知识分为两种，即书本知识和实践知识。大学生从小学到大学接触的大部分是书本知识，实践经验比较缺乏。从一定角度看，他们的知识是不完全的、肤浅的。此外，从可持续发展战略来看，一个民族持续发展力和竞争力更多地取决于智力开发的状况。由此，高等教育面临的一个紧迫任务就是在教育中如何开发学生的智力。实践是检验真理的唯一标准，要求把在校内学到的理论知识运用到实践中去，在实践中检验和巩固原有的理论知识，并在实践中拓展或创新理论，使之指导新的实践。理论与实践两者统一起来，互相促进、相得益彰，才能完善学生的知识，才能开发学生的智力。因此，大学生在社会实践活动过程中必须自觉坚持理论与实践相结合的原则，在理论与实践相结合的过程中获得较为完备的知识，总结新经验，创造新理论。

三、坚持课内外相结合、集中与分散相结合、点面相结合的原则

大学生社会实践活动的形式多种多样，其中有的在校园内就可以开展，如青年志愿者活动、勤工助学活动、科技学术活动等。这些活动往往是经常的、大量的，学生参与的面广、人多，效果也较好。对校外的实践活动学校也要给予充分重视支持和引导。校外实践活动与校内实践活动在内容上、形式上都有较大差异，校外实践活动多以社会调查、科技、文化服务、志愿者活动等形式为主，人员较为分散，社会教育的效果不易把握。

组织大学生参加社会实践活动意在使大学生的思想水平和知识能力得以不断提高。因此，应立足于"面"。但社会实践又是一个深入探索、不断创新的过程，离不开起开路先锋作用的"火车头"，所以也要重视"点"的作用。任何活动若没有广泛的群众基础，将无法深入持久；而没有榜样和先导的作用，也就难以启动。所以，应该点面结合、以点带面。"点"上活动是学校组织的"示范活动"，要讲求"精"，即组织精细、安排周密；"面"上活动是对个体学生的明确要求，要讲求"广"，即每个学生必须结合自己的特点和实际开展形式多样的社会实践活动。具体而言，就是学校一方面要面向全体同学采取多种形式开展社会实践活动，使之在活动规模、组织形式、活动内容、主体结构上体现出不同的特征，保证面的扩展；另一方面，还要根据不同的活动类型、活动主体、活动方式，有主次、有区别地对待各种活动，保证重点，从而带动和引导整个社会实践活动的全面展开和普遍提高。

四、坚持受教育、长才干、做贡献的原则

大学生社会实践活动是高校思想政治教育的有效措施，是促进大学生早日成才的正

确途径，是推动社会主义和谐社会建设的巨大力量，在大学生社会实践过程中必须把受教育、长才干与为社会做贡献有机结合起来。

"受教育"就是要按照党的教育方针对青年一代的整体要求，通过社会实践活动使大学生受到理想信念教育、改革开放教育、国情社情教育，激励青年大学生肩负起历史赋予的重任，引导他们走与实践相结合、与人民群众相结合的正确成长道路，这是组织开展社会实践活动的一项政治责任。

"长才干"就是要根据改革开放和发展社会主义市场经济对人才成长的新要求，通过社会实践活动，培养大学生的实践动手能力和社会适应能力，丰富阅历，增长见识，磨炼意志，不断提高其综合素质。

"做贡献"就是要充分发挥大学生的知识技能优势，为社会经济发展做出力所能及的贡献。

"受教育、长才干、做贡献"三者密切联系，相辅相成，集中体现了党的要求、学生的愿望、社会的需要之间的统一，体现了目标与途径的统一。"受教育、长才干"是大学生社会实践的目的，只有通过实践才能使大学生受到教育和锻炼，巩固和深化理论知识，增长解决实际问题的才干，提高自身综合素质。"做贡献"是"受教育、长才干"的途径。大学生社会实践通过大学生能动地参与而发挥教育作用，大学生"做贡献"的过程也就是大学生能动地参与实践的过程。学校要精心组织和安排大学生社会实践的内容，使大学生在"做贡献"的过程中受到教育、增长才干。忽视了"受教育、长才干"，社会实践活动就没有了灵魂，失去了方向；忽视了"做贡献"，社会实践活动就丧失了现实的基础，也就无法实现育人的目标，只有在工作中全面把握和坚持三者相结合的原则才能够激发和调动各方面的积极性。

五、坚持整合社会资源、互利双赢的原则

大学生参加社会实践是认识社会、锻炼能力、接受教育的过程，是利用社会资源对大学生进行教育服务的过程，这种教育服务是有成本支出的。在市场经济条件下，单向的不付出不符合经济规律，是不能长久的，只有双向服务，合作共赢，才能适应市场经济的要求。所以，通过社会实践，架设起高校与企业、高校与地方合作的桥梁，构建高校与社会间的双向服务体系和长效机制，实现学校资源和社会资源的双向服务和合作共赢，就能进一步促进社会资源对大学生社会实践的支持，真正实现社会实践的长效性。

在当前学生社会实践基地建设中，要充分发挥学校的学科优势和智力资源优势，建立足够数量而又相对稳定的社会实践基地，使之既有利于大学生在社会实践中奉献智慧，锻炼成才，又有利于学校教学科研的发展和地方经济建设。

所谓"互利双赢"，是指社会实践不仅要使学校和学生受益，也要尽可能地使活动接收单位受益。因此，在安排社会实践时，除了要着重考虑对学生进行思想教育和专业教育的要求外，还应考虑地方和活动接收单位的物质文明和精神文明建设的需要，要把社会实践同地方和活动接收单位的需要结合起来，让大学生在服务中实现参与，在贡献中受到教育，真正实现学校为地方经济建设提供服务，地方为学校的人才培养提供基地，双方协调发展，共同进步。

拓展阅读提示

《人文医学教育教学改革纲要》，选自《医学与哲学（A)》，2015，（7)：1-7，10.

主要参考书目

[1] 王一方. 医学人文十五讲. 北京：北京大学出版社，2015.

[2] 咎加禄. 医学文化概论. 北京：人民卫生出版社，2009.

[3] 汪青松. 科学教育和人文教育. 合肥：合肥工业大学出版社，2006.

[4] 贾永堂. 大学素质教育：理论建构与实践审视. 武汉：华中科技大学出版社，2006.

[5] 石亚军. 人文素质论. 北京：中国人民大学出版社，2008.

[6] 杨平. 医学人文科学词汇精解. 上海：第二军医大出版社，2002.

[7] 王亚峰. 医学人文学导论. 郑州：郑州大学出版社，2008.

[8] 胡涵锦. 医学人文教程. 上海：上海交通大学出版社，2007.

[9] 秦银河. 医学人文讲坛. 北京：清华大学出版社，2008.

[10] （英）西尔弗曼. 医患沟通技巧. 北京：化学工业出版社，2008.

[11] 王锦帆，尹梅. 医患沟通学. 北京：人民卫生出版社，2013.

[12] 朱婉儿. 医患沟通基础. 杭州：浙江大学出版社，2009.

[13] 史瑞芬. 医疗沟通技能. 北京：人民军医出版社，2008.

[14] 王明旭. 医患关系学. 北京：科学出版社，2008.

[15] 朱金富，林贤浩. 医学心理学. 北京：中国医药科技出版社，2016.

[16] 李鲁. 社会医学. 北京：人民卫生出版社，2012.

[17] 卢祖洵，姜润生. 社会医学. 北京：人民卫生出版社，2013.

[18] （美）玛格纳. 医学史. 2 版. 上海：上海人民出版社，2009.

[19] 张庆柱. 书写世界现代医学史的巨人们. 北京：中国协和医科大学出版社，2006.

[20] 刘虹. 医学哲学范畴. 北京：科学出版社，2014.

[21] 咎加禄. 医学文化概论. 北京：人民卫生出版社，2009.

[22] 赵永耀. 医学美学教程. 北京：科学出版社，2007.

[23] 李本富. 医学伦理学十五讲. 北京：北京大学出版社，2007.

[24] 孙福川，王明旭. 医学伦理学. 4 版. 北京：人民卫生出版社，2013.

[25] 李勇，陈亚新，王大建. 医学伦理学. 2 版. 北京：科学出版社，2017.

[26] 贾永堂. 大学素质教育：理论建构与实践审视. 武汉：华中科技大学出版社，2006.

[27] 黄昕. 多元文化冲突与高校和谐校园文化建设. 长沙：湖南人民出版社，2008.

[28] 孙慕义. 医学伦理学. 3 版. 北京：高等教育出版社，2015.

[29] 张大庆. 中国医学人文评论 2015. 北京：北京大学医学出版社，2016.

[30] 张大庆. 医学人文学导论. 北京：科学出版社，2017.

[31] 张兴儒，石晓兰. 医学人文与临床实践. 北京：科学出版社，2014.

［32］孙乐栋，刘君丽，梁文丽. 医学美学. 北京：科学出版社，2017.

［33］马辛，赵旭东. 医学心理学论. 北京：人民卫生出版社，2015.

［34］张大庆. 医学人文. 北京：人民卫生出版社，2016.

［35］姚黎英，孙荫众. 大医精诚：医德与医学人文教育. 北京：中国文史出版社，2015.

［36］刘惠军. 医学人文素质与医患沟通技能. 北京：北京大学医学出版社，2013.

56